내 안의 **참나**를 만나다

DISCOVERY OF THE PRESENCE OF GOD
Devotional Nonduality

by David R. Hawkins, M.D., PhD.

Copyright © 2006 by David R. Hawkins
All rights reserved.
Original English Language Publication 2006 by
VERITAS Publishing, Sedona, Arizona, USA.

Korean Translation Copyright © 2008 by Goldenbough

This Korean edition is published by arrangement with
Dr. David Hawkins, d.b.a. VERITAS Publishing,
represented by InterLicense, Ltd. through Imprima Korea Agency.

이 책의 한국어판 저작권은 임프리마 코리아 에이전시를 통해
InterLicense, Ltd.와 독점 계약한 (주) 황금가지 에 있습니다.

저작권법에 의해 한국 내에서 보호를 받는 저작물이므로
무단 전재와 무단 복제를 금합니다.

DISCOVERY OF THE PRESENCE OF GOD

모든 진지한
영적 구도자를 위한
깨달음의 길

내 안의 참나를 만나다

데이비드 호킨스 지음 | 백영미 옮김

David R. Hawkins

일러두기

- 원서에 대문자로 표기된 용어들이 있는데 번역본에서는 이를 알아볼 수 있도록 반드시 영어를 병기하는 것을 원칙으로 했습니다. 대문자 용어들은 모두 '절대적 진실'의 영역에 있음을 의미합니다. 호킨스 박사의 '의식 척도'에 따르면 그것은 600 이상의 깨달음의 세계를 나타내는 표현들입니다. 그러나 관습적으로 대문자로 표기되는 '신', '참나' 등의 용어에는 영어 표기를 달지 않았습니다.
- 저자의 다른 책들과 마찬가지로 이 책에도 수동형 표현이 유난히 많습니다. 역자는 가능한 한 수동형 표현을 한국어에서 자연스럽게 느껴지는 능동형으로 고치지 않고 그대로 옮겼습니다. 그것은 수동형이 '행위'의 뒤편에 '행위'가 없는 저자의 상태 혹은 조건을 전달하는 데 보다 적절하게 느껴지기 때문입니다.
- 본문 중에 이탤릭체로 표현된 부분은 저자에 의한 것으로 강조를 나타냅니다.

길은 곧고 좁다.
시간을 낭비하지 마라.

Gloria in Excelsis Deo!

한국의 독자들에게

제 작품이 한국어로 번역되는 것은 대단한 영예입니다. 한국 사람들의 문화는 영적 가치에 대한 존중을 반영하는, 말로 표현할 수 없는 미묘함을 나타냅니다. 두 손을 맞잡고 정중하게 고개를 숙이는 무드라(몸짓)는 생명의 신성Divinity과 그것의 인간적 표현에 대한 앎을 나타내지요. 내가 만난 모든 한국인은 그들이 의식하고 있든 그렇지 못하든 간에 이미 깨달음의 길에 들어서 있었습니다.

봉헌에 의해 우리의 삶은 기도가 되고, 우리는 그로써 자신과 타인의 삶을 축성祝聖합니다. 나는 이 책이 한국인들에게 축복이 되는, 그러한 의도에 기여하기를 기도합니다.

차 례

한국의 독자들에게(한국어판을 위한 서문) ⋯⋯⋯⋯⋯⋯⋯ 7

머리말 ⋯⋯⋯⋯⋯⋯⋯⋯⋯⋯⋯⋯⋯⋯⋯⋯⋯⋯⋯⋯⋯⋯ 10

서문 ⋯⋯⋯⋯⋯⋯⋯⋯⋯⋯⋯⋯⋯⋯⋯⋯⋯⋯⋯⋯⋯⋯⋯ 13

서론 ⋯⋯⋯⋯⋯⋯⋯⋯⋯⋯⋯⋯⋯⋯⋯⋯⋯⋯⋯⋯⋯⋯⋯ 15

/ 1부 / 영적 과정

개관 ⋯⋯⋯⋯⋯⋯⋯⋯⋯⋯⋯⋯⋯⋯⋯⋯⋯⋯⋯⋯⋯⋯⋯ 21

1장 헌신적 비이원성 ⋯⋯⋯⋯⋯⋯⋯⋯⋯⋯⋯⋯⋯⋯⋯ 37

2장 내면의 길 ⋯⋯⋯⋯⋯⋯⋯⋯⋯⋯⋯⋯⋯⋯⋯⋯⋯⋯ 51

3장 지향 ⋯⋯⋯⋯⋯⋯⋯⋯⋯⋯⋯⋯⋯⋯⋯⋯⋯⋯⋯⋯ 65

4장 영적 수행 ⋯⋯⋯⋯⋯⋯⋯⋯⋯⋯⋯⋯⋯⋯⋯⋯⋯⋯ 79

5장 설명 ⋯⋯⋯⋯⋯⋯⋯⋯⋯⋯⋯⋯⋯⋯⋯⋯⋯⋯⋯⋯ 100

6장 '경험자' ⋯⋯⋯⋯⋯⋯⋯⋯⋯⋯⋯⋯⋯⋯⋯⋯⋯⋯⋯ 120

7장 면도날의 끝 ⋯⋯⋯⋯⋯⋯⋯⋯⋯⋯⋯⋯⋯⋯⋯⋯⋯ 133

8장 전부임 대 무 ⋯⋯⋯⋯⋯⋯⋯⋯⋯⋯⋯⋯⋯⋯⋯⋯ 148

/ 2부 / 토론

9장　대담 ······· 159

10장　영성과 세계 ······· 169

11장　여러 스승과 가르침들 ······· 185

12장　헌신자 ······· 204

13장　에고/자기와의 동일시의 초월 ······· 230

14장　깨달음: 참나의 현존 ······· 246

15장　의식의 점진적 상태들 ······· 263

/ 3부 / 부록

부록 A　각 장의 진실 수준 측정 ······· 283

부록 B　의식 지도 ······· 285

부록 C　의식 수준 측정법 ······· 287

부록 D　참고 문헌 ······· 300

저자에 대하여 ······· 303

머리말

이전에 나온 저작들과 강연 녹음은 조직화된 정보 및 확인 가능한 데이터를 제공했고, 이를 계기로 하여 세계적으로 수많은 스터디 그룹이 생겨났으며, 세계의 주요 언어로 책이 번역되었습니다. 의식 연구는 이전에 인류가 이용할 수 없었던 필수적 정보의 광범위한 보급으로 귀결되었습니다.

의식 연구의 주요 취지는 영적 앎을 촉진하고 확인 가능한 진실을 규명하는 것이었지만, 『진실 대 거짓 Truth vs. Falsehood』, (Hawkins, 2005)에서 보고했듯이 동일한 기법을 적용하여 의식의 진화 및 그 시간 속에서의 표현을 문명과 역사의 다양한 단면들로서 밝혀내는 것 또한 교육적이었습니다. 이는 세계의 위대한 종교들에 대한 연구 및 역사상의 스승들과 영적 진실의 가르침에 대한 확인을 포함했으며, 이것은 구도자에게 커다란 실용적 가치를 갖습니다.

앞서 말한 모든 것은 개별적 구도자들의 영적 의식의 진화를 촉진하기 위해 알려질 필요가 있는 정수精髓를 구성하는 결정적 전제들의 정제로 귀결됩니다. 특히 깨달음 Enlightenment에 이르는 길로서의 영적 진실에 대한 진지한 헌신자라면 알아야 할 것들이 있습니다. 길은 확인할 수 있을 뿐 아니라 주관적으로 경험됩니다. 그래서 헌신적 비이원성 Devotional Nonduality의 길은 핵심적 본질의 명료화를 통한 깨달음 Enlightenment에 이르는 직선 경로이며, 이 길은 결정, 의도, 의지의 봉헌에 의한 활성화를 기다리고 있을 뿐입니다.

　영적 진실과 깨달음을 가르치는 스승들에게서 나온 숭상받는 문헌 및 경전은 세계적으로 이용될 수 있긴 하지만, 그 역사적 저작들은 요즘의 보다 정식으로 교육받은 현대인의 준비된 이해력을 향해 쓰여지고 말해지거나 맥락화된 것은 아니었습니다. 현대의 인간 정신은 전통적 종교와 얽혀 있는, 표면상으로 외래적인 가르침에 흥미를 못 느끼는 일이 많습니다. 예컨대 생경한 언어나 혹은 시간과 장소에 일차적으로 민족적인 의례를 통합시킨 종교 교리와 같은 것이 그것입니다. 과도한 포섭으로 외래적인 것은 본질과 혼동을 일으키게 되고, 그럼으로써 신뢰성과 명료함은 물론 호소력이 저하됩니다.

　진실이 진실이기 위해서는 전 시대에 걸쳐 그래야만 하고, 이는 따라서 그것이 오늘날에도 확인되고 입증될 수 있어야 한다는 것을 의미합니다. 그래서 진실의 각성 Realization of Truth은 근본적, 경험적, 주관적 상태일 뿐 아니라 의식 연구의 방법론으로 입증할 수 있는 조건이기도 합니다. 이렇듯 영적 상태의 실상 Reality은 '내부'(경험적 주관성)와 '외부'(확인 가능한 객관성)로부터 동시에 확인 가능합니다. 즉 데카르트의 레스 엑스텐사(res extensa, 있는 그대로의 세계)는 물론 레스 인테르나**(res interna,

---

*　레스 엑스텐사: 공간적으로 확장할 수 있는 것
**　레스 인테르나: 내적 세계

코기탄스 cogitans)에 의해 입증되는 것입니다. 그러므로 실증적 요구를 충족시키기 위해, 모든 장과 책 전체, 그리고 중요한 진술에 대한 측정 수준을 포함시켰습니다. 그밖에 부록 C에서는, 온전한 사람이면 누구나 어떤 진술이나 원리에 대해서든 독자적으로 진실 수준을 확인할 수 있는 단순한 기법에 대해 설명하고 있는데, 그 기법의 유효성은 특정한 가르침이나 신념체계에 의존하지 않습니다.

---

* 코기탄스: 정신적으로 사유할 수 있는 인간

** 저자의 다른 책들과 마찬가지로, 이 책에도 수동형 표현이 유난히 많다. 역자는 가능한 한 수동형 표현을 한국어에서 자연스럽게 느껴지는 능동형으로 고치지 않고 그대로 옮겼는데, 그것은 수동형이 '행위'의 뒤편에 '행위자'가 없는 저자의 상태 혹은 조건을 전달하는 데 보다 적절하게 느껴지기 때문이다.

서문

진실과 거짓을 구별하고 확인 가능한 진실의 수준들을 측정하는 방법의 발견은, 장구한 세월에 걸친 그 모든 문화와 표현들 속에서의 인간 경험 전체에 대한 고찰 및 재정의의 문을 열었습니다. 나침반, 망원경 혹은 컴퓨터의 발견과 마찬가지로, 새로운 정보는 인간의 일반적 신념과 경험을 재맥락화하고 그것을 보다 높은 전망과 명료한 정의에서 고찰하게 해 줍니다.

과거의 지식 발전과 마찬가지로, 새로운 발견은 보다 모험적인 이들의 흥분과 즐거움에서 비관주의자나 회의론자들의 논쟁과 저항에 이르는 복합적인 반응으로 귀착됩니다. 이렇듯 마음의 일부는 새로운 발견으로 자극받고 고양되는 반면, 또 다른 일부는 익숙한 것에 매달리고 싶어 하는데, 설령 익숙한 것에 결함이 있거나 심하게 부정확하다 해도 그렇습니다.

새로운 발견은 약속은 물론 도전을 불러오며, 실제적 가치는 세월을 두고 실행, 적용, 경험하는 데서 생겨납니다. 의식에 관한 이해의 발전에서 가치 있는 것은 새로운 의미와 함축을 보다 깊숙이 드러내는 재정의, 명료화, 재맥락화입니다.

앞으로 나올 내용은 진정으로 몰두한 영적 노력을 위해 입증 가능한 진실의 실용적 적용을 정제한 것이며, 이 책은 그러한 목적에 봉헌됩니다.

오, 주님 모든 영광이
당신께 있습니다.

Gloria in
Excelsis Deo!

서론

영적 진화와 의식의 앞선 상태들에 이르는 가장 곧은 길은, 존재하는 전부의 기층基層인 비선형적 신성 에너지 Divine Energy의 광휘 Radiance인 의식의 장 그 자체를 통한다. 깨달음 Enlightenment 이라는 조건은 현존 Presence/참나로서 빛을 발하는 순수한 광휘 Radiance의 상태이다. 참나는 영적 존재의 본질이자, 휘황한 정체 Identity로 말미암아 주관적으로 알려진 것 Known으로서의 실상 Reality이다.

비선형적 참나의 광휘 Radiance와 광채 Effulgence는 자동적이며, 그에 대한 각성을 배제하는 선형성/에고 위치성과 감정을 포기한 귀결이다. 깨달음 Enlightenment이라는 현상은 그래서 구름이 걷혔을 때 태양이 빛나는 것과 비슷하다. 태양의 빛남은 '획득한다'거나, '강제한다'거나, 혹은 '얻어낸다'고 할 수 있는 것이 아니며, 이 모든 것은 에고/마음의 인과에 대한 신념 belief의 가정들에서 귀결되는 선형적 개념들이다.

깨달음 Enlightenment에 아무런 '원인'이 없는 것은 신에게 '원인'이 없는 것과 마찬가지다. 그와 같은 관념은 신학의 오해 및 이원적이고 선형적인 에고/마음의 한계를 나타낸다. 그래서 사람은 깨달음 Enlightenment을 '얻지' 않고, 그러한 상태를 적용할 만한 사적인 자기自己는 없으며, 더구나 성질이나 속성으로 여길 만한 것도 없다.

깨달음 Enlightenment에 이르는 길은 단순하게 각성 Realization의 상태를 배제하는 장애를 내맡기는 길이다. 그러므로 사적인 자기는 깨닫게 되는 것이 아니라 사라지는 것이며, 이전에는 가려져 있던 내재한 신의 광휘 Radiance of God Immanent로서의 참나의 실상 Reality으로 대체되는 것이다. 이는 일차적으로 오직 초월적이며 따라서 시간과 장소상으로 '다른 어딘가'에 있는 존재로서의, 신에 대한 선형적 개념 및 신념들과 대비된다.

이 책의 목적은 내적 각성 Inner Realization의 주관적 펼쳐짐을 공유하는 것인데, 그것은 제자 안의 그러한 과정을 강화하고 실상의 주관성 Subjectivity of Reality이 앎 Awareness으로 크게 진화하는 것을 촉진하는 필수적 정보를 제공하는 방식을 취한다. 의도는 빛나는 신성 Radiant Divinity으로서의 존재 Existence의 궁극적 근원을 향한 수행자의 내면 탐구에 힘을 더해 주는 것인데, 이 내면 탐구는 '내적'인 동시에 '외적'이며, 그와 동시에 그 어느 쪽도 아니지만 둘 다이기도 하다.

묘사된 길은 헌신 Devotion과 진실 Truth의 일치 외에 의도, 그리고 경험적·고백적 선언에 의한 영감을 불러일으키는 확증을 나타낸다. 그래서 문체는 관습적인 조건부나 모호한 문체라기보다는 선언적 문체다. 내적 실상 Inner Reality은 절대 Absolute로서 공명하는데, 이는 그 근원 Source의 귀결로서 다른 성질에 속한다. 제출 방식 자체는 독자와 저자의 참나가 사실상 하나이자 동일한 까닭에, 구도자 안에서 활성화를 기다리고 있는 인지의 공명을 촉진할 목적으로 설계되었다.

요약하면 이 책의 목적은 깨달음 Enlightenment에 이르는 길을 성공적으로 추구하는 데 필요한 필수적 정보와 더불어, 그 정보를 구도자 개인의 영적 진화의 내적 상태에 적용하는 실용적 지침 및 방법을 제공하는 것이다. 그러므로 앞으로 나올 내용은 철학도 형이상학도 아니고, 교육학도 신학도 아닌 영적 실상 Spiritual Reality의 핵심적 진실의 정제이며, 이것은 진행하는 길을 따라 점차로 식별 가능하고 경험적으로 이해 가능한 것이 된다.

영적 진화는 논리적, 선형적, 정의 가능, 예측 가능한 시간표를 따라 진행되지 않기 때문에, 처음부터 매우 앞선 가르침으로 여겨질 수 있는 것이 제공되고 이 논서/지침서 전체에서 되풀이된다. 맥락과 익숙함에 의해 이해가 촉진됨에 따라 중요한 주제들이 기술된다.

사람이 깨달은 Enlightened/참나-각성 Self-Realization/지반묵타 Jivanmukta*/해방 Liberation으로 불리는 의식의 상태 혹은 조건에 도달하기 위해 알 필요가 있는 전부가 여기서 제공된다. (이는 진실로 측정된다.)

---

* 지반묵타: 산스크리트어로 '살아서 깨달은 성인'을 의미한다.

DISCOVERY OF THE PRESENCE OF GOD

/ 1부 / 영적 과정

개관

궁극적 진실 Truth은 근본적으로 주관적이며 또한 의식 연구를 통해서 확인 가능하다. 두 방식* 모두, 경험적인 의식 과학의 발달과 함께 그것이 출현한 차례대로 묘사될 것이다. 앞선 앎과 깨달음의 주관적, 경험적, 신비적 상태는 이제 시간과 장소를 공히 초월하는 방법에 의해 객관적으로 확인될 수 있다.

주관적: 경험적

세 살 이전에는 망각이 있었다. 그러다가 마치 환한 불이 켜진 것처럼, 아무것도 없는 공 Void에서 개인적 존재에 대한 갑작스럽고도 충격적인 앎이 일어났다. 저절로, 달갑지 않게, 언어를 통하지 않고 주관적 상태의 경험적 기초로서의 존재 그 자체에 대한 앎이 왔다. 존재와 표면상으로 대립하는 것─비존재의 가설적 가능성에 대한 두려움이 거의 즉각적으로 일어났다. 이렇듯 세 살 적에, 존재 대 궁극적 실상 Ultimate Reality으로서의 비존재라는 이원성과의, 그리고 전부임 Allness 으로서의 궁극적 실상 Ultimate Reality 대 무라는 양극성과의 대면이 있었다. 그 경험은 전적으로 비언어적이되 압도적으로 그리고 순전히 대결적이었다.

어린 시절의 평범한 활동은 지루했고, 철학에서 피난처를 구했으며, 생활방식은 내성적이고 내향적이었다. 학업의 성취는 용이

---

* 주관적 진실과 의식 연구를 통해 확인 가능한 객관적 진실을 의미한다.

했으며, 플라톤, 아리스토텔레스, 플로티누스를 비롯하여 정신적 동반자가 된 마음들을 열렬히 탐독하게 되었다. 한편으로는 아름다움에 넋을 잃었고 대성당과 고전 종교음악에 심취하여 어느 대성당의 합창단에서 보이 소프라노로서 음악과 목소리에 대해 공부하게 되었다.

집은 농촌에 있었고 성공회를 다녔다. 어느 날 늦게, 어두워진 뒤에 눈보라 속에서 신문을 배달하다가 영하 30도의 바람에서 피난처를 찾게 되었다. 눈더미 속에 굴을 파고 들어가 쉬고 있는데, 그 속에서 마음이 녹아내리고 침묵하게 된 어떤 의식 상태가 절묘하게 출현했다. 영원하고 부드럽지만 무한히 강한 현존 Presence이 스며들었고, 그 압도적인 사랑 Love이 정신화*를 대체했다.

시간은 멈췄고 영원과의 하나임 Oneness에 대한 앎이 사적인 자기의 모든 생각이나 감각을 대체했다. 현존 Presence의 '나-임 I-ness'이 전부임 Allness으로서 그 자체를 드러냈다. 그것은 모든 우주를 넘어선 것으로서, 즉 말할 수 없고, 보이지 않고, 모든 것에 스며 있고, 설명할 수 없으며, 이름을 넘어선 것으로 알 수 있었다. 그 결과 죽음에 대한 온갖 두려움이 사라졌고, 삶은 자연발생적으로 저절로 지속되었다. 이 상태에 대해서는 어느 누구에게도 언급하지 않았다.

그 다음에 제2차 세계대전이 발발했고, 소해정**에서 위험한 임

---

* mentalization, '정신화하다' mentalize와 함께 저자가 즐겨 사용하는 조어다. 인간이 모든 경험을 정신적으로 가공하고 처리하는 현상을 가리킨다.
** 수중에 설치된 기뢰를 제거하는 역할을 맡은 해군 선박

무를 맡았는데 죽음에 대한 두려움이 사라진 덕분에 임무 수행이 용이했다. 지상에서의 삶의 요구들로 인해 주의와 관여가 불가피했다. 지성에 다시 에너지를 불어넣은 덕분에 학업 성취와 의대 졸업이 가능했고 정신의학 및 정신분석을 공부할 수 있었다. 뒤이어 뉴욕에서 대규모 정신병원을 일으켰다. 25년간의 고된 일 끝에 진실Truth과 지복의 상태 State of Bliss로서의 신의 현존Presence으로 되돌아가려는 열망이 깊은 명상의 재개로 인도했다.

어느 날 숲 속을 걷던 도중 청하지 않았는데도 모든 시대를 관통하는 인간고 전체가 육중하게 드러났다. 이는 '신이 저런 상태를 허락할 수 있었다.'는 엄청난 충격과 경악의 감정으로 귀결되었다. 마음은 신을 비난했고 그 다음에 무신론자가 되었다. 타는 듯한 의문이 여전히 지속되었다. 신이 없다면 존재의 진실의 핵심은 무엇이란 말인가?

불교는 '신'이라는 용어의 사용을 피했기 때문에 매력적이었다. 실상Reality의 드러남을 잃어버린 데 대한 절망이 있었다. 이는 깊은 명상으로, 그리고 진실Truth 그 자체에 대한 치열한 내적 탐구로 이어졌고, 결국은 심각한 실존적 우울과 절망으로 귀결되었다.

부동의 목적을 가지고 영혼의 심연을 탐험하는 동안, 깊은 명상 상태는 지독한 절망의 영역들로, 그리고 결국에는 사람이 빛Light과 영원히 차단된 영원한 고통의 무시간적 차원들 속의 지옥의 심연으로 인도했다. 심연에는 바닥이 없으며, 사람은 "여기 들어온 너희들 모두 희망을 버려라."라는 말의 의미를 이해하게 된다. 영원한 고립에 대한 공포가 뒤따랐는데 거기에는 그것이 끝나리라는 희망, 사멸에 의한 구원조차 없었다. 왜냐하면 그곳에는 궁극적 도피로서의 죽음의 가능성조차 없었기 때문이었다.

그 다음에 희망 그 자체의 내맡김이 따랐다. 그것은 영원한 공포로 대체되었다. 그 다음에, 내면에서, 침묵의 목소리가 터져 나왔다. "신이 계시다면 제발 저를 도와주십시오." 이것은 망각으로 이어졌고, 그 다음에 마음은 침묵하는 상태로 들어갔다.

마침내 앎이 돌아왔지만, 세계의 겉모습은 이미 바뀌었으며 극적으로 변형되었다. 이제 그것은 침묵하는 통일된 하나임Oneness이었고, 전 존재의 신성Divinity을 내뿜는 찬란함 속에서 장려하기 그지없었다. 그것은 남아 있는 단 하나의 부조화스러운 불일치를 확대시켰는데, 그것은 생명과 존재의 핵심으로서의 사적인 자기 감각의 지속이었다. 그것 또한 현존Presence에 내맡겨져야 한다는 것은 분명했다. 그 다음에 진짜 죽음에 대한 두려움이 공포로서 일어났다. 하지만 그러한 공포와 함께 선불교의 어떤 가르침에 대한 인식이 왔는데, 그것은 이러했다. "무슨 일이 있더라도 곧장 앞으로 나아가라. 모든 두려움은 환상이다."

존재의 근원으로서의 자기 정체를 버리고 내맡길 필요성은 강력한 인식이었다. 그 다음에 살려는 의지, 생명 그 자체의 표면적 핵심을 신에게 내맡기자 잠시 무시무시한 고통의 순간이, 그 다음에 죽음 그 자체의 경험이 뒤따랐다. 그것은 사람이 갑자기 자유로워진 채 거기 누워 있는 육체를 바라보고 있는 자신을 발견하는, 이전에 여러 차례 일어났던 육체의 죽음과는 달랐다. 아니, 그것은 죽음을 경험할 수 있는 유일무이한 때이다. 그 죽음의 최종성은 압도적이었다. 마침내 고통이 그치고 광채와 장려함— 무한한 멎어 있음 Stillness, 침묵, 심원한 무한한 사랑 Infinite Love의 평화가 그 자리에 들어섰다. 마음은 멍해진 채 경외감에 압도되었다. 그 다음에 마음은 침묵하게 되었고, 그리고 사라졌다.

이후부터는 오직 현존 Presence만이 압도했고 전부가 개인적 의지나 동기부여 없이 자동적으로 출현했다. 그 상태가 사적인 자기를 영구히 대체했다. 침묵하는 보편적이고 영원한 현존 Presence에 의해 전부임 Allness의 전체성이 이전의 모든 의식 상태, 혹은 사적인 자기나 '나'에 대한 추정을 대체한다.

흥미롭게도 육체는 동기부여 없이도 저절로 움직였고 자율적인 활동을 계속 수행했는데, 그것은 생각의 '생각하는 사람'도, 계획의 '계획하는 사람'도, 행동의 '행동하는 사람'도 없기 때문이었다. 잠재성이 현실로 그 자체를 표현함에 따라 전부가 그 자체의 본질에서 일어났다. 이 조건을 가장 잘 묘사해 주는 것은 나타나지 않은 것 Unmanifest이 나타난 것 Manifest이 되고 있다는 것이다. 이후부터 삶은 저절로 펼쳐졌다. 그 상태는 말할 수 있는 것이 아니었고, 그래서 30년 이상 그에 대해 누구에게도 언급하지 않았다. 그 상태는 결국 명상과 고독과 거기에 적응하는 세월을 위해 보통의 세속적 삶에서 벗어나 시골 오지로 옮겨갈 것을 요구했다.

그러한 조건 안에서 이해는 저절로 일어났으며 그것은 생각을 동반하지 않았다. 이전에 소승불교를 따랐던 나는 불성의 궁극적 실상이 '무 Nothingness' 혹은 '공 Void'이라는 신념을 가지고 있었다. 공 자체는 신념체계이기 때문에 오류였지만, 이번 생에서 명상을 하는 동안 그것은 경험적 실상으로 반복되었다.

부정의 길(형상에 대한 집착이나 혐오)을 지속적으로 추구할 때 공의 상태가 되돌아오곤 하는데, 그것은 대단히 인상적이고 무한하며, 공간, 시간 혹은 묘사를 넘어서 있다. 또한 동시에 그것은 어디에나 존재하고, 속속들이 스며 있으며, 모든 생각이나 의지작용을 넘어서 있다. 하지만 그 표면상의 비선형적 전체성에도 불구하고, 어렸을 적 눈더미 속에서 경험했던 결정적 성질, 즉 형용할 수 없는 부드러움, 고향에 돌아온 느낌, 친숙함, 전부를 포함하는 사랑Love으로서 실상Reality의 전부임, 그 본질에 대한 인지가 부재하다는 앎이 있었다. 이 사랑Love의 성질은 기쁨이나 황홀경을 넘어서 있으며 평화Peace 상태의 본원적인 것이다.

놀랍게도 공Void은 궁극적 상태Ultimate State와 매우 흡사한데, 단 하나 다른 것은 신성Divinity의 본질인 사랑Love이 결여되어 있다는 점이다. 사랑Love이 없는 공Void은 무한하고 영원하며 텅 빈 공간과 같다. 그것을 신성Divinity으로 확인해 주는 성질이 결여된 공Void은 한계이다. 이는 표면적 대립들의 최후의 큰 양극성/이원성으로 나타났고, 이것의 해결은 그 속에서 창조Creation가 솟아나는 전부임Allness과 하나임Oneness으로서 참나의 각성Realization을 허락해 주었다. (위의 문장은 1,000으로 측정된다.)

의식 연구의 발달

고독의 세월 뒤에, 다시 한 번 세상을 포함하려는 꿈틀거림이 있었다. 사람들이 질문을 던져 왔고, 그래서 나눔/가르침의 기능이 시작되었다. 하지만 여전히 정보, 영감, 명상에 관한 교육을 제공하는 전통적 양식에 의하지 않고서는 내적 상태를 설명하거나 길을 보여 줄 수 있는 다른 방법이 없었다.

그러다가 우연히 존 다이아몬드 박사가 이끄는 운동역학 강의에 초대받았다. 강의 중에 교사는 운동역학적 반응을 국소적 현상으로 맥락화했지만, 이 의식 상태˚는 그것을 보편적 의식 그 자체의 비개인적 반응으로 목격했다. 의식의 장이 어떤 자극의 에너지 강도 수준에 걸맞게 반응할 수 있는 무한한, 움직임 없는 정전기장과 같다는 것은 명백했다.

진실하거나 생명을 지지하는 것이 긍정적 반응("그렇다.")으로 귀결된다는 것은 쉽사리 증명되었다. 대조적으로, 거짓이나 생명에 해로운 에너지의 자극에 대한 반응은 근육의 약화("아니오.")였다. 그 다음에는 반응이 사실상 "예." 대 "아니오."가 아니라 "예." 혹은 "예 아님."이라는 사실이 명확해지게 되었다.

연구를 통해, 운동역학적 반응이 어떤 자극의 에너지 수준과 일치하는 기울기를 따라 일어난다는 사실이 밝혀졌다. 반응들의 스펙트럼은 자극의 성질에 걸맞는 것으로 나타났다. 이러한 관찰을 통해 시험적으로 임의적인 수학적 단계가 만들어지게 되었다.

의식 측정 연구라는 경험적 임상과학의 발달에 결정적이었던 것은 형광등, 농약, 인공 감미료가 모든 사람을 약하게 만든 반면, 기적수업 공부모임 회원들이 약 75과(기적수업은 365일과로 구성

˚ 호킨스 박사 자신을 가리킨다.

된다.)까지 진도를 나간 뒤부터는 그렇지 않았다는 사실을 우연히 관찰하게 된 일이었다. 이렇듯 운동역학적 반응은 의식 수준(자기 자신을 외적 '원인'의 피해자로 보는 일을 중단하고 자신의 힘을 재소유하는 것)과 관계있었다.

연구와 관찰을 통해 모든 생명이 그 모든 표현 속에서 약에서 강에 이르는 내재적 에너지 수준을 반영한다는 사실이 발견되었다. 이 스펙트럼은 측정 가능한 수치적 단계의 개발로 이어졌지만, 그 모든 생명의 수치적 지시指示와 보조를 맞추기 위해서는 극단적인 숫자가 요구됨으로 인해 이것은 실용적이지 못하다는 사실이 증명되었다. 이 문제는 1에서 1,000까지의 범위를 갖는 임의적 단계의 실용적 이용을 가능하게 한 로그(밑이 10인)를 활용함으로써 해결되었다.*

측정 수준 '1'은 이 행성에서 최초로 식별 가능한 생명(의식) 에너지(박테리아)를 반영했으며, 지구와 동물계를 통틀어 지상의 궁극적 가능성으로서 1,000 수준까지 이어졌다. 수준 1,000은 모든 인간 역사에서 예수 그리스도, 붓다, 크리슈나와 같은 소수의 위대한 화신들만이 도달한 의식 수준임이 판명되었다.

에너지-스펙트럼 단계는 동물이나 인간 생명의 모든 가능성들의 의식 수준 측정을 숫자로 반영했다. 이 단계를 이용함으로써,

---

* 의식 지도에서의 숫자는 상용로그의 지수이며, 의식의 에너지 장이 지닌 힘의 세기를 나타낸다. 예를 들어 의식 수준 150으로 측정되는 것의 힘의 세기는 10을 150번 곱한 것과 같다. 의식 수준 400으로 측정되는 것의 힘의 세기는 10을 400번 곱한 것과 같다. 의식 지도상에서 숫자의 작은 차이에 불과한 것이 힘의 세기에서는 큰 차이를 나타낸다.

의식의 진화를 생명으로서의 최초의 출현에서 깨달음Enlightenment 의 상태 자체로서 궁극적 표현에 이르기까지 추적할 수 있었다.

수천의 개인, 장소, 개념, 저작, 신념체계, 감정, 지적 수준, 그리고 더욱 중요한 것으로 모든 영적 상태, 종교, 영적 스승, 영적 길, 성인, 현인들의 의식 수준을 측정하는 연구 및 적용의 세월이 뒤따랐다. 어떤 종교에서든 신비주의자들(즉 참나를 각성한, 깨달은)이 의식 척도상에서 가장 높게 측정되었지만 그 수는 극히 적었다.

측정 단계상에서 600은 500대 후반으로 측정되며, 수많은 영적 스승과 이름난 성인을 포함하는 무조건적인 성스러운 상태를 비이원성의 깨달은 상태와 구별 지은 수준이었다. 500 수준은 주지화에서 경험적 주관성으로의 패러다임 변화를 가리켰고, 사랑의 다양한 수준을 나타냈다. 또한 세계 인구의 4.0퍼센트만이 측정 수준 500에 도달하고, 불과 0.4퍼센트가 540 수준(무조건적 사랑)에 도달한다는 것도 주목할 만했다. 의식 수준 600은 지극히 드물었다.

400대의 수준은 지성, 이성, 논리, 과학, 그리고 뉴턴적 패러다임을 나타낸다. 대부분의 교육받은 구도자들에게 400대는 디딤돌이지만 종종 큰 장벽이기도 한데 아인슈타인, 프로이트, 아이작 뉴턴 경이 모두 499로 측정되는 것은 주목할 만하다. 200대와 300대는 온전성, 선의, 도덕성, 그리고 의도의 전반적 선함을 가리킨다.

---

* 개인이 갈등을 경험하는 문제에 대해 지적 토론을 벌임으로써 불안을 회피하려는 방어 기제. 문제의 정서적 측면이나 실용적 측면을 부정하고 순수하게 지적 조망으로만 문제를 분석하려고 하는 것.

그 다음에 의식 수준 200이 결정적이라는 중대한 발견이 이루어졌는데, 왜냐하면 그것은 진실과 거짓을 가르는 수준이기 때문이다. 또한 200 이상의 수준은 힘power을 나타내고, 200 이하는 낮은 힘force을 나타낸다는 것에 주목하게 되었다. 200 이하 수준은 명백한 이기주의로 전락하는데, 자부심, 욕망, 탐욕, 분노, 증오, 죄책감, 수치심, 무감정*의 동물적 본능으로 떨어지는 것은 물론이다. 측정 수준들은 또한 영적 통찰 능력, 감정성, 세계와 자기에 대한 지각과도 상관있다. 측정된 단계 및 그 상호 관련들이 지금 널리 알려진 '의식 지도'의 구성을 가능하게 해 주었다.

에고/마음은 동물 의식으로 시작된 이원적 구조인데, 장구한 세월 뒤에 그것은 원인原人을 거쳐 마침내 호모 사피엔스에 이르기까지 진화했다. 호모 사피엔스에서는 오래된 동물 뇌에 전전두 피질이 추가되어 선형적·개념적 사고 능력을 제공했다. 이렇게 해서 처음으로 마음은 지금 에고라고 불리는 것을 통한 동물 본능의 표현을 위한 새로운 도구가 되었다.

마음의 구조에 대한 고찰은 마음의 기능이 컴퓨터의 하드웨어에 비할 만하고, 소프트웨어는 상속받은 영향력들은 물론 사회에 의한 프로그래밍을 나타낸다는 사실을 보여 준다. 인류의 기본적 무구함은 인간 정신이 진실과 거짓을 식별하지 못하는 현실에 기초하고 있다. 인간 정신에는 사전 동의, 식별, 혹은 의지의 선택지

---

* apathy: 동떨어진 느낌Detachment이나 무관심 등과 관련된 정서 상태의 둔화. 외부 자극에 대해 주관적인 느낌을 받지 못하며, 객관적 반응도 없는 상태.

없이 설치된 모든 소프트웨어 프로그램(예) 대중매체의 영향)을 실행시키기 위해 그 하드웨어를 이용하는 것을 막는 내재적 방어장치가 없다.

소프트웨어의 본성 및 저변에 있는 하드웨어로 인해, 마음의 일차적 환상은 의식/앎의 근원으로서의 무한한 참나 Infinite Self에서 분리된 존재로서의 사적인 나/에고/자기의 기본적 이원성으로 의식을 분화시킨 것이다. 이 환상적 오류에서, 에고는 맥락이 아닌 내용과 동일시하고 따라서 동물적 동기의 부침浮沈, 감정, 결함 있는 사고 작용에 지배된다.

측정된 의식 수준은 실상 Reality을 인지할 수 있는 능력이 지각의 대치와 왜곡으로, 그리고 현상을 본질로 오인함으로 인해 손상된 정도를 가리킨다. 또한 대단히 흥미로웠던 발견은 일체의 행위, 감정, 혹은 생각이 전부를 둘러싸는 의식의 맥락의 장 속에 시공을 초월하여 영구적으로 기록된다는 점이었다. 그러므로 그 어떤 사건이든, 그것이 생각이든, 감정이든, 혹은 행위든 의식 측정 기법과 같은 적절한 도구에 의해 항상 확인하고 되불러 올 수 있다.

의식의 장들은 에너지 진동으로 이루어지는데, 그 패턴은 식별 가능한 궤적을 남기며 주관성으로 경험된다. 진동하는 궤적의 패턴 속에서 의지적 행위의 카르마적 귀결에 고유한 형상이 일어난다. 에고의 이원적 구조는 선형적 위치성의 핵심 요소에서 비롯된다. 사적인 자기의 집중된 이미지가 작인作因으로서, 즉 생각의 '생각하는 사람', 행동의 '행동하는 사람', 그리고 죄책감과 자책을 담는 그릇으로서의 개별적이고 사적인 자기에 대한 신념으로 출현한다. 일부 성질들은 거부되며 그래서 동물적 본능의 잔재인 감정과 함께 무의식 속에 묻히게 된다.

의식 수준 200으로 진화한 뒤에야, 기능적으로 영적 앎, 의도, 카르마적 책임의 능력이 있는 에테르 뇌가 출현한다. 순진하게 개인의 의식은 자기를 육체, 마음, 감정과 동일시한다. 그 다음에는 행운이나 카르마적 '공덕'의 결과로서 영적 진실을 듣고 영감을 얻게 되며, 그리고 더 큰 행운이 따르면 영적 스승을 만난다. 스승의 오라aura의 높은 진동 주파수는 영적 제자에게서 발생기의 에테르 상위 영체들을 활성화시킨다.

높은 영적 존재들에게 있어 에테르 뇌의 활성화는 *쿤달리니*, 혹은 영적 에너지가 상승한 결과인데 이는 상위 영체들과 에테르 뇌의 형성으로 귀착될 뿐 아니라 실제로 인간 뇌의 생리를 변화시켜, 이제는 들어오는 자극을 다르게 전달한다. 사람은 좀 더 '우뇌'적으로 된다. 의식 수준 200 이하에서 들어오는 자극은 감정 중추로 빠르게 퍼져나가는 반면, 영적 지향이 있는 사람에게서, 빠른 경로는 자극에서 전전두 피질로 그 다음에 감정 중추로 간다. 크게 진화한 영적인 사람들에게서, 들어오는 정보는 에테르 전전두 피질을 통해 처리된 다음 유도induction에 의해 뇌의 물질적 신경회로로 간다.

의식 수준 200 이하에서는 전전두 피질을 통해 들어오는 정보 전달이 감정 중추로 가는 직접적 경로에 비해 보다 느리기 때문에 동물 반응성이 지배적이다. 그래서 200 이하에서 마음은 '투쟁-도주 반응'이나 스트레스 반응으로 설정되는데, 이는 경락을 통한 에너지 흐름을 붕괴시키며 부정적 운동역학 반응으로 반영된다. 200 이상에서 처리 과정은 보다 큰 내적 평화 및 조화의 감정으로 귀결되며, 뇌 신경전달물질은 아드레날린보다는 엔돌핀을 방출한다.(6장의 뇌생리 도표를 볼 것)

활성화와 함께, 영적 에너지는 이제 생존과 성욕의 기저 차크라에서 나와 차크라 계를 따라, 감정성의 어두운 면인 비장을 거쳐 성취, 공격적 획득, 그리고 욕구를 활성화시키는 태양신경총을 통과하여 위로 올라간다. 영적 의도성 및 의지의 동의와 더불어, 영적 노력은 그 다음에 타인에 대한 관심으로 반영되는 의식 수준 500에서의 가슴의 우세한 에너지 축적으로 인도한다. 그 이상의 정화는 540으로 측정되는 무조건적 사랑 Unconditional Love으로 인도한다. 500대 후반은 기쁨과 황홀경을 나타내며, 평화의 수준이자 붓디 에테르 영체의 제삼의 눈(통찰력)의 고전적 개안인 600으로 이끈다.

인류의 의식 수준은 수천년 동안 아주 느리게 진화했다. 사람과의 모든 발달 계통의 조상으로 추정되는 '루시'는 약 300만 년 전에 측정 수준 70으로 출현했다. 훨씬 뒤에 75로 측정되는 네안데르탈인이 나타났고, 그 다음에 직립원인이 80으로, 그리고 마침내 60만 년 전에 현대인, 호모 사피엔스 이달투가 85로 출현했다. 붓다의 탄생 당시 전 인류의 의식 수준은 90이었고, 예수 그리스도의 탄생시에는 100에 도달했다.

지난 500~600년 동안 인류의 의식 수준은 190에 머무르다가, 1980년대 후반, 조화로운 수렴 Harmonic Convergence의 때와 동시에

205로 눈부신 도약이 일어났다. 인류의 의식 수준은 지난 17년간 그 수준에 머물러 있었는데 2003년 11월, 조화로운 일치 Harmonic Concordance와 동시에 갑자기 207로 뛰어올랐다. 흥미롭게도 이 의미심장한 사건은 그날 샌프란시스코에서 대규모 청중을 상대로 강연하는 동안, 강연 말미에 관찰되고 기록되었다. 오후 5시 15분, 의식 수준은 이전의 수준 205임이 다시금 재확인되었는데, 오후 5시 30분, 그것은 207에 도달했다. 그 수준은 최근까지 그대로 유지되었으나 대중매체와 세계적 사건들의 영향으로 현재의 수준인 206으로 저하되었다.

에고의 본성을 이해하고 받아들임으로써 에고의 모든 위치성과 결과적 이원성들이 내맡겨질 때 에고는 초월되고 마침내 붕괴하여 사라진다. 에고는 깨닫게 되는 것이 아니라 사라지는 것이며, 초월적 실상 Transcendental Reality이 에고를 대체한다. 구름이 사라질 때 태양이 빛나듯이, 참나의 실상 Reality은 드러남 Revelation, 각성 Realization, 그리고 깨달음 Enlightenment으로서 저절로 빛을 발한다. 말하자면 그것은 이전의 의식 상태를 대체하는 조건이다. 깨달음의 발생은 전 시대와 문화에 걸쳐 본성상 동일하다고 주관적으로 보고되어 왔으며, 모든 각성한 Realized 신비주의자와 화신 Avatar들은 그것이 심오하며 적절한 언어화를 넘어서 있다는 데 동의한다.

깨달음 Enlightenment에 이르는 마지막 문이 에고에 대한 최후의 도전인데, 도전받는 것은 에고가 정체 identity뿐 아니라 생명 그 자체의 근원이자 소재 所在라는 중심핵을 이루는 신념이다. 그 지점에서 사람은 온전히 혼자이며 모든 보호나 위안이 되는 버팀목, 신념체계, 혹은 기억조차 박탈당한 상태이다. 다만 사람의 오라aura 안에서, 깨달은 스승Enlightened Teacher의 의식의 고주파 진동을 그 암호화된 인식Knowingness과 더불어 이용할 수 있을 뿐이다. 마지막 걸음은 되돌아오는 것이 불가능한 최종성으로 직관되고, 그래서 그 최종성의 절대성에 대한 경악이 있다.

그 다음에, "무슨 일이 있더라도 곧장 앞으로 나아가라. 모든 두려움은 환상이다."라는 인식이 떠오른다. 영적 의지로써 이 마지막 걸음을 내디딜 때 죽음이 경험되는데, 그러나 격렬한 고통은 아주 잠깐 지속될 뿐이다. 에고의 죽음은 사람이 경험할 수 있는 유일한 실제의 죽음이며, 이에 반해 육체를 떠나는 이전의 죽음들은 상대적으로 사소했다. 죽음의 경험은 궁극적 실상Ultimate Reality의 드러남에 대한 경외심과 함께 종결되고, 그 다음에는 경외심조차 사라지며 참나는 존재Existence 대 비존재Nonexistence, 전부임Allness 대 무Nothingness, 편재Omnipresence 대 공Void의 이원성을 초월한다. '있음'과 '존재'조차도 무의미한 정신작용으로 보인다. 무한한 사랑Infinite Love의 상태는 모든 언어의 명사, 형용사, 동사를 녹이는데, 왜냐하면 지고Supreme는 이름과 분류를 넘어서 있기 때문이다. 침묵Silence의 평화Peace는 주관성Subjectivity이다.

흥미롭게도 육체는 그 어떤 내적 '행위자' 없이도 저절로 기능을 계속한다. 행위는 의지 작용이나 의도가 없어도 저절로 일어난다. 잠재성이 창조Creation의 현상으로서의 진화Evolution의 출현으로 나타나고, 이로써 나타나지 않은 것Unmanifest이 나타난 것Manifest이 된다는 각성이 있다. 실상Reality은 그 다음에 단순한 내용이라기보다는 맥락으로 각성된다.

생명은 영원한 의식의 표현이고 따라서 실제의 진짜 죽음은 가능성조차 없는데, 이는 보다 익숙한 에너지와 물질의 보존 법칙에서는 당연한 결론이다. 모두가 날 때부터 이미 측정 가능한 의식 수준을 지니고 있으며 이는 카르마적 유산을 반영한다. 지상에서의 삶은 다른 차원의 의식 수준들에 대해 중간역으로 보일 수도 있다. 모두가 저 의식의 진화하는 여정에 있으며, "지극히 높은 곳에서는 하느님께 영광!"이라는 외침에 의한 각성에서 연민이 태어난다.

깨달음Enlightenment은 모든 이원적 환상을 진실Truth에 내맡긴 결과이다. 모든 고통은 에고의 위치성들이 해소되면서 끝난다. 그래서 우리는 세상에 빛Light을 발하고 계심에 대해 주 하느님Lord God을 찬미한다.

DISCOVERY OF THE PRESENCE OF GOD *01*

헌신적 비이원성

서론

영적 진화는 시간과 노력의 효율성은 물론 의도, 정렬*, 봉헌, 명료함의 결과로 가속된다. 그래서 과정의 정밀함은 그 속의 으뜸 요소를 밝혀내고 비본질적인 것들을 확인함으로써 조장된다. 그 중 많은 것이 『진실 대 거짓 Truth vs. Falsehood』(Hawkins, 2005)과 같은 이전의 연구 간행물에서 이미 확인되었다. 따라서 빗나간 영적 가르침을 피하는 것은 가능하다. 또한 온전성이 확인된 높게 측정된 가르침과 수행은 이롭다.

---

* alignment: 저자의 설명에 따르면 정렬이란 같은 방향, 한 방향으로 줄을 서는 것이다. 하나의 방향을 향하기보다는 서로에 대한 관여와 통제가 우세한 200 이하의 의식 수준에서는 '정렬'이 불가능하다고 한다.

헌신

영적 몰두는 영적 의지(측정 수준 850)를 진실, 사랑, 연민, 지혜, 그리고 불편부당성인 신성Divinity의 속성들과 정렬시킴으로써 에너지를 얻는다. 헌신은 사람의 삶에서 우선순위를 매기고 도움이 되는 것을 끌어당긴다. 신의 종이 된다는 것은 봉헌이며, 이로써 그 목표는 다른 모든 위치성, 매력, 혹은 주의를 분산시키는 것들보다 우선하게 된다. 헌신과 몰두에 의해 길은 펼쳐지고, 드러남이 추정적인 인과적 획득을 대신한다. 봉헌은 의도에 의해서 대단히 강하게 '양陽'이지만, 과정으로서의 실현에 의해서는 '음陰'이라고 말할 수 있다.

모든 행위는 재맥락화되고, 그 영적 본질이 외관을 통해 빛을 발하기 시작한다. 헌신은 또한 사심 없는 봉사로 표현되며 이로써 감자 깎는 일은 더 이상 허드렛일이 아니라 사랑의 행위가 되는데, 왜냐하면 그것은 의도에 의해 축성祝聖되었기 때문이다. 결국 모든 행위는 예배의 행위로 봉헌된다.

헌신은 통찰력을 열고, 이는 지각을 대체한다. 오직 헌신에 동반되는 내맡김에 의해서만, 의도된 행위는 그 자체가 창조Creation의 진화 자체의 자연발생적 펼쳐짐이라는 것을 드러낸다. 신에 대한 헌신이 자기 이익에 대한 에고의 헌신을 대체하며, 사람은 전체적 장의 효과 혹은 귀결을 목격한다.

예배는 헌신에 의해 재맥락화된다. 그것은 예배자를 위한 것이거나 혹은 가상적인 신을 위한 것이 아니며, 그저 실상Reality에 대한 인정일 뿐이다. 예배는 아는 자Knower/참나의 실상Reality으로서

의 앎/의식이라는 선물에 대한 감사와 정렬된다. 예배는 신성Divinity
인 실상Reality이라는 진실 덕분인데 신성Divinity인 실상Reality은 각성
될 수 있고(통각 및 이해될 수 있고), 이는 인지 능력에 대한 감사로
귀착된다. 그래서 헌신은 신앙심과 동일한 것이 아니고, 기분도 아
니며, 삶의 방식이자 자기자신, 신, 세계에 대한 존재 방식이다.

이원성에서 나타남manifestation은 선형적으로 지각되며, 그러므로
개념화되고 지각될 원인과 결과가 다 있다. 위치성들은 지각으로
귀착되고 그 역도 마찬가지다. 그래서 종교의 고유한 영적 진실
(맥락)은 역사적으로 사람, 장소, 대상, 시대, 민족 설화(내용)에 의
해 흐려지게 되었다. 또한 개념적 한계에 의해서 신성Divinity은 인
격화되었으며 편애, 분노, 질투, 자부심, 이기적 필요와 같은 인간의
감정적 성향의 한계를 갖는다고 여겨졌다. 그러나 비유해서 말하자
면, 햇볕과 하늘은 편파성이나 임의적 선호 없이 그냥 '있는' 것이
분명하다.

한계에도 불구하고 종교의 핵심에는 그것을 발생시킨 물들지
않은 영적 진실이 있다. 하지만 종교는 위대한 영적 스승인 창시
자(화신)의 측정된 진실의 수준에 비해 갈수록 낮게 측정된다는
사실에 주목하라. 이렇듯 많은 것이 교리의 오염으로, 그리고 문화
적, 민족적, 정치적 분파들과 이들의 신념체계에 의한 희석을 거치
면서 상실되게 되었다.

비이원성이란 특수화를 우회한다는 것, 그리고 막힘 없고 확인
가능하며 기본적인 진실로 복귀한다는 것을 의미한다. 전 역사에
걸쳐 모든 위대한 현인들이 동일한 진실을 선언했다. 비록 수많은

위대한 현인들이 개인적 삶을 전통적 종교와 더불어 시작했지만, 그들은 결국 제도적 한계를 초월했다. 참나 각성은 '신비주의자'로 분류되거나 명명되는 결과를 낳았는데, '신비주의자'에 대해서는 고유한 내적 상태인 그러한 조건에 대한 정확한 이해가 결여된 까닭에 그릇된 정보가 많다. 빛비춤*에 의한 초월은 통계적으로 드물고 따라서 이해를 곤란하게 하는 일이 많다. 하지만 세월이 흐르는 동안 신비주의는 신에 대한 종교적·영적 진실의 각성을 향한 내면의 길로 밝혀졌으며, 이것은 일반적으로 종교에서 묘사하는 바와 같이 신을 오직 초월적으로 보기보다는 내재적으로 보는 것이다. 하지만 영적 진화의 앞선 수준들은 전통적으로 인정받았으며 종종 성인의 지위로 표시되었다.

비이원성은 형상, 분리가 없고, 혹은 시간과 장소나 임의적인 선형적 추정들을 수반하는 정신화와 같은 한계가 없음을 의미한다. 신성 Divinity은 그 본유적 '성질'에 의해 전지, 편재, 전능하며, 전부는 진화하는 창조 Creation로서 나타나지 않은 것 Unmanifest이 나타난 것 Manifest이 되고 있는 결과로서 진화한다.

신성은 의식/앎으로 흘러나오며, 이것은 존재의 출현으로서 그 표현을 갖는 창조 Creation의 원천이다. '있음', '존재', '앎' 혹은 '의식'이라는 용어들이 내포하는 조건에는 주체나 대상이 없고 인과적 성질이 결여되어 있다. 그러므로 비선형 Nonlinear은 무한한 힘

---

* Illumination: 이는 서구에서 '빛을 비추다'라는 뜻으로 영적 깨달음을 의미하는 용어로 쓰이며, 저자에 따르면 이 빛비춤은 참나의 빛비춤이다.

Infinite Power의 장이고, 이것에 의해 나타남은 잠재성의 귀결로 출현하는데 이 자체가 창조Creation의 표현이다. 지각되는 것 내부에, 존재하는 전부의 근원 Source of All that Exists으로서 보이지 않는 것 Unseen이 있다.

비이원성에의 헌신

만약 실상Reality에 분리된 이것(나)이나 혹은 다른 어딘가의 '저것'(신)이 없다면, 비실재Unreal의 환상은 어떻게 실재Real로 대체되는가? 그 방법은 신에 대해 더 많은 정보나 지식을 얻는 것이 아니라 모든 추측을 내맡기는 것이다. 헌신의 핵심은 겸손함이며 모든 신념체계 및 "나는 안다."는 착각을 기꺼이 내맡기려는 자발성이다.

에고와 그 지각의 위치성들이 내맡겨질 때 신성Divinity의 현존 Presence에 대한 각성Realization은 저절로 펼쳐진다. 참으로 알기Know 위해서는, 무엇에 '대해서' 안다고 착각하는 제한적 장애를 버릴 필요가 있다. 마음은 지식, 사실, 정신작용들을 수집하는데 이러한 것은 맥락과 정신화의 패러다임에 의해 한계 지워져 있다. 각성Realization은 선형적이고 개념적인 마음의 패러다임과는 다른 패러다임에서 출현한다. 그래서 마음mind은 한마음Mind으로 대체된다. 마음mind은 수다스러운 반면, 한마음Mind은 침묵하고 움직임이 없지만 모든 표면적인 '것들'이 그 안에서 움직인다. 이와 대조적으로 진화는 보통의 마음에 인과의 귀결로 나타나는데, 이는 형상, 시간, 변화에 대한 지각 때문이다.

그래서 영적 진화란 내용(선형적 '마음')과의 동일시에서 맥락(비선형적 한마음Mind)과의 동일시로 이동함을 의미한다. 영적 진화는 그 자체로 각성Realization의 비형상 속에서 변형을 불러일으키는데, 각성Realization은 개념화나 언어를 넘어서 있으며 오히려 생각의 필요성 없이 명백하고 지배적으로 된다.

전통적으로 비이원성Nonduality의 길은, 단순히 진실Truth에 대한 묘사를 숭배하기보다는 진실Truth의 각성Realization을 추구했던 모든 종교의 신비주의자들의 영역이었다. 붓다는 그래서 내적 여정의 가장 유명하고 걸출한 본보기가 되었는데, 이 내적 여정을 통해 창조Creation의 단일성Unity과 하나임Oneness을 감추는 감각의 선형적 지각에 대한 집착을 내맡김으로써 에고의 마야Maya의 환상적 세계는 초월되고 용해된다. 선형Linear에 현실감을 부여하는 것은 그 속에 있는 보이지 않는 비선형Nonlinear의 현존Presence이다.

힌두 전통에서 비이원성은 산스크리트어로 아드바이타Advaita(베단타Vedanta에서 예시하듯이)이고, 이슬람교에서 비이원적 방식을 예시하는 것은 수피교이다. 기독교에서 예수는 "하늘나라는 너희들 안에 있다."라고 가르쳤고, 기독교의 위대한 신비주의자들Unio Mystica은 성인으로 인정받았다. 이들의 내적인 영적 몸부림은 자전적 이야기로 기록되었고 여러 세기에 걸쳐 사람들에게 영감을 주고 경외심을 불러일으켰다.

위에서 말한 모든 것에 공통된 것은 수단Means이자 목적End으로

---

* 유니오 미스티카: '신비적 합일', 개별인간의 영혼과 신과의 합일을 가리킨다.

서의 신성Divinity에 대한 전적인 몰두를 의미하는 강도 높은 헌신이라는 핵심이다. 전통적 기독교에서 내면의 길의 헌신자들에게 불필요한 방해물은 에고의 성향을 단순히 발달상의 지체나 의식 자체의 장애로 보기보다는 '죄'로서 비난하는 교리였다. 명백해진 바와 같이, 에고의 본래 진화상의 목적은 단순히 동물의 세계에서의 생존을 보증하는 것이었고 이는 따라서 친구와 적, 식용과 비식용 등의 선형적 확인을 필요로 했다.

종교는 본능적 충동에 악이라는 꼬리표를 붙였고, 그래서 인간 정신의 본성으로 인해 본능적 충동은 부정, 억압, 타인에게 투사되거나 혹은 적어도 죄책감, 자책, 참회, 고통으로 보상되었다. 심지어는 면죄부로서의 돈의 지불이나 다양한 타자들(동물 포함)의 희생으로 보상되기도 했다.

이러한 죄책감에 물든 자책 또한 신은 분노하고 파괴하는 존재이므로 달래줘야만 한다고 보는 신에 대한 원시적 견해의 귀결이자 그러한 견해와 조화를 이루었다. 정말로 사탄적인 판版의 신에 대한 묘사가 최고도의 기괴함에 이른 것은 아즈텍과 마야 종교에서였는데, 이 종교들은 무수한 인명의 끊임없는 희생을 요구했고 특히 무고한 어린이들에 대해 그러했다.(아이들을 매질하는 동안 심장을 도려냈다.) 오늘날에도 신정神政 전체주의의 추종자들과 같은 종교적 극단주의자들의 근본주의 분파는 여전히 그와 같은 극단(예 의례적 참수)을 활발히 추구하고 있다.

인간의 에고/마음이 아주 심각한 오류를 품는 경향성으로 인해, 붓다는 '신'이라는 용어의 사용을 아예 피할 것을 권고했다. 헌신적 비이원성에서 오류 가능성은 신성Divinity의 본질적인 비이원적 성질들 자체에 대한 헌신으로 우회되는데, 신성의 성질들에는 연민, 하나임, 사랑, 진실, 전지, 영원, 무한, 편재가 있고, 또한 형상, 장소, 시간, 인간 본능이나 감정을 넘어서는 전능이 있다.

신성한 정의Divine Justice는 무한한 힘의 고유한, 본유적 성질의 귀결로서 통치하며, 위치성이나 의지적 성질들에 의해서는 제한되지 않는다. 그래서 신성Divinity은 두려움이 아닌 지극한 존경과 외경의 대상이다. 에고를 악으로 묘사하는 것이 초월될 때, 더 이상 에고를 회피·극복·공격하려 하거나 혹은 그것을 타인이나 신에게 투사할 필요가 없어진다.

종교에 대한 충실함의 일차적 전제가 믿음faith인 반면, 비이원성의 길을 따르는데 요구되는 필수적 성질은 겸손함, 내맡김, 그리고 길에 대한 헌신적 봉헌이다. 종교 신도들의 특징이 경전의 권위, 교리, 역사적 선례 등을 통한 "나는 안다."는 추정이라는 것은 쉽게 관찰할 수 있다. 이와 대조적으로 비이원성의 영적 헌신자는 기본적이며 보다 진실한 위치, "나는 나 자신에 대해, *모른다.*"에서 출발한다. 기독교에서 예수 그리스도는 길The Way이며, 그 분의His 도움(은총Grace) 없이는 에고(죄)를 초월하는 것이 불가능하다. 비록 "하늘나라는 너희들 안에 있다."지만, 에고의 순전한 끈질김으로 인해 구세주Savior 없이는 그 실상을 각성할 수 없다. 그래서 예수는 구원의 길을 가르쳤다. 이와 대조적으로 붓다는 깨달음Enlightenment에 이르는 길을 가르쳤는데, 깨달은 스승Enlightended Teacher의 은총Grace 없이는 각성하는 것이 불가능했다.

전통적인 영적 헌신자는 흔히 믿음과 자기탐구의 방식을 결합한다. 기독교, 이슬람, 유대교는 초월Transcendent로서의 신성Divinity을 강조한다. 세계의 위대한 전통에서 나온 신비주의자들은 그보다는 내재Immanent로서의 신성에 대한 각성Realization of Divinity에 초점을 맞춘다. 신을 초월로 여기든 내재로 여기든, 혹은 둘 다로 보든, 신은 레스 인테르나의 영역이며, 신이 내재하는 동시에 초월적(레스 엑스테르나, 엑스텐사)이라는 각성은 참나 각성Realization과 깨달음Enlightenment의 귀결이다.

| 토론 |

전통적 가르침과 비교하여 헌신적 비이원성의 길은 무엇이 다릅니까?

이 길은 모든 함정과 비본질적인 것의 제거를 특징으로 하는데, 그것은 시간은 없고 문은 좁기 때문입니다. 그러므로 이 길은 과거, 교리, 도그마, 역사적 의식, 인물, 사건, 혹은 신념체계와는 관련이 없습니다. 힘의 부여empowerment는 의지의 동의에 의해 내부에서 일어나지요. 장애가 제거될 때 진실은 저절로 두드러집니다. 부름은 외부의 훈계에 대한 반응이라기보다는 내부에서 비롯됩니다. 근원Source은 목적지일 뿐 아니라 출발점이지요. 영적 정보는 지금 역사상 처음으로 이용 가능한 것이 되었는데, 전에는 한 번도 접근 가능했던 적이 없었습니다. 진실과 거짓을 식별하고 진실의 표현 정도를 확인할 수 있는 능력은 이제 큰 자산이자 강점입니다. 의식 연구에 따르면, 지금 깨달음Enlightenment에 도달할 가능성은 과거에 비해 1,000배 가량 높아졌습니다.

하지만 깨달음 Enlightenment**의 추구는 어렵거나 모호하기조차 하지 않습니까?**

그것은 더 이상 어렵지 않습니다. 에고의 구조, 기원, 진화의 메커니즘이 훨씬 더 명료해졌지요. 에고의 기능을 더 이상 도덕적·종교적 비난으로 덮을 필요가 없습니다. 에고/마음의 진화상의 성향들을 멸시하는 종교 용어는 사람들을 위협하고 두려움과 죄책감에 따른 저항을 만들어 냈으며, 따라서 사람들이 진정으로 자신의 내면을 들여다보는 일을 꺼리게 했지요. 명료하게 본다면 에고의 메커니즘들은 추정적인 생물학적/감정적 생존을 위한 수단일 뿐으로 보입니다. 에고의 메커니즘은 동물 육체 및 그 원시적인 정신적 메커니즘의 진화와 생존에 기여했습니다. 이제 에고는 악이나 악마적이라기보다는 원시적으로 여겨집니다. 인간 에고의 심리학에서 지독한 멸시가 담긴 꼬리표를 부여받은 에고는 억압되거나 최소한 억제되는 경향이 있습니다. 뿐만 아니라 에고는 부정되고 거부당하고, 세상과 타인, 심지어는 신성Divinity을 향해 투사되지요.

에고에 대한 그 같은 묘사는 또한 다른 심리기제, 예컨대 '반동

---

* 억압: 불안에 대한 1차적 방어기제로 가장 흔하게 사용된다. 이것은 의식에서 용납하기 힘든 생각, 욕망, 충동들을 무의식 속으로 눌러 버리는 것이다. 이를 통해 에고는 위협적인 충동, 감정, 소원, 상상, 기억 등을 의식에서 배제할 수 있다. 특히 죄의식, 창피, 자존심의 손상을 일으키는 경험들은 고통스러운 불안을 일으키므로 각별히 억압의 대상이 된다. 억압에는 정신 에너지가 사용된다. 억압으로 불안을 방어하려다 실패하면 투사, 상징화 등의 다른 방어기제가 동원되며, 그 결과로 신경증이나 정신증세가 나타나기도 한다. 이러한 억압으로 인해 무의식이 생긴다.
억제: 억압과 원리는 같지만 지각 정도가 다르며 계속 인지되는 상태이다. 방어기제로서 억압보다 효율적이지 못한 각성 상태이다.

형성', 취소하려는 지나친 시도, 강박적 죄책감, 자책, 자기혐오, 스스로를 증오스럽고 사랑할 수 없는 악으로 보는 것으로 귀착됩니다. 보다 깨달은 시각에서 에고는 그저 교정과 초월이 필요하다고 보일 뿐이지요.

비이원성의 길은 힘겹지 않습니까?

힘겨운 것은 비이원성의 길이 아니라 그에 대한 에고의 저항의 정도일 뿐입니다. 에고의 저항은 의지를 불러일으킴으로써 극복되는데, 그 다음에 의지는 봉헌하고 노력하는 영적 능력 및 장애를 기꺼이 내맡기려는 자발성을 일으킵니다. 헌신은 사랑의 힘을 초대하고 겸손함은 이것으로 에고의 버팀목과 위치성을 제거합니다. 헌신은 또한 변형력을 갖는 정보의 이용을 활성화합니다. 의도는 자발성에 에너지를 불어넣고, 이로써 변형이 저항의 귀결인 한계들을 대체할 수 있게 해 줍니다. '영적 엔지니어링'에 비유할 만한 보다 단순한 절차와 과정들을 세우는 것이 필요할 뿐입니다. 이것으로써 포함되어 있는 구조와 낮은 힘들을 확인하면 기본적인 구조적 기능들을 해소하는 데 필요한 과정이 자동적으로 드러납니다.

---

* 반동형성: 겉으로 나타나는 언행이 마음속의 욕구와 반대되는 경우이다. 무의식의 밑바닥에 흐르는 생각, 소원, 충동이 너무나 부도덕하고 받아들이기에 두려운 것일 때, 정반대의 것을 선택함으로써 이러한 것이 의식으로 떠오르는 것을 막는 과정이다.
취소: 무의식에서 자신의 성적 욕구 혹은 적대적 욕구로 인해 상대에게 피해를 주었다고 느낄 때, 상대에게 준 피해를 취소하고 원상복귀하려는 행동을 하는 것이다. 속죄 행위가 이 취소에 속한다.

예를 들어 주시겠습니까?

사람은 돈, 명성 혹은 재산과 같은 세속적인 목표로 여겨지는 것들의 덫에 걸린 듯이 느낍니다. 하지만 분석해 보면 사람이 매혹되거나 집착하게 되는 것은 그러한 '것'들 자체가 아니라, 일차적으로 그것에 붙어 있는 '단물'이나 기분 좋은 감정적 만족이라는 것이 분명해집니다. 욕망의 대상이 되거나 중요한 것은 사실 '획득'이 아니라 감정적 만족의 '단물'이라는 대가 자체입니다. 그래서 문제는 사람이 부와 명성에 대한 욕망을 포기할 수 있는지 여부가 아니라, 대가인 '단물'을 신에게 내맡기는 것이 '가능'한지 여부입니다. 저항하는 마음은 "아니, 난 못해."라고 생각할 수도 있습니다. 하지만 "총을 겨누고 물어도, 할 수 없을까?"라고 재차 묻는다면, 대답은 분명히 "아, 할게."입니다. 그러므로 밑바탕에 있는 저항의 과정은 "할 수 없다."가 아니라 "하려고 하지 않는다."입니다. "할 수 없다."는 불가능을 의미하지만, "원치 않는다."거나 "하려고 하지 않는다."는 저변의 진짜 저항이 내키지 않음의 저항임을 의미합니다.

목표를 내맡긴다는 것이 자동적으로 목표를 잃어버린다는 의미는 아닙니다. 탐욕을 통해서라면 환상적인 것이, 높은 의식 수준으로 진화한 결과로서 수월하게 물질화되는 일이 많습니다. 경험적 행복의 수준은 물질적 성공이 아닌 의식 수준과 정확히 일치하여 상승한다는 사실에 주목하십시오.

헌신은 왜 필요한지요? 혹은 왜 중요한지요?

마음은 오류와 성격상의 결함을 아는 일이 많지만, 그것을 내맡길 수 있는 힘이나 동기는 결여되어 있습니다. 헌신은 가슴에 속해 있으며 단순한 정신화의 능력을 넘어서 저항과 장애를 극복할 수 있는 능력과 동기를 가지고 있습니다. 헌신적 사랑의 한 측면은 충실함과 몰두일 뿐 아니라 '어떤 일이 있더라도'의 불변성입니다. 헌신은 강인함 및 노력과의 정렬을 포함하며 이 모든 측면을 결합시키는 풀과도 같습니다.

헌신은 용기, 자발성, 확신을 필수적 정보에 대한 지식과 통합시키는 내적 용맹함이나 강인함과 같습니다. 그것은 지혜와 인내심, 그리고 경험에 대한 관용을 일깨워 줍니다. 집중으로 인해, 헌신은 또한 맞닥뜨린 의식 수준들을 처리할 수 있는 기술과 능력을 발전시킵니다. (『의식 수준의 초월 Transcending the Levels of Consciousness』(Hawkins, 2005)에 따르면) 헌신은 의심이나 두려움의 순간은 물론 지체나 실망의 시기를 예상하는 법을 배웁니다. 헌신 덕분에 고집스러운 에고의 일시적인 감정적 대가의 유혹을 초월하는 데 필요한 자기 정직성과 확신으로 귀착되는, 내적 온전함과의 정렬이 일어납니다.

깨달음 Enlightenment에 도달하려는 욕망은 이미 소중히 여기고 받들어야 할 신성한 Divine 선물입니다. "부름받는 이들은 많으나 선택받는 이는 드물다."는, 다시 말하면 "부름받는 이들은 많으나 따

---

* 이 책은 『내 안의 참나를 만나다』에 이어 황금가지에서 한국어판으로 곧 출간될 예정이다.

르기를 선택하는 이는 드물다."입니다. 이렇듯 선택은 결정과 내적 의지의 동의에 따른 것이고, 그리고 이 동의에 의해 신성한 의지 Divine Will의 막강한 힘이 의도와 정렬하며 모든 장애를 극복할 수 있는 헌신에 힘을 불어넣습니다.

DISCOVERY OF THE PRESENCE OF GOD *02*

내면의 길

서론

사람들은 누구나 믿음 faith 으로 살아간다. 유일한 차이는 그러한 믿음이 '무엇'에 관한 것인가이다. 취사선택은 의식 수준을 반영하며, 이것은 차례로 지각, 가치, 고유한 이해 능력 및 일차적 동기부여와 상호 관련된다.

인간 역사에서 현저히 두드러지는 것은 동물의 육체적 생존 본능과의 동맹이며 그러므로 그러한 목적을 향한 수단의 축적이다. 육체적 생존과 유사한 것이 쾌락의 추구인데, 이는 호기심, 결국 생각에 에너지를 불어넣는다. 생존은 가족, 부족, 사회와 같은 집단 형성에 의해 증진되고, 집단의 성공은 의사소통의 발달 및 관계의 조직화에 의존한다.

담화는 관념화 및 언어 능력에서 생기며, 구체적, 사실적, 물질적인 것에서부터 지적 능력으로서의 상징적 추상으로 발전한다. 결국 호기심에서 존재에 관한 기본적인 질문들이 솟아난다. 우리는 누구인가? 우리는 어디서 왔는가? 우리는 어디로 가는가? 이러한 것은 기본적으로 삶의 목적과 의미 자체는 물론이고 정체에 관한 질문이기도 하다. 그래서 그것으로 삶을 맥락화하고 의미, 중요성, 가치를 이끌어 낼 수 있는, 원초적 진실을 향한 기본적 일렁임이 시작되었다.

일부 사람들은 그저 육체적인 동물적 쾌락과 생존을 얻어 내는 초보적 기술에 만족하지만, 세월이 흐르는 동안 인류의 대다수는 위대한 스승과 영적 천재들을 통해 일어난 더욱 큰 이해와 의미를 직관하게 되었다. 위대한 예언자, 현인, 화신들이 출현했고, 이들의 영적 에너지와 의식 수준은 대단히 높아서 수천 년간 문명 형성에 깊은 영향을 미쳤다.

세계의 대종교들은 실상Reality에 대한, 그리고 의미, 가치관, 철학적 공식화로서 실상의 파생적 표현들(이는 사회와 심지어 정부 자체의 기본 구조였다.)에 대한 더욱 큰 맥락화를 제공함으로써 문명들에 대한 주된 지배적 영향력으로 부상했다. 종교는 법률, 사회적 행동, 조직에 대해 윤리적·도덕적 맥락을 제공했다. 흥미롭게도 일부 사회는 정부와 법 같은, 종교에서 일어난 기본 구조들을 통합시킨 뒤에 결국에는 그 자신을 낳은 종교에 대한 인정을 형식적으로 제거했다. 그래서 공식적으로는 세속적인 국가들이 그 기원으로 인해 종교적 원리(인권, 평등, 도덕성, 윤리, 책임과 의무 등)

에 따라 운영되는 것이다. 종교에 고유한 영적 진실의 핵심은 문명 자체의 기본 원리로 살아남았다.

토론

문명의 역사 전체에 걸쳐 인류는 인생의 참뜻을 이해하고자 했으며, 그리고 여러 다른 문화들에서 다양한 철학적, 신비적, 종교적 신념체계가 생산되었다. 종교는 지배적 신정神政이 되는 일이 많았고, 이로써 가치관은 법과 사회적 관습을 통해 강화되었다. 하지만 모든 종교에 공통된 것은 신성 Divinity 혹은 영적 실상 Reality 의 개념이었는데, 이것은 일신교나 다신교, 혹은 힘을 주된 특징으로 하는 지배적 영들에 의해 예시되었다. 그래서 신성 Divinity 은 통치권을 인정함으로써 다양한 형태로 숭배되는 것이 보편적이었다.

역사상 다양한 종교의 측정된 진실 수준은 매우 폭넓은 범위를 보여 주는데, 일부 아주 원시적인 사회에서 그것은 200 수준 훨씬 이하로 측정되었다. 이러한 종교는 인구를 공포로 몰아넣은 과도한 잔인성(예컨대 마야 종교는 95로 측정되었다.)은 물론 동물, 특히 인간의 희생에 대한 강조를 수반했다.

이와 비교해서, 다른 종교들은 200이 훨씬 넘게 측정되는 예언자들의 영감을 기초로 했지만, 의례적 희생 및 사람들의 복종을 계속 포함했다. 아브라함으로부터 기독교, 유대교, 이슬람교라는 대종교가 일어났다. 이러한 대종교의 추종자들은 '성서의 사람들', 불행히도 그 뒤에 경쟁과 유혈에 휘말린 아브라함의 아들들로 지칭되었다.

셈족 종교가 출현하기 약 5000년 전에, 고대 인도에서 위대한 아리아족 현인들이 출현했다. 이러한 현인들의 영향력을 나타내는 것은 베다와 크리슈나(1,000으로 측정)가 설했다는 『우파니샤드』의 가르침에서 볼 수 있는 것과 같이 지극히 높게 측정되는 진실의 수준이다. 영적 진실의 이러한 드러남은 '비선형적'으로 묘사되며 따라서 기원전 563년 경에 나타난 붓다(측정 수준 1,000)의 가르침이 예시하는 것처럼 비이원적이다. 예수 그리스도(측정 수준 1,000)의 가르침은 신과 인간의 관계를 명료히 밝혔고, 일신교는 나중에 무함마드(원래의 측정 수준은 700)의 가르침을 통해 구체화되고 찬양받았다.

그리하여 유효성이 매우 높게 측정되는 영적 진실이 폭넓게 보급되면서 전 인간 문명에 확산되었다. 아메리카 인디언과 같은 원주민 사회와 문명들조차도 자연발생적으로 신의 신성Divinity인 실상Reality을 발견했고 창조주Creator로서의 큰 영Great Spirit에게 외경을 바쳤다.

비이원성과 전통적 종교의 대비

전통적 종교는 학습에 대한 요구를 포함하는데, 여기에는 심지어 교회의 종교적 교리 및 교리의 역사적이거나 신화적인 기원과 출전을 암기하라는 요구까지 들어 있다. 암기 목록에는 권위 있는 인용문, 역사적 선례, 저명한 인물, 공헌자들과 더불어 연대 및 장소조차 올라 있다. 또한 생활방식, 의복, 머리 모양 등과 관련된 금지는 물론 종교적 규정과 규칙이 여기에 포함된다. 게다가 출석,

회원 가입, 단체 의무 등과 같은 요구 조건이 점차로 발전했다. 이러한 것은 대개 집단 동일시 및 분류(예 신자 대 불신자)를 포함하는 사회적/집단적 포섭과 배척으로 귀착되었다.

게다가 결혼과 출산, 그리고 사회적·성적 활동을 망라하는 행동과 인간관계의 규칙이 출현했는데, 이는 교리를 바탕으로 했으며 시대적·지리적으로 제한된 특정한 민족적·부족적 문화와 상호 관련되었다. 그 기원으로 말미암아 문화적 생활 양식이 종교적 가르침과 얽히게 되었는데, 종교적 가르침에는 원래의 위대한 스승/창시자/화신의 실제 가르침에 대한 다양한 해석이 포함되었다. 몇 세기가 경과한 뒤에야 오랫동안 구전되어 내려오던 가르침이 문자로 옮겨지게 되는 일이 많았다. 정확한 최종적 표현에 대해서는 다소 논란이 있는 경우가 많았고, 다양한 분파들이 우위를 차지하거나 통제하려고 했다. 그래서 일부 경전은 사실상 다양한 집단의 투표를 거쳐 태어났다. 마침내 공식적인 경전이 출현했지만 측정 수준은 원래의 가르침에 비해 떨어졌다. 오류는 또한 연이은 필사자들에 의한 편집은 물론이고 그릇된 인용의 결과이기도 했다.

타락에 기여한 것은 본질적인 것과 동등한 중요성을 부여받은 이질적 내용의 포함이었다. 하지만 전통적 종교의 주된 가치는, 위대한 창시자들의 '신비한' 빛비춤Illumination을 영적으로든 지적으로든 세련되지 못한 대다수 사람들이 이해할 수 있는 맥락으로 언어화하여 제시했다는 점이다. 따라서 그 교육적 가치 및 매력으로 인해 신화와 우화가 포함되는 일이 많았다. 신화와 우화는 표면상으로 추상적인 것을 보다 쉽게 이해할 수 있는 구체적이고 사실적인 예로 번역해 준다는 면에서 실용적 가치가 있었다.

본질적인 영적 진실과 세계의 대종교들은 다음과 같이 재치 있게 요약된다.

1. 기독교는 사랑과 용서의 길이다.
2. 불교는 연민의 길이다.
3. 유대교는 신성한 율법에 따라 살아가는 길이다.
4. 바하이교는 유일성과 평화의 길이다.
5. 이슬람교는 신의 의지에 순종하는 길이다.
6. 유교는 신중한 전통의 길이다.
7. 도교는 궁극적 실상의 길이다.
8. 아메리카 원주민 의식儀式은 원초적 영성의 길이다.
9. 신도神道는 부족 조상의 길이다.
10. 힌두교는 지식, 행위, 헌신의 길이다.
11. 마음과학 Science of Mind 은 사랑 Love 과 법칙 Law 의 신성한 Divine 원리 Principle 의 길이다.
12. 글로벌 하트 비전은 만인을 위해 일하는 세계에 속한다.

(R. Henderson, 2005)

---

* 마음과학: 1927년, 어네스트 홈즈로부터 시작된 종교 운동이다.

비이원적 가르침들

600 이하로 측정되는 개념과 가르침들은 대부분의 사람들에게 이해 가능하고, 500대의 측정 범위(사랑Love)에 있는 가르침들은 큰 영향력을 갖는다. 무조건적 사랑Unconditional Love의 수준인 540으로의 사랑의 완성에 도달하는 이들은 오늘날 세계 인구의 0.4퍼센트에 불과하지만, 그럼에도 불구하고 이는 현실적·경험적 가능성으로 이해되고, 500대 후반으로 의식의 진화를 계속하는 예외적 개인들은 '성인'으로 불리며 실제적 목표로서 인류에게 모범이 된다. 지극히 높은 500대의 영적 황홀경 또한 기록되며(예) 라마크리슈나 혹은 기독교의 위대한 성인들) 예외적인 동기와 재능을 갖춘 이들이 이것을 가능한 현실로 신뢰하고 수용한다.

의식 수준 500에서 패러다임의 큰 변동이 있고, 의식 수준 600과 그 이상에서 영적 실상은 말할 수 없거나 신비적인 것으로 묘사된다. 의식 수준 600을 넘는 영적 실상의 비이원적 성질(즉 '무심' 혹은 '한마음Mind')은 그러한 조건을 말하거나 개념화하기 어렵게 만들고 따라서 표면상으로는 실제적·경험적 가능성으로서 한계를 갖는다. 앞선 제자들은 산스크리트어로 *아드바이타* 와 *베단타* 를 특징으로 하는 위대한 현인들의 저작을 잘 알고 있는데, *아드바이타와 베단타*에 대해서는 라마나 마하르시나 니사르가다타 마하라지와 같은 최근의 유명한 스승들의 저작을 통해 이용할 수 있는 상당량의 정보가 있다. 비슷한 수준에 있는 것이 수피교, 카발

---

* 不二

라, 혹은 조하르와 같은 모든 종교의 위대하고 유명한 신비주의자들의 가르침이다. 대단히 중요하고 또한 유명한 것으로 붓다, 힌두교의 현인들, 선사들의 가르침이 있다. 깨달음Enlightenment의 현실성과 실상에 대한 신용을 뒷받침하는 것으로는 윌리엄 제임스를 비롯하여 후대의 선불교 전통의 학자들인 D. T. 스즈키와 앨런 워츠 등과 같은 유명한 학자들이 그와 같은 상태에 관해 서술한 다소 방대한 문헌이 있다.

깨달음Enlightenment의 상태를 묘사하거나 설명하는 데 있어서의 어려움은 단순하게, 지성의 의식 수준이 400대로 한정되고 인과의 추정을 포함한다는 데 있다. 그에 관한 묘사에도 불구하고, 깨달음Enlightenment의 상태 그 자체는 비선형적이며 그래서 언급할 수는 있으되 익숙한 언어로 정확히 묘사할 수는 없다. 정확한 서술에 한계가 있음에도 불구하고 그러한 상태의 실상은 보편적으로 인정되고 있고, 그리고 최근 들어 그러한 상태는 의식의 깨달은 상태의 실상Reality을 입증하는 의식 연구의 측정 수준들에 의해서 확인되었다. 통계적으로 드물긴 하지만, 그러한 앞선 상태는 영감을 불러일으키며 인간 의식의 진화 잠재력을 인정해 준다.

깨달은 조건이 이해할 수도, 설명할 수도 혹은 마음/지성으로 '획득'할 수도 없는 것이라는 사실에 구도자들은 실망한다. 그래서 그러한 상태는 도달할 수 없는 것으로, 따라서 목표로서 실용적이지 않은 것으로 보일 수도 있다. 하지만 오히려 현실에서 앞선 상태들은 강력하게 경험적인데, 왜냐하면 그러한 상태가 입증하고 반영하는 실상Reality은 사람이 이미 '존재한다'는 명명백백한 현실에 따른 사실이기 때문이다. 그래서 모든 영적 제자는 이미 원초적인 필수적 성질을 만족시키고 있으며, 오직 동기부여와 몰두를 더할 필요가 있을 뿐이다. 그래서 유일한 요구 조건은 먼저 존재하는 것이고, 그 다음에 깨달음에 대해 들었을 것이며, 그 다음에는 실현 가능한 목표로서 그것을 추구하는 것이다. 그것을 어려워 보이게 만드는 것은 단순한 정보와 설명의 결핍인데, 왜냐하면 경험적으로 길은 본래 단순하기 때문이다. 비록 가끔씩 표면상으로 힘겨울 때가 있긴 하지만 말이다.

깨달음Enlightenment의 상태에 이르는 것이 비현실적으로 보이는 또 다른 이유는 마음이 원인과 결과라는 관점에서 개념화하기 때문이다. 그래서 제자들은 실제로 미래의 운명에 이끌리고 있는 현실 대신에, 자신들이 내몰리고 있다고(즉 내적인 의지력 등을 의미) 여긴다.

삶의 목표로서의 깨달음Enlightenment에 실제로 이끌리고 있는 드문 사람들은 그것이 이미 자신의 운명이기 때문에(이는 진실로 측정된다.) 이끌리고 있다는 확인 가능한 실상에서 위로와 확신을 얻을 수 있다. 같은 이유로, 오직 미래의 골퍼들만이 골프 교습을 받고 있을 것이다.

| 토론 |

내면의 길은 전통적 종교 의식과 어떻게 다릅니까?

내면의 길에서는 영적 진실의 내적·경험적·주관적 각성 및 내적 확인을 강조합니다. 이와 대조적으로, 종교는 형식적·역사적으로 의식, 의례, 관습, 신념체계에 대한 순응을 강조하는 권위 있는 맥락에서 구성되었습니다. 이로 인해 진실의 기원은 과거 시대의 다른 문화, 장소, 민족적 환경으로 투사됩니다. 게다가 신비화, 미화, 극화에 대한 강조 또한 신학적 교리와 뒤섞입니다. 종교에서 신성 Divinity은 일차적으로 다른 시간, 다른 장소로 맥락화되고 또한 인간적 동기, 한계, 결함을 갖는 것으로 묘사됩니다. 종교는 진실의 내적 각성보다는 믿음을 강조합니다. 또한 지금 영적 진실을 경험하는 것보다는 육체적 죽음 이후의 미래의 영적 운명을 크게 강조합니다.

어떤 성격 특성이 내면의 길에 유리합니까?

특징적으로 헌신자들은 내향적이고, 생각이 깊고, 반성적이며, 호기심과 책임감이 강하고, 주의 깊은 경향이 있습니다. 대개는 폭력, 잔인함, 온전치 못함, 매력이나 천박함의 과시와 드라마를 혐오하지요. 또한 배움 그 자체를 목적으로 하는 배움에 끌리고, 기본적 전제의 발견을 기뻐합니다.

일상생활의 요구는 무엇입니까?

내면의 길은 자신에 대한, 그리고 세상 속에서의 삶에 대한 지속적 존재 방식인 반면에, 종교 의식은 구획되는 경향이 있습니다. 영적 헌신은 부단한 주의 깊은 앎을 통합시킨 지속적인 내적 생활방식입니다. 외부적 사건들은 일시적인 반면, 의식의 내적 성질들은 보다 영속적입니다. 내적 수행은 지속적 학습과정이고 여기에는 발견과 통찰의 펼쳐짐에 대한 기쁨과 만족이 있습니다. 과정 그 자체가 보상이 되며, 역설적으로 이것은 공식적인 종교적 참여나 종교 활동에 더욱 큰 이익과 즐거움을 가져다줍니다.

진실의 반영은 어디에서나 보이고 갖가지 표현으로 인지됩니다. 내적 관찰을 통해, '의무적' 규율보다는 연민과 영적 이해를 촉진하는 내면의 지혜가 계발됩니다. 내적 앎과 더불어 종교적 죄책감과 죄악에 대한 몰두가 줄어들고, 사람은 수치심, 두려움, 죄책감으로 귀착되는 부정적 프로그램들에 좌우되기보다는 긍정적 선택지들을 고릅니다.

잠재력의 실현은 보상과 만족을 가져다주고 차례로 이것은 동기부여를 점차 강화해 줍니다. 자기정직성은 적응 기술과 융통성은 물론 더욱 큰 내면의 자유를 가져다주지요. 세상에서 물러나는 것이 아니라 세상을 재맥락화할 필요가 있을 뿐입니다. 영적 진화는 그에 따른 의식의 진보로 인해 더욱 큰 능력으로 귀착됩니다. 그것은 동기부여의 문제입니다. 수도원에서 피정이나 안거를 할 필요는 없지만, 그런 것이 유익한 그런 시기가 있을 수도 있습니다.

실현 가능한 목표는 무엇일까요?

영적 진실에 순응하는 것만이 아니라 그것을 경험적으로 확인하고 바로 그것이 되는 것입니다. 그 과정은 커다란 행복을 가져다주며 두려움, 죄책감, 기타 부정적 감정의 감소로 귀착되는 발견의 펼쳐짐입니다. 동기는 내적 발전, 진화, 잠재력의 실현인데 이러한 것은 외부 세계와 무관합니다. 삶은 단순히 반복되는 것이 아닌 진행하는 것이 됩니다. 모든 경험은 동등한 가치를 가지며 본유적으로 유쾌하고, 그래서 삶은 유쾌함과 불쾌함이 교차하는 무한한 연쇄이기를 그칩니다. 내적 진보와 더불어 맥락은 확장되고, 이는 의미와 중요성에 대한, 따라서 잠재력의 실현에 대한 더욱 큰 앎으로 귀착됩니다.

내적인 영적 수행은 규율과 노력을 요구하는 듯합니다.

이러한 요구는 의도에 의해 활성화됩니다. 영적 성장과 의식의 진화 그 자체에는 고유한 충족감이 있습니다. 진보는 맥락의 확장에서 생겨나는 명료화와 더욱 큰 이해의 귀결입니다. 그 다음에 재맥락화는 지각의 왜곡을 초월하는 것으로 귀착됩니다.

내적 수행은 특정한 활동이나 특별한 활동보다 초점과 관련됩니까?

보통 사람은 세상에 성공적으로 참여하는 것과 교육, 성공, 인간관계 등을 통한 세상의 활동들에 초점을 맞춥니다. '나 자신을 알기'위한 내적 수행은 기대, 동기, 태도와 습관적 사고방식을 포함하는 인생사에 대한 내적 이해에 초점이 맞춰지지요. 호기심이 솟구칩니다. "나는 왜 저 상황을 이런 식으로 보는가?" 혹은 "나는 왜 이런 식으로 느끼는가? 나의 유력한 태도는 어떤 것이고, 실제로 내 마음을 움직이는 것은 어떤 프로그램들인가?" 이러한 질문은 자기자신 및 인생과 타인에 대한 유력한 추정들의 흥미로운 발견으로 이끌어 줍니다. 잘 살펴보면 우세한 목표와 가치들이 명백해집니다. 그것들이 우선하는 정도는 말할 것도 없고 말입니다.

그 말씀을 들으니, "성찰하지 않는 삶은 살 만한 가치가 없다."는 얘기가 생각납니다.

그 말이 다소 과장처럼 들릴 수도 있지만, 그것은 귀중한 진실과 관찰을 포함하고 있습니다. 그 말은 또한 관찰 그 자체가 의식의 장의 도입뿐 아니라 그 의도의 귀결로서 결과를 변화시킨다는 점에서 양자역학의 전제(하이젠베르크 법칙)들에 의해 확인됩니다.

크게 각성하고 있는 이에게, 대부분의 사람들은 스스로에 대해 의식하지 못하고 알지 못한 채 일종의 꿈꾸는 상태에서 돌아다니는 것처럼 보입니다. 자기관찰은 깨어남으로 이끌며, 이것은 그 다음에 배우고, 성장하고, 성숙해지고, 진화하려는 욕망을 자극합니다. 자기탐구는 발견으로, 그리고 참나를 덮고 있는 층들의 펼쳐짐으로 인도하지요. 자기탐구를 통해 사람은 신념belief과 믿음faith의 기초를 살펴보고, 영적 기법과 기준을 세움으로써 스스로 영적 진실에 대한 내적 확인의 발견으로 나아갑니다. 이렇듯 탐구의 장은 의식/앎의 기능이면서 자기, 타자, 신성Divinity에 대한 내적 경험을 맥락화하는 방식입니다.

진실에 대해 '들었다'는 것과 진실을 내적 실상으로 발견했다는 것은 다릅니다. '그것으로 존재하는' 길은 경험적 현실로서 그것을 소유하는 것입니다.

하지만 그것은 이른바 '유아론唯我論'이라고 하는 것 아닌가요?

유아론은 자기의 주관적 경험만이 '실재'한다는 지적인 신념입니다. 그래서 사람들은 각기 다른 주관적 현실 속에서 살아갑니다. 유아론은 그것이 에고/자기에게 적용되는 지점까지만 유효합니다. 즉 사람은 누구나 자신만이 지각하는 현실 속에서 살아간다는 것이지요. 그런데 이 한계는 내적인 영적 수행 과정 자체에 의해 초월되며, 내적인 영적 수행은 참나의 실상 Reality 이 드러나도록 지각의 한계(즉 환상의 세계)를 제거하는 데까지 나아갑니다.

DISCOVERY OF THE PRESENCE OF GOD

03

지향

서론

영적 진화는 교육과 정보의 도움을 받는데, 이는 지성이 더 이상 보통의 학습에서처럼 주된 도구가 되지 않는 지점까지의 일이다. 그 다음에 영적 '수행'은, 정신적/지적/개념적 선형에서 인간 의식이 내용과 형상 혹은 데이터보다는 맥락과 더욱 관계되는 비선형적 영역으로 이행한다. 이행은 특정한 내용에서 주관적 경험함의 성질 자체로 가는 것이다. 이 중대한 변동은 믿음, 의도, 헌신, 의욕, 의지와 같은 서로 다른 성질들에 대한 의존을 수반한다. 성격 특성은 행동으로 나오며, 태도는 특정한 관념보다 실용적 쓸모가 더욱 크다.

보통의 정보는 노력으로 '획득'하는 것이지만, 영적 노력에서 강조하는 것은 포기, 놓아 버림, 내맡김이다. '수행'은 위치성들을 확인하는 것, 그 다음에 에고의 저항을 초월하고 에고의 환상적 통제나 통치권을 포기하는 것을 포함한다.

그래서 영적 수행의 핵심은 마음을 살찌우는 일이라기보다는 마음의 짐을 풀고 내려놓는 일과 부합한다. 깨달음Enlightenment의 추구는 중대한 결정이다. 결정 자체는 그러므로 '양'의 위치와 비슷하지만, 결과적으로 과정 그 자체는 보다 본질적으로 '음'의 자세와 비슷하다. 보통의 에고는 '얻음' 쪽으로 프로그램되어 있는 반면, 이제 영적 의도는 '허용'으로 이동한다. 그것은 물속에서 발버둥치거나 헤엄치기보다는 물 위에 떠 있는 일과 비슷하다. 실제의 과정은 본래 단순하지만, 과다한 논쟁과 방어를 조작하여 주도권 상실에 저항하는 에고/마음의 고유한 구조로 말미암아 성취하기가 쉽지 않다. 또 다른 저항은 보통의 마음은 지극히 사소한 문제에 대해서도 책임지기를 싫어한다는 것이다.(예를 들면 "누가 현관문을 그냥 열어놨지?", "난 아냐. 개dog가 그런 게 틀림없어.")

자세

비이원성을 통해 깨달음Enlightenment을 구하는 영적 수행은 의도와 몰두의 귀결이다. 실제의 수행은 '행'의 문제라기보다는 하나의 '존재' 방식이거나 삶의 주관적 앎과의 정렬이다. 그러므로 그것은 예를 들면 고전적 무드라(성스러운 수인手印)가 나타내는 것과 같은 자세이다. 주의Attention는 내용과 세부에 대한 습관적 집중이라기보다는 장/맥락과 정렬되는 것이다. 직관은 비논리적인 것으로 지각되기보다는 귀중하며 드러내 준다. 또한 영적 수행은 본질적으로 '행'이라기보다는 알아채고 알게 되는 것과 더욱 비슷하다.

보통의 마음에 단순히 '착한' 것으로만 비칠 수 있는 태도들이 영적 의도 및 몰두와 정렬될 때 매우 강력한 도구가 된다. 예를 들면 '모든 생명에 대한 선의'라는 금언을 엄격히 따르며 사는 것은 영적 의지 Spiritual Will에 의해 에너지를 부여받았을 때 변형을 일으킨다. '모든 생명에게 친절'하고자 하는, 혹은 존재하는 전부의 신성함을 존중하고자 하는 결정은 연민, 기꺼이 용서하려는 자발성, 분별하기보다는 이해하려는 미덕과 더불어 영적 진화에서 강력한 태도들이다. 지속적인 내맡김을 통해, 지각은 본질의 식별 속으로 녹아든다.

신성 Divinity에의 간구와 기도를 용이하게 하는 것은 겸손함에의 심원하고 깊은 내맡김이다. 이 겸손함은 에고/마음이 그 구조와 설계로 말미암아 본유적으로 진실과 거짓(본질과 현상)을 구별할 수 없는 현실에 대한 진실한 인정일 뿐이다. 감정은 위치성들과 조건화를 반영하는 동시에 결정하므로 진실의 지표가 아니다.

의식 수준과 카르마적 성향이 과거의 의지적 행위들의 귀결이라는 사실을 각성하는 것은 중요하다. 이와 대조적으로 보통의 세속적 삶에서 보상은 이득, 성취나 획득의 증명에 바탕을 둔다. 내맡김과 겸손함은 수동성과 동일한 것이 아닌데, 왜냐하면 역설적으로 내맡김과 겸손함은 영적 의지 Spiritual Will의 긍정적 행위이며 이를 통해 '얻기'보다는 '허용'에 긍정적으로 동의하기 때문이다.

초점

보통의 삶에서 마음은 선형적 내용, 특정한 세부, 그리고 감정화된 지각에 초점을 맞춘다. 에고는 이렇듯 가치나 의의에 대한 투사되고 팽창된 평가의 결과로 에너지를 부여받는다. 지각과 욕망에 에너지를 불어넣는 과정은 만족과 보상에 대한 에고의 기대에 바탕을 두고 있다. 이와 대조적으로 영적 노력에서 초점은 결과가 아닌 의도의 전체적 장과의 정렬에 있다.

에고는 세부를 지향하고 시야의 선형적 내용을 지향한다. 시각 그 자체에 대한 에고의 효과는 일차적으로 대상의 가까운 쪽에 초점을 맞추기 위해(조작이 용이하도록) 배타적이며 제한적이다. 영은 맥락과 전체를 지향하고, 그래서 포괄적이며, 대상의 먼 쪽에 초점을 맞춘다. 영의 장은 국소적이라기보다는 퍼져 있다.

특정한 세부에 연루되기보다는 전체적 장과 관련을 맺는 것이 영적 진화에 이바지하는 관상적* 생활방식의 특징이다. 명상 수행에서도 역시 처음에는 세부에 초점을 맞추지만 그 다음에는 전체적 장, 그리고 결국에는 맥락 그 자체와의 점차적 동일시로 전환이 일어난다.

시각이 욕망의 대상에 초점을 맞출 때, 초점은 대상의 가까운 쪽에 있다. 이와 대조적으로, 사랑하는 것 혹은 사랑하는 사람을 바라보는 것은 먼 쪽으로의 초점의 포괄적 이동으로 귀착된다.

---

* 관상觀想: contemplation, '바라보는 행위'를 의미하는 라틴어 contemplationem에서 유래된 말. 기독교의 전통적 수행방식이며 특히 헌신의 형태로 영적인 문제들에 대해 명상하는 것을 의미한다.

보통의 삶에서 에고/마음은 '미완'에서 '완성'으로, 그 다음에는 '불완전'에서 '완전'으로 간다. 이와 대조적으로 영적인 길은 출현의 진화하는 상태들로서, 완전에서 완전으로 가는 방향이며 방식이다. 에고 위치들은 상호작용하며 흔히 복합체를 나타낸다. 예를 들면 분노의 해체는 그러한 분노의 바탕에 있는 자부심을 기꺼이 내맡기려는 자발성을 요구할 수도 있는데, 이는 차례로 욕망의 내맡김에 의지한다. 이것은 욕망에 에너지를 불어넣는 두려움의 내맡김을 의미하고, 이것은 다시 가상적 상실의 취소와 관련되는 등으로 이어진다. 이렇듯 동기부여는 서로 얽혀 있고 상호작용하며, 작용상으로 그러한 동기부여의 내맡김은 이원성들로 이루어진 다음 수준으로 인도한다. 그러므로 저 밑에 있는 층들은 신에 대한 신념과 프로그램된 영적 기대, 신념체계들을 표면화시키는 경향이 있다. 그러므로 영적 수행은 인과의 개념과 같은 정신화된 개념들을 초월하는 탐구의 문제이다.

특정 의식 수준은 자석처럼 비슷한 것들을 끌어당기는 '끌개장'에 정렬된다는 사실을 이해하는 것이 도움이 된다. 비록 사적인 자기는 마음속에 떠오르는 생각들이 '내 생각'이라고 생각하기를 좋아하지만, 그것은 사실상 일정한 의식 수준에서 우세한 '생각들'일 뿐이다. 그것은 바다 속에서 수심에 따라 다른 종류의 물고기들이 모이는 것과 같다. 그래서 사람의 측정된 의식 수준이 일차적으로 자부심의 장에 있다면 장 자체는 개인과는 무관하게, 지지하는 비슷한 생각들을 끌어당기는데, 이 생각들은 전반적 태도가 중립이나 수용일 때 우세한 생각들과는 전혀 다르다.

영적 의도는 '행'이나 세부보다는 목격과 관찰을 돕고 강화하며 이러한 것에 초점을 맞춘다. 영적 처리는 자신을 바람이나 조류 속에 위치시키는 것과 같다.

영적 동기부여, 의도, 정렬은 영향력의 자기장이나 중력장을 바꾸는 것에 비할 수 있는데, 이를 통해 맥락이 이동하면서 다른 이해가 드러난다. 예를 들면 상실로 추정했던 것이 숨은 이익(기회와 선택들을 열어젖히는 더욱 큰 자유 등)으로 재맥락화된다. 비교하자면 자부심 Pride의 수준에서는 선택지들이 드물고 제한되어 있지만 자발성 Willingness, 내맡김 Surrender, 수용 Acceptance의 수준에서는 다수의 선택지가 있는 것이다.

의지 Will

영적 의지 Spiritual Will는 의지를 '의지력'으로 보는 에고의 이해와는 다르다. 의지력이란 이를 악물고 분발하는 감정적 힘과 고조된 감정성을 의미한다. 에고가 가동시키는 의지는 에너지가 들며 수고롭다. 그것은 사실상 공격의 한 형태로 이해될 수 있다. 이와 대조적으로, 영적 의지 Spiritual Will를 불러일으키는 것은 수문을 열어젖힌 다음 뒤로 물러서는 일과 같다. 에고/의지는 사건들을 인과의 관점에서 맥락화하고, 여기서 사적인 자기 — 의지는 칭찬이나 비난을 자청한다. 왜냐하면 그것은 스스로를 작인作因으로 보기 때문이다. 이와 대조적으로 영적 의지 Spiritual Will는 사적인 것이 아닌 의식의 한 성질이고, 이는 참나의 힘으로의 초대에 내맡김으로써 맥락을 바꾼다. 영적 의지 Spiritual Will는 850으로 측정되는데, 사적인 의지는 오직 사람의 현재 의식 수준으로 측정될 것이다.

완전한 내맡김을 통해 초대한 영적 의지 Spiritual Will는 그래서 표면상으로 '기적적인' 일들을 수행할 수 있는 반면, 역설적으로 사적인 의지는 자동적으로 저항을 유발하는 일이 많다. 이것에 대해서는 사소한 습관이라도 극복하기 위해서 사적인 '의지력'을 시험해 본 사람이라면 잘 알 것이다.

사적인 의지를 신(혹은 섭리 Providence, 높은 힘 Higher Power)의 의지 Will(지혜 Wisdom)에 내맡기는 것은 통제의 포기를 나타낸다. 사람은 그렇게 하는데 에고가 저항하리라는 걸 예상할 수 있는데, 에고는 환상적 통제를 유지하기 위해 구실, 반론, 다양한 공포를 조작해 낸다. 에고의 위치들은 특정한 결과에 대한 욕망은 물론 자부심으로 강화된다. 그래서 뒤로 물러나 신성 Divinity의 개입을 초대하는 것은 에고에게 패배로 보이는 반면, 영 Spirit에게는 명백한 승리다.

사적인 의지의 또 다른 한계는, 카르마적 경향이나 적절한 타이밍에 대한 지식이 없고 이로운 연쇄를 이해할 만한 지혜(전능)가 없다는 것이다. 참나는 내적 인식 능력으로 조정한다. 예를 들면 일정한 갈등에 미리 맞서려는 노력은 실패로 끝날 수도 있지만, 반면에 몇 층의 다른 갈등이 해소된 뒤라면 성공할 것이다.

앎 Awareness의 정렬

영적 정렬은 내용에 대한 것이라기보다는 맥락에 대한 것이다. 마음을 바라보는 것은 마음과 동일시하는 것과는 전혀 다르다. 목격하고 관찰하는 것의 이로움은 지각의 세계에서의 감정적 관여와 이해득실을 다투는 참여에서 벗어나게 해 주는 것이다. 분리된 위치에서 마음을 바라보는 것은 교육적이고, 스트레스가 없으며, 평온하게 행해질 수 있다. 목격자/관찰자의 의식 수준은 앎을 제고시키는 반면에, 에고는 '행'이나 뭔가를 '얻기'를 기대하며 지켜본다. 초연하게 관찰하는 방식을 통해, 삶의 펼쳐짐은 조건이 유리할 때 잠재성이 나타나는 것으로서 현실이 자연발생적으로 출현한 귀결로서 그 자체를 드러낸다.

무집착(분리와 비교되는)의 수행으로, 관객 관점은 참여하는 동안에도 유지될 수 있는데, 왜냐하면 관객은 어떤 사건에 '대하여' 알게 되는 것이지 그것에 휘말리지는 않기 때문이다. 무집착은 이득에 대한 욕구를 포기함과 더불어 가능해진다. 깊숙한 내맡김 및 계속적인 정렬과 더불어, 앎과의 동일시는 결국 목격자/관찰자/바라보는 자와의 동일시의 상실과 함께 사라진다. 참나는 본유적으로 그 자체에 대해 완전무결하므로 주관/객관의 위치성들을 필요로 하지도, 또 그러한 것에 종속되지도 않는다. 장은 내용에서 독립해 있다. 의식은 창조 Creation의 펼쳐짐 속에서 아무런 이해관계 없이, 그냥 있다. 결국 그것에 의해 잠재성이 창조 Creation로 펼쳐지는 자율적 자연발생성은 진화 Evolution와 창조 Creation가 하나이자 동일한 것임을 드러낸다.

| 토론 |

영적 탐구는 공부 등을 통해 얻어낸 정보로 시작됩니다. 이것은 그 다음에 마음이 "나는 안다."고 결론짓는 장애로 귀착되는데요. 추정이라는 장애를 만들지 않으려면 유효한 정보를 어떻게 간직해야 할까요?

비이원성이라는 내면의 길의 진실을 구하는 이에게, 모든 배움은 본유적 진실이 그 자체를 드러내고 경험적으로 확인될 때까지 임시적인 것으로 간직됩니다. 이 과정에 힘을 불어넣는 것은 재맥락화입니다. 고전적으로 권장되는, 정보를 보유하는 위치는 "나는 이와 같이 들었다."라는 구절에 의해 분명해집니다. 이것은 정보의 신념체계로의 전화(轉化)를 억누르는 것을 의미하지요. 완전한 이해의 귀결인 지각의 변형적 변화는 그러한 정보가 통합된 '인식'이 되었음을 나타냅니다. 이는 종종 반성과 관상의 결과입니다.

예를 들어서 자세히 설명해 주실 수 있습니까?

붓다와 예수 그리스도는 공히 인간의 기본적 '죄(결함)'가 무지라고 가르쳤습니다. 소크라테스는 만인이 본질적으로 무구하다고 가르쳤지요. 왜냐하면 사람들은 항상 자신이 선이라고 지각하는 것을 선택하니까요. 비록 그것이 오류일지라도 말입니다. 기적수업에서는 모두가 본질적으로 무구하며 단지 에고에 의해 미혹될 뿐이라고 가르칩니다. 이렇듯 죄는 한계, 오류, 그리고 손상된 능력으로 인한 그릇된 지각을 의미합니다. 죄는 또한 진화의 한계를 나타냅니다.

의식 연구는 인간의 에고/마음이 그 구조로 말미암아 진실과 거짓을 식별하는 것이 체질적으로 불가능하다는 것을 가리킵니다. 마음은 무엇이든 다 재생시키는 컴퓨터의 하드웨어와 같습니다. 그것이 선전이나 그릇된 정보, 감정적 왜곡, 편견 혹은 틀린 믿(슬로건) 등일지라도 말입니다. 왜냐하면 마음은 그렇게 프로그램되어 있으니까요.

실상을 전적으로 '안다'는 것은 그것으로 '존재한다'는 것인데, 이는 변형을 불러일으키는 흡수이며 전적인 통합입니다. 그러므로 완전한 수용은 시비분별*, 분노, 원한, 비난, 죄책감, 자기와 타인에 대한 증오심의 종료로 귀착되곤 합니다. 한편으로 전적인 수용이 심각하게 부정적이고 파괴적인 행동에 대한 옹호자가 되는 것을 의미하지는 않습니다. 황소가 구경꾼을 잠재적으로 잘못 지각할 수도 있는데, 그렇다고 해서 사람이 자기자신을 불필요하게 뿔에 받히도록 내버려둔다는 것을 의미하지는 않습니다.

영성이 수동성과 혼동되는 일이 자주 있습니다. 생명을 존중하고 공경할 도덕적 의무에는 자기 자신의 생명 또한 포함됩니다. 진실은 온전성의 표현으로서의 힘입니다. 도덕적 입장이 물리적 행위와 동일한 것은 아닌데, 물리적 행위 자체는 중립적이지요. 행위의 의식 측정 수준을 결정하는 것은 의도입니다. 의식 진화의 진행과 더불어 '유위의 무위 non-action of action'의 도의 능력이 생겨납니다. 이것은 숙달을 가리키며 무술에서 예시됩니다. 유책성

---

* judgmentalism, 이것 또한 저자가 창안한 용어이며, 시비를 따지고 심판하는 인간의 고질적 성향을 가리킨다. 기독교에서 'judgment'는 '심판'으로 번역된다.

有責性 은 능력 및 실제적 가능성과 정렬됩니다. 그것은 내용은 물론 전체적 맥락을 포함하는 상황윤리와 비슷합니다.

따라서 많은 영적 도덕적 딜레마는 내용이라는 한정된 수준 내에서는 해소될 수가 없습니다.

명료하게 관찰하셨군요. 역사적·문화적 맥락을 덧붙이는 것만으로도 이미 수많은 현상들의 외관이 바뀝니다. 에고 자체의 진화상의 기원을 이해하고 동물의 진화하는 생명에 대한 에고의 뒷받침을 이해하는 것은, 인간의 동기부여와 행동을 조망할 수 있는 보다 포괄적이고 확대된 패러다임을 창조합니다.

이용 가능한 선택지들은 의식 수준에 의해 제한되며 매 수준마다 아주 다르게 나타납니다. 이러한 각성은 또한 분별 대신 연민을 불러일으킵니다.

숱한 분별이 가설을 취하는 데서, 즉 사람들이 달라야 한다고 보는 데서 생겨납니다. 하지만 사람들은 그럴 수 있다면 그럴 것입니다. 가설적 가능성은 의식 진화의 수준과 유리한 조건들은 물론 의도에 의해서 현실이 됩니다.

선택지를 제한하며 그리고 보통의 지각으로는 알 수 없는 가장 중요한 기능적 조건들 중 하나가 카르마적 패턴인데, 여기에는 카르마적 기회의 제출은 물론 경향성과 해결되지 않은 의무가 포함됩니다.

'카르마'란 무엇을 의미합니까? 그건 그냥 신념체계가 아닌가요?

카르마란 사실 기지와 미지, 선형과 비선형을 다함께 포함하는, 사람이 상속받은 것의 총체를 뜻합니다. 단지 인간으로 태어난 것만도 이미, 밝혀지지 않은 수백만 요소들의 표현을 나타냅니다. 유전자나 염색체는 육체성의 기계학을 이미 포함하고 있는 카르마적 전달의 메커니즘일 뿐이며, 육체성의 표현은 막대한 정보 패턴을 요구합니다.

모든 사람이 태어나는 순간에 이미 측정 가능한 의식 수준을 가지고 있으며, 이것은 육체성 자체와 상호 관련됩니다. 서양에서는 영혼의 운명으로서 육체의 죽음 뒤에 오는 카르마적 귀결을 받아들입니다. 동양에서는 카르마의 실상을 장구한 세월에 걸쳐 영이 진화를 계속하는 것으로 받아들이지요. 의식 측정은 모든 의도나 행위가, 가장 사소한 세부조차 의식의 무한한 장에 영구히 새겨지고 기록된다는 것을 입증하고 폭넓게 보여 줍니다. 또한 모든 사람이 예외 없이 우주 Universe(즉 신의 마음 Mind of God이나 신성한 섭리 Divine Providence. 어떠한 용어를 택하여 언급하든 간에)에 대해 책임이 있다는 것 또한 증명할 수 있습니다.(의식 수준 1,000으로 측정) 그래서 "신을 속일 수는 없다", "머리카락 한 올이라도 세지 않고 넘어가는 일이 없다."는 지혜가 솟아납니다.

하지만 많은 특징이나 사건들은 그냥 우연 아닌가요?

나타나지 않은 것 Unmanifest의 무한하고 영원한 장은 신성한 명령 Divine Ordinance(그 본질의 표현으로서)으로 말미암아 창조 Creation

로서 나타난 것 Manifest이 됩니다. 장의 힘은 절대적이며 포괄적이고, 오직 현존하고 시간을 넘어서 있으며, 그리고 장 속에서 나타남은 조건들이 유리할 때 발생합니다. 의도 자체도 기여하는 요소입니다.

실상Reality의 무한한 영역 밖에는 어떠한 가능성도 없는데 왜냐하면 모든 가능성이 이미 창조Creation 그 자체 속에 포함되었기 때문입니다. '우연'이라는 용어는 가설적 부조리인데, 그것은 마치 지구상의 물체가 중력의 법칙에 종속되지 않는다는 걸 증명하는 것과 같습니다. '카오스'라는 개념조차 제한되고 선형적이며 뉴턴적이거나 수학적인 관점에서의 예측 불가능성을 의미합니다. 이성, 논리, 예측 가능성은 400대의 의식 수준으로 제한되는 반면, 실상Reality에는 그런 한계나 제한이 없습니다. 전부가 잠재성에서 현실화되고, 카르마의 법칙은 선형뿐 아니라 비선형을 통해서도 맥락화됩니다.

카오스는 확인 및 예측이 불가능함을 의미하는 정신화인데, 이는 선형적, 수학적 관점에서의 확인이나 예측이 가능하지 않다는 것, 즉 확인 가능한 패턴이 아니라는 것을 의미합니다. 맥락은 비국소적이며 확인 불가능할 뿐 아니라 국소적이며 확인 가능하기도 합니다. 인식 가능성은 패러다임의 반영이며, 이것은 전반적 맥락의 장 자체에 대한 의식 측정으로 확인할 수 있습니다. 많은 정보에 접근할 수 없는 진짜 이유는 정확한 질문을 던질 수 있는 능력의 결핍입니다.

내면의 길은 학식을 필요로 합니까?

아닙니다. 그저 단순한 태도와 필요한 동기부여가 요구될 뿐입니다. 신을 알기 위해 노력하는 것은 그 자체가 물들지 않은 궁극적 열망입니다.

DISCOVERY OF THE PRESENCE OF GOD

04

영적 수행

서론

  인간의 독창성은 대단히 다양하고 그 수효가 많은 영적 수행으로 귀착되었는데, 그중에서 많은 것을 측정하여 『진실 대 거짓』 17장에 수록해 놓았다. 영적 수행은 어느 것이나 자체의 역사적 뿌리를 가지고 있는데, 이는 특정한 신념체계와 정렬되는 수행은 물론 민족적·문화적 경향을 포함한다. 많은 수행[*]이 대단히 풍부한 상상력이 담겨 있는 의례인데, 그러한 의례들의 의식 측정 수준은 그 이로움이 일차적으로 수행 자체보다는 그것을 행하는 영적 의도

---

* practice, 여기서는 우리가 흔히 '영적 수행'으로 알고 있는 것들 외에 종교적 의식과 의례 및 주술적이며 뉴에이지적인 의식 전반을 통칭한다.

에서 비롯된다는 것을 나타낸다. 그러므로 "신에 이르는 길이 만 가지"라고 하는 것은, 각각의 수행이 각 개인의 영적 진화에서 일정한 시기의 목적을 실현하기 때문이다.

일부 수행은 신성 Divinity이 어떤 명칭으로 불리든 간에 그에 대한 헌신과 예배처럼 그 표현이 거의 보편적이다. 이와 대조적으로 어떤 수행은 신비주의와 마술에 물드는 정도까지 대단히 독특하다. 이러한 것은 종종 탄원 그리고/혹은 다양한 선형적 에너지장의 조작 및 보이지 않는 영들을 부르는 행위를 수반한다. 이러한 것은 실제로 마술의 기법에 의존하며 전형적으로 매우 낮게 측정되는데, 진실의 의식 수준 200 이하인 경우가 잦다.

주요한 진짜 영적 수행에는 개별적 및 집단적 예배와 기도가 포함되며 상징, 자세, 무드라는 물론 음악, 향, 미술, 춤이 포함된다. 이런 것은 종종 복장, 식사 계율, 무릎 꿇기, 엎드리기, 단식, 묵주나 염주, 진언 외우기와 연관된다. 집단 활동은 예배뿐 아니라 생명과 신의 은총 Grace의 표현들에 대한 신성 Divinity에의 감사를 반영한다. 일상생활에서 공식적 감사 기도로 가장 흔한 것이 식전 기도인데, 그 이로움은 음식 자체의 실제적 에너지가 10~20점까지 상승한다는 걸 보여 주는 의식 측정 연구에 의해 확인된다.

어느 사회에서나 신중한 이들은 신을 인정한다. 설령 개인적으로 의심이 가거나 확신이 없다고 해도 말이다. 모든 문화와 모든 시대에서 보편적으로 신성 Divinity을 인정하는 것은 전 인류의 집단의식 내에서의 직관적 앎과 지혜를 나타내고, 이는 장소나 시간적 틀과는 독립해 있다.

일부 수행은 특정한 이익을 위해 원하는 방향으로 신에게 영향을 미치려는 의도를 포함한다. 그밖에 신에 대한 부정적 묘사로 여겨지는 것을 누그러뜨리려고 의도하며 따라서 동물이나 인간의 희생은 물론 개인적이거나 의례적인 제물 공양을 포함하는 수행들이 있다. 이렇게 해서 살생 자체마저 의례에 통합되었는데, 이는 그 자체로 지극히 낮게 측정되어 그것이 매우 심각하고 중대한 오류이며 진실에서의 일탈이라는 것을 보여 준다.

영적 수행의 측정 수준은 그것이 환상과 상상보다는 실제적·본질적으로 영적 진실과 정렬되어 있는 정도를 반영한다. 신성Divinity은 비선형적이고 형상이 없기 때문에 신은 인간 에고의 끝없는 오류와 성향들을 투사하는 궁극적 스크린이다. 그래서 신성Divinity은 뚜렷한 성격을 갖는다고 묘사되는 일이 많다. 창조주Creator로서의 신의 현존Presence은 인류에 의해 직관되고, 모든 창조Creation와 존재Existence의 근원인 무한한 비선형적 실상Reality은 그 존재Existence의 근원Source으로서 분리된 선형적 영역 내에 현존한다. 이는 로마 가톨릭 교리 '자연법'에 반영되어 있는데, 여기서는 인류가 창조주Creator로서의 신을 각성할 수 있는 능력과 함께 창조되었고 따라서 그렇게 해야 할 도덕적 의무가 있다는 것을 천명한다.('자연법' 교리는 570으로 측정된다.) 현재 90퍼센트에서 92퍼센트 가량의 미국인이 이것을 사실로 받아들이고 있다.

신성Divinity의 보편성은 힌두교의 제신들이나 기독교의 삼위일체처럼, 모든 대종교에서 인정하고 있다. 이는 또한 비쉬누, 쉬바, 브라흐만의 삼위일체로서의 힌두교에서도 나타난다. 또한 붓다의 다양한 표현에 대한 각양각색의 묘사가 있고 크리슈나 또한 여러 가지 다른 역할로 상상된다. 일신교인 기독교나 유대교 신학에서 신은 일차적으로 초월적 존재로 개념화된다. 의식 측정 연구는 신이 초월적이고 내재적이며 존재Existence의 근원Source 자체로서 존재하는 전부 안에서 현존한다는 것, 그래서 비선형은 동시에 선형 속에 현존한다는 것을 확인해 준다.

대다수의 세계 종교에서 유력한 영적 수행의 두드러진 형태는 경전 구절의 암송이며, 이는 또한 설교나 공부 모임들을 통한 교육적 가르침의 기초를 이루는 일이 많다. 또한 모든 종교에 공통된 것은 순례, 피정(안거), 종교적 축일 및 축제와 같은 집단적 수행과 신성Divinity의 상징들인데, 신성은 조각, 그림, 영적인 영감을 불어넣은 기념물, 탑, 피라미드로서 형상 속에 우의적으로 묘사된다. 프랑스 샤르트르 대성당 바닥에 있는 미로의 기하학적 배열과 같은 회전 무늬조차도 영적 앎을 제고시키기 위해 이용된다. 이에 반해 이슬람교, 유대교, 동방정교회의 일부 종파는 성상이나 신성Divinity에 대한 묘사를 피한다.

상당히 흥미로운 것은 반복적인 육체적 운동의 형태를 취하는 다양한 영적 수행들인데, 예컨대 차크라계를 통해 육체적·영적 에너지 시스템을 통제하기 위해 설계된, 다양한 수행에서의 호흡법들도 포함하는 다양한 요가가 그것이다. 고전 요가는 모두 지극히 높게 측정되며 사심 없는 봉사의 카르마 요가(915로 측정), 박티 요가(935로 측정), 라자 요가(935로 측정), 쿤달리니 요가(510으로 측정), 크리야 요가(410으로 측정), 하타 요가(390으로 측정)를 포함한다. 그리고 자나 요가는 아드바이타, 혹은 비이원성의 길(975로 측정)을 나타내는데, 이것은 명상과 관상을 강조하며 붓다와 역사상의 위대한 신비주의자들의 길이다.

많은 종교에는 또한 진언이나 반복되는 구절 혹은 기도의 수행이 있는데, 여기서는 특정한 소리(저 유명한 '옴'과 같은)나, 신의 이름의 반복을 강조하는 일이 많다. 가락을 타는 반복적인 물리적 영창과 수행의 부정적 측면은 인위적으로 변성된 의식 상태를 유도하는 것인데, 이는 *사토리*와 같은 신비적 조건으로 오인될 수도 있다. 하지만 다른 한편으로 그것은 갑작스러운 통찰의 번득임이나 절정의 경험을 유발할 수도 있는데, 이러한 경험의 가치를 가장 잘 드러내는 것은 의식 수준의 향상이나 영적 앎의 진보로 표시되는 그 주관적 영향이다.

실제에서 대부분의 구도자들은 늦든 빠르든 간에 다양한 기법과 수행에 관해 조사하게 되는데, 특히 탐구의 초기에 그렇다. 대개 그 결과는 성격, 생활방식, 이전의 영적 경험, 자신의 의식 수준과 양립되는 몇몇 수행에 대한 동시적 충실함이다. 또한 길을 가다 보면 영적 의심이 일어날 수도 있는데 이는 일정 기간 동안 무신론이나 불가지론으로 표현될 수 있다. 진실에 대한 탐구는 여러 가지 표현을 발견할 수 있고, 또한 표면상으로 모순되는 다양한 단계를 거칠 수도 있기 때문이다. 만약 온전성과의 내적 정렬이 있고 내면의 정직함이 우세하다면, 그 결과는 우세한 의도와 정렬된다. 결국 궁극적 안내자는 사실상 내면의 참나이며, 일반적으로 참나는 영을 일깨우고 활성화하기 위해서라면 기쁘게 육체를 절벽 너머로 밀쳐 버린다고 한다. 비이원성의 길은 또한 아드바이타, 자나 요가, 선불교, 그리고 한마음Mind의 '무심'에 이르기 위해 역설적으로 마음을 통하는 길로 표시된다.

헌신은 선택된 것이 어떤 길이나 수행이든 그것을 강화시켜 주고, 헌신과 내적 기도는 신비주의자의 특징을 이룬다. 진정으로 전심전력을 다해 깨달음Enlightenment을 추구하는 일은 의도에 의해서 에너지를, 헌신에 의해서 힘을 얻는데, 이는 명상 및 관상적 생활 방식을 특징으로 하는 내적인 진실의 추구로 인도한다. 비록 처음에 진실의 추구는 탐사적이거나 혹은 실험적인 것일 수도 있지만, 세월이 가면서 그것은 우세한 봉헌으로서 삶의 두드러진 동기이자 핵심이 된다.

명상

초점을 맞춘, 집중적 자기성찰은 평화로운 동시에 만족스러울 수 있지만 또한 좌절을 불러일으킬 수도 있다. 명상이라는 주제에 대해서는 이용 가능한 기법과 전통에 대한 설명을 담은 방대한 문헌이 있는데, 그중에서 가장 널리 보급된 것은 기독교 신비주의자와 관상수도자들은 물론 힌두교, 수피교, 불교의 전통에서 솟아난다.

결가부좌를 하고 꼼짝 않고 앉아 있는 것은 학습된 훈련이다. 전반적 목적은 자기로서의 육체/마음과의 동일시를 초월하고 이렇게 해서 참나를 각성Realize하는 것인데, 참나는 육체와 마음을 넘어서 있지만 둘 다를 포함하기도 한다.

대부분의 수행자들은 마음이 쉼 없이 활동한다고 불평한다. 임의적 활동에 대한 통제되지 않은 환등으로서의 마음의 TV 화면에는 생각, 개념, 관념, 이미지, 기억, 감정, 예상의 연쇄가 끝없이 흘러간다.

명상의 취지는 분리인데, 특히 생각이 '나의 것'이고 '나'를 나타낸다는 개념으로부터의 분리이다. 실제에서 생각은 마음 자체가 그런 것처럼, 그냥 '그것으로 있을' 뿐이다. 소유권의 개념은 친숙함으로 인하여 이러한 생각들이 사적인 것이 되는 데서 비롯되는데, 친숙한 것은 마음/카메라가 현존하며 과거의 생각, 사건, 기억들을 기록했기 때문이다. 하지만 마음이 그러한 것을 기록한 것은 오직 그것이 중요성으로 물들어 있기 때문이었다. 지루한 시골길을 드라이브할 때 도로변의 자질구레한 세부는 거의 기억나지 않는다는 점에 주목하라. 마음속 TV는 가치 있는 것을 녹화한다. 중요하지 않다고 여겨진 것은 기록되지 않았다.

불러오기와 재생 또한 상상되고 투사된 가치의 귀결이다. 살펴보면, 기본적으로 유일하게 실제적인 가치는 그것이 '나의 것'이라는 데 있다는 사실이 드러날 것이다. 그래서 그냥 보통 신발은 눈에 띄지도 않는 것이 사실이지만, '내 신발'이라면 이제 그것은 가치로 물들고 따라서 기억된다.

무엇이 얼마나 가치 있느냐는 실제나 상상속의 상실에 대한 감정적 반응을 보고 판단할 수 있다. 일단 생각이 대상과 마찬가지로 비개인화된다면, 생각은 가치와 매력을 상실하게 된다. 생각과 감정은 욕망에서 일어나고, 마음은 스스로가 가치 부여한 것을 욕망한다.

마음을 정화하기 위해서는, 부여하고 덧씌우고 투사시킨 신념에 의한 것이 아니라면 특별하거나 독특한 '가치' 혹은 '중요성'은 없다는 사실에 주목하면 된다. 그러니 가치, 중요성, 흥미를 철회하라.

| 토론 |

그것은 일체가 그 창조Creation의 신성Divinity으로 말미암아 동등하게 거룩하고 신성하다는 영적 가정과 모순되지 않습니까?

"전부가 거룩하고 신성하다."는 것은 이 단계에서는 마음의 신념체계이며 들은 이야기의 반복에 불과할 뿐입니다. 그것이 본질적으로 진실이라는 것은 나중에 개념화의 덧씌움 없이 그 자체를 드러내지요. 에고의 관점에서 가치는 감정화된 정신화인데, 실상Reality은 정신화를 요구하지 않습니다. 겸손함이 있을 때, 사람은 일체가 투사된 가치와는 무관하게 '있는 그대로 있을 뿐'임을 온전히 진술하고 지켜볼 수 있습니다. 모든 것의 고유한 '가치'는 그것이 '있다'는 것이지요. 즉 존재는 그 자체 내에서 완전무결하며 '특별한' 것으로서 투사된 이름 붙이기를 필요로 하지는 않는다는 것입니다. 창조Creation 전부All의 신성한 본질Divine Essence이 장애 없이 빛을 발할 때, 에고/마음은 경외심 속에서 침묵에 듭니다.

마음은 어떻게 해야 침묵할까요?

마음의 99퍼센트는 이미 침묵하고 있고 선형적 내용이 없습니다. 단 1퍼센트가 활동할 뿐이지만(의식 측정 연구에서 증명한 것처럼), 그 1퍼센트가 주의의 초점이지요. 면밀한 관찰을 통해 하나하나의 생각이 사고, 관념, 이미지들의 근원인 침묵하고 있는 맑은 에너지 장에서 올라오는 것에 주목하십시오. 그것은 마음이 추정하는 바와 같이, 선형적 인과의 결과로서 일어나는 것이 아닙니다. 오히려 각각의 생각은 대양에서 뛰어오르는 날치처럼 다른 모든 것과 무관하게 솟아납니다. 대양은 마음과 생각들의 침묵하는, 일차적이고 선험적인 조건과 같습니다. 생각들이 결과로 나타났다거나 혹은 서로 유의미한 관련을 맺고 있다는 관념은 사실상 나중에 덧씌워진 생각입니다.

날치 한 마리 한 마리는 원초적 멎어 있음 stillness 속에서 다른 것들과 무관하게 솟아오릅니다. 해석이나 의미 부여는 관찰자를 통한 것인데, 예를 들면 관찰자는 날치 세 마리가 물 밖으로 동시에 뛰어오르는 걸 보자마자, "날치들이 삼각형을 만드는 걸 좀 봐."라고 말합니다. 마음은 1만분의 1초 뒤에 현상을 해석하지요. 이렇듯 마음은 카세트 녹음기의 재생장치와 같습니다. 현상과 경험 사이에서 마음의 경계면 interface 이 녹아내리면, 그 차이는 대단히 극적입니다.

하지만 '생각과 생각 사이의 공간'이라는 고전적인 영적 가르침이 있지 않습니까?

사람이 무한을 엿볼 수 있는, 생각과 생각 '사이'의 탐지 가능한 공간이란 없기 때문에 그것은 오해입니다. 거기서 말하는 '공간'

은 생각과 생각 사이가 아니라 생각 이전에 있습니다.

지각은 정신화와 같은 속도로 움직입니다. 따라서 지각이 생각과 생각 사이의 공간을 식별하리라는 기대는 불가능한 것인데 왜냐하면 지각은 그러면 1만분의 1초보다 더 빠르게 움직여야 하기 때문입니다. 즉 마음의 지각 능력은 마음의 내용과 동일한 속도로 움직인다는 것이지요. 그래서 생각과 생각 사이의 공간을 보려고 애쓰는 것은 개가 제 꼬리를 붙잡으려고 하는 것과 같습니다. 진지하고 헌신적인 숱한 명상가들이 다년간의 충실한 명상 뒤에도 깨달음Enlightenment에 이르지 못하는 것은 그 때문이지요. 사람들은 그저 엉뚱한 곳을 바라보고 있는 것입니다. (진실로 측정된다.)

그렇다면 사람은 어떻게 마음을 침묵시킬 수 있습니까?

그것은 불가능합니다. 관심 에너지가 제거될 때 마음은 저절로 멈춥니다. 그저 마음과 무관함을 선언하고 그것을 '내 마음'으로 동일시하기를 그만두는 것이 더욱 큰 도움이 됩니다. 생각은 특정 의식 수준의 자동적 귀결이자 개인화인데, 생각은 개인화에 의해 가치를 획득하지요. 사람은 기억의 활성화를 포기함과 더불어 과거에 매달리거나 미래를 예상하는 대신에 출현하는 순간 속에서 살아갑니다.

소유권의 마술적 가치와 '나의 것'이라는 개념을 철회하면 마음이 침묵할까요?

마음은 자기애적으로 에너지를 부여받지 않을 때 멈춥니다. 생각, 관념, 개념들은 실용적이며 세속성에 대해 유용한 가치가 있지만, 세속성의 포기와 더불어 그러한 것은 과중한 짐이 되고 아무런 가치가 없어집니다. 광대한 숲의 무한한 고요 속에서 휴대용 라디오가 무슨 가치가 있습니까? 유럽의 장엄한 대성당들을 찾아가 보면 방문객들이 휴대폰을 들고 바쁘게 통화하며, 그 현기증 나는 아름다움의 경이로움을 완전히 놓치고 있는 것을 볼 수 있지요. 사람들은 침묵하고 있는 영원한 아름다움과 장엄함을 망각한 채 일종의 꿈나라에 빠져 무의식적으로 걸어다니고 있는 것처럼 보입니다.

다시 한 번 말하지만, 마음은 더 이상 자기애적으로 에너지를 부여받지 않을 때 멈춥니다. 생각은 본질적으로 허영입니다. 생존은 자연발생적이고 자율적이며, 카르마의 자동적 귀결입니다. 마음이 전적으로 침묵하게 될 때조차, 육체는 카르마의 태엽을 감아 놓은 인형처럼 제 할 일을 해 나갑니다.

이미지나 개념에 대한 명상은 어떻습니까?

그것은 선형에 초점을 맞춘 주의입니다. 하지만 결국 마음은 선형의 길 밖으로 나오는데, 그러면 더욱 큰 의미가 솟아납니다. 왜냐하면 그것은 막혀 있지 않으니까요. 마음속에 신성한 Divine 이미지를 떠올리는 정식 명상은 예배와 간구의 한 형태입니다. 내맡김과 간청에 의해서, 스승의 에테르적 영적 에너지와 진동하는 장의 의식 수준에 파장을 맞춤으로써 인식이 솟아납니다. 이렇듯 이미지는 영감을 불어넣고 고양시킬 수 있지만, 결국에는 그것 또한 의존으로서 포기되어야 합니다.

진언의 가치는 무엇입니까?

진언은 앞서 말한 모든 것과 부합합니다. 진언의 목적은 마음을 그치게 하고 높은 에너지장을 부르는 것이지요. 다양한 진언의 측정 수준이 『진실 대 거짓』 17장에 수록되어 있습니다. 더 큰 이익을 위해서는, 입 밖으로 소리 내지 말아야 합니다.

진언의 반복은 그것이 사실상 찾고 있는 각성Realization 상태에 장애가 되는 반자동 최면의 변성의식 상태로 귀결되는 일이 너무 잦다는 점에서 고유한 한계가 있습니다. 깨달음은 알파파와 피드백 혹은 춤과 소리, 호흡, 혹은 신체 동작의 율동적 반복으로 유도되는 변성의식 상태가 아닙니다. 그것은 북소리, 음악, 방울, 영창, 혹은 극단적 고행의 '도취감'이 아닙니다. 위의 모든 것은 일시적이지요. 발 구르기, 북, 방울, 향, 징, 번쩍거리는 불빛이 그칠 때, 인식Knowingness이라기보다는 변성의식 상태인 인위적으로 유도된 트랜스 상태 또한 그칩니다. 환각제 또한 앞선 앎의 상태를 엿보게 해 주지만, 그것 역시 희미해집니다.

영적 기쁨과 황홀경의 상태는 500대 후반의 측정 수준에서 자연스럽게 일어납니다. 깨달음Enlightenment에 이르기 위해서는 그러한 상태 또한 신에게 내맡겨져야 하며, 그 자리에서 일체의 묘사를 넘어선 깊은 평화Peace가 솟아납니다. 경험적으로 신의 평화Peace는 이전의 상태를, 그것이 아무리 절묘했다고 하더라도 모두 초월합니다.

명상

사람은 명상에서 무엇에 초점을 맞춰야만 합니까?

효과적이며 결실이 풍부하다고 묘사할 수 있는 기본적 방식이 셋 있습니다. 첫 번째는 심리적 통찰 혹은 자기 성찰로 묘사할 수 있습니다. 두 번째는 생각의 장을 통하는 것이고, 세 번째는 가장 단순하며 생각의 장을 우회하는 것입니다.

첫 번째: 심리적 방식

목적은 이해에, 그리고 내적 동기, 태도, 추정, 숨은 감정들을 살펴보는 데 초점을 맞추는 것입니다. 이것은 역사적으로 자기성찰, 영적 재고 조사 혹은 '나 자신을 알기' 위한 자기진단으로 불렸습니다. 필수적인 조건은 내적 정직함에 확고히 전념할 것과 자기심판을 포기할 것입니다. 이는 본능적 충동 및 그러한 것의 감정적·심리적 구성 요소를 드러냅니다. 이러한 것들은 그 다음에 용서, 수용, 재맥락화를 통해 처리됩니다.

두 번째: 마음을 통하는 방식

항상 현존하며, 생각의 출현 직전에 그리고 생각의 출현 바로 아래 '놓여 있는' 침묵한 채 멎어 있는 에너지 장을 찾으십시오. 그 속에서 생각들이 일어나는 에너지 근원을 찾으십시오. 한 생각이 어떻게 일종의 막연한 느낌으로 올라오기 시작하는지를 지켜보십시오. 점진적 특성은 그 다음에 발생합니다. 예를 들면 한 생각이 '개와 같음'이라는 일반적 느낌으로 시작될 수 있는데 그 다음에 그것은 명확하게 '개'로 발전합니다. 그 다음에 그것은 재빨리 '로버'로 특수화되지요. 그 다음에 '그리운 로버'라는 생각이 떠오르고, 로버에 얽힌 슬픈 사연과 어느 날 개가 어떻게 죽었는지 등이 딸려 나옵니다.

예리한 집중과 관여의 거절을 통해, 사고가 구체화되고 특수성을 드러내고 선형적으로 되기 전의 사고 형성 과정에서, 점점 더 빨리 사고의 형성을 예리하게 지켜볼 수 있는 능력이 계발됩니다. 위와 같은 과정을 통해서, 주의는 사고의 에너지 장 자체의 침묵하는 비선형적 기원으로 인도될 것입니다. 이 사고의 에너지 장은 생각하고 싶어 하는 욕망의 에너지 장인데, 에고는 이를 대단히 소중히 여깁니다. 왜냐하면 그것은 '나'라는 신념/개념과 관련되어 있으니까요. 그래서 에고는 '생각할 필요'나 '생각해야만 함'으로서의 창조적 절박성을 가지고 있으며, 마음은 생존하기 위해서 미친 듯이 허우적거리며 한 생각을 붙들려고 합니다.

사람은 생각하려는 욕망을 신에게 내맡길 수 있는데, 이것은 그 다음에 재빨리 마음의 생존에 대한 두려움을 불러일으킵니다. 이 지점에서 사람은 생존에의 의지를 신에게 내맡겨야 하지요. 생각을 멈추면 어리석어지는 것에 대한 두려움이 생겨납니다. 아무 생각이 없는 것은 '신성한 Divine 바보' 혹은 '신성한 Divine 어리석음'으로 불리웁니다. 하지만 실제로 알 필요가 있는 것은 생각으로서가 아니라 전체성을 통한 납득, 이해, 통각*으로서 그 자체를 드러

---

* 統覺, 마음속에 이미 있는 것들에 대한 새로운 감각 경험의 의식적 동화를 말한다.

낼 것입니다. 무한한 실상Infinite Reality은 전지하며 담화, 사고, 언어화에서 독립해 있습니다. 자기애적 에고는 담화에 탐닉하지요. 담화는 참나에는 아무런 가치가 없습니다. 에고/마음은 생각/느낌을 멈춘다면 사적인 자기는 죽을 거라고 믿습니다. 왜냐하면 그러한 것은 에고의 생존 시스템에 본질적이니까요. 따라서 에고는 침묵과 맞어 있음을 두려워하고 피합니다. 에고/자기는 선형적인, 별개의, 분리된, 정의 가능한 것, 즉 내용과 동일시합니다.

세 번째: 마음을 우회하는 방식

방식 1과 방식 2는 교육적인 반면, 방식 3은 순수히 주관적/경험적이며, 정신적, 심리적, 감정적 혹은 개념적이지 않습니다. 이 방식은 가장 빠르고 기본적이며, 단순한 '행'으로 이루어집니다. 그 단계는 매우 간단합니다. 먼저 완전히 그리고 깊이 이완합니다. 그리고 두 눈을 감습니다. 시야를 지켜보며 그저 보이는 것에 초점을 맞춥니다. 어둠 속에서 무수히 많은 자잘한 빛의 알갱이들이 춤추는 현상('빛 알갱이 현상'이라고 하는)에 주목하십시오. 그 빛들과 하나가 되고(생각 없음이 뒤따릅니다.), 시야와 융합하십시오. 적절한 때에, 맥락이 바뀌는 동시에 깊어지기 시작합니다. 목격자와 관찰자 사이의 표면적 분리는 사라집니다. 사람은 국소적 관찰자가 없는 현상이 됩니다.

결국에는 오직 앎 자체만이 우세해지며, 전부가 자연발생적이고 비이원적입니다. 마음은 우회되고 자율적인 한마음Mind에 내맡겨집니다. 수행과 더불어, 침묵의 생각 없는 상태와 '하나로' 있는 능력을 눈을 뜬 채로도 유지할 수 있습니다. 사람은 그 다음에 침묵 상태 안에서 살아갑니다.

처음에, 그 상태는 기능 수행이나 필요한 정신작용으로 돌아갈 필요가 있을 때는 사라집니다. 하지만 수행과 더불어 그런 방해조차 초월될 수 있고, 페르소나가 세상 속에서 관계를 맺고 활동하며 다니는 동안에도 침묵 상태가 우세합니다.

결국에는 그러한 내적 상태가 우세해지며 사심 없는 행위가 저절로 그리고 자율적으로 작용합니다. 그것은 카르마의 태엽을 감아 놓은 인형입니다. 그것은 결국에는 침묵의 평화로운 상태를 중단시키지 않고도 세상에 대해 생각하고 반응할 수조차 있습니다.

세상은 페르소나를 '너'로 지각하지만, 페르소나는 선형적 기능성일 뿐입니다. 그것은 대양에 이는 잔물결이나 파도와 같습니다. 관상과 더불어 참나 감각은 내용에서 맥락으로 이동합니다. 사람은 그 다음에 라마나 마하르시가 *투리야*, 혹은 '제4의 상태'로 부른 침묵의 앎 속에 머뭅니다.

그것은 기능 수행의 장애로 귀착되지 않습니까?

그렇게 됩니다. 수년간 보통 세상을 떠나 있을 필요가 있을 수도 있습니다. 그 지점에서 그런 것은 관심사가 아닙니다. 세상은 신에게 내맡겨집니다.

마음이 사라질 때 그 자리에 대신 들어서는 것이 무엇입니까?

신성한 지혜가 펼쳐집니다. 의식/앎은 남지만 그것은 자율적 성질 혹은 조건입니다. 마음의 상실이 '무'로 귀착되지는 않습니다. 오히려 그 자리에 전부임 Allness이 들어서지요. 나뭇잎은 나무가 아닙니다. 사람은 자신이 '무엇이다'라고 생각하거나 믿는 것과의 모든 동일시를 버리는 것이 안전한데, 왜냐하면 그중 어느 것도 사실이 아니고, 그리고 '무'란 순전히 상상이기 때문입니다.

하지만 존재 그 자체는 어떻습니까?

존재와 비존재 모두 추상적 위치성입니다. 둘 중 어떤 용어도 실상 Reality에는 적합하지 않은데, 실상 Reality은 존재와 비존재라는 관념을 모두 넘어서 있습니다. 의식은 원초적이고 맑은 앎의 빛 Light of Awareness과 같습니다. 그것이 일차적 조건입니다.

하지만 그것은 사람을 공 Void으로 데려가지 않을까요?

공이라는 주제에 대해서는 나중에 따로 말할 것입니다. 그것은 초기에는 문제가 아니며 오직 850의 의식 수준에서야 명료하게 이해될 필요가 있는 사안입니다. 하지만 그것에 대해 미리 잘 알아두는 것은 중요합니다. 따라서 나중에 그에 대해 깊이 있게 다룰 것입니다. (8장 참고)

관상

명상과 관상은 단지 서술 방식일 뿐이다. 두 과정은 본질적으로 동일하기 때문에 분리되지 않는다. 실제로 전통적인 정식 명상은 일상 활동에서의 물러남을 요구하는 과정이다. 하지만 그것은 어떤 특별함을 발생시키는 경향이 있고 그래서 구획되며 시간적으로 산발적으로 된다. 열중의 시기들이 있지만 명상 수행은 일상생활의 요구들에 대해 취약하다. 지속적으로 행해질 수 있는 방식으로 본질적인 무드라/위치/초점/의도를 적용하는 것이 보다 이로운데, 그래야 관상은 하나의 생활방식이 되고, 더불어 사람의 삶은 명상이 되어간다. 진화는 사람의 삶을 기도/관상/명상/간구와 내맡김으로 바꿔놓는다. 사람의 삶은 기도가 되고, 기도가 관상이다.

관상적 생활방식은 정체 감각이 몸/마음에서 목격자/관찰자로 이동하는 것을 촉진시키는데, 후자가 보다 일차적이며 참나와 실상Reality의 진실Truth에 더욱 가깝다. 다음 단계는 '나' 감각을 목격자/관찰자에서 철회하는 것인데, 여기서 '나' 감각은 의식/앎의 능력 자체로 이동한다. 의식/앎의 능력은 개인이라기보다는 하나의 성질이다. 참가자가 아닌 목격자/관찰자로 있는 것의 한 가지 주된 이점은 목격자는 말하지 않는다는 것에 있다. 목격자는 논평하지 않고 그냥 바라볼 뿐이다. 목격자/관찰자는 나무보다는 숲과 정렬되어 있다고 말할 수도 있다.

어떻게 관상을 도입, 시작하거나 배울 수 있습니까? 그것은 결정입니까?

그것은 오직 앎의 문제일 뿐입니다. 그것은 사실 전혀 새로운 것이 아니어서 배울 필요가 아니라 주의할 필요가 있을 뿐이지요. 유용한 결정이나 선택은 일체에 대해 정신적으로 말하는 것을 그만두겠다고, 그리고 논평, 주장, 선호, 가치에 대한 진술을 끼워 넣는 일을 삼가겠다고 결심하는 것입니다. 따라서 그것은 평가와 가치 부여 혹은 편집과 논평 없이, 그리고 목격되는 것에 대한 선호를 갖지 않고 그냥 지켜보는 훈련입니다. 사람은 그 다음에 현상들이 일어났다가 사라지는 것과 외관의 일시적 본성을 보는데, 이것은 보통의 정신작용으로는 인과의 연쇄로 개념화됩니다. 바보인 '척'하는 것은 유익한 수행이며 근본적 겸손함을 불러냄으로써 본질Essence이 빛을 발하게 됩니다. 영적인 관점에서 모든 생각은 허영이고, 착각이며, 자만일 뿐입니다. 생각을 덜할수록 삶은 즐거워집니다. 사고는 결국 인식으로 대치됩니다. 사람이 '있다'는 것은 실제로 어떠한 생각도 필요로 하지 않습니다. 따라서 정신적 대화와 쓸모없는 지껄임을 그만두겠다고 결정하는 것이 도움이 됩니다.

침묵을 지키는 집단 피정(안거)은 종종 귀중한 경험이 되는데, 왜냐하면 그것을 통해 삶은 즐겁게 계속되고 일체는 저절로 돌아간다는 사실이 발견되기 때문입니다. 의사소통은 비언어적으로 계속되고, 모두가 놀랍도록 짧은 시간 내에 텔레파시가 통하게 되는 것처럼 보입니다.

오늘날의 세계에서 관상적 생활방식이 가능할까요?

강력한 의도가 있을 때 일상생활은 순응합니다. 관상은 무집착을 의미하는데 이것이 활동을 배제하지는 않습니다.

관상은 마음의 통제하려는 성향, 그리고 생존하기 위해서는 통제해야 한다고 생각하는 성향과 배치되는 듯이 보입니다.

그렇습니다. 수행을 통해, 전부는 전체적 장과 의도의 귀결로서 저절로 일어나며 가상적인 작인으로서의 '나'는 애초부터 필요하지 않았다는 앎이 출현합니다.

하지만 생존하기 위해서는 통제할 필요가 있지 않습니까?

생존에 대한 걱정은 신에게 맡겨 놓으십시오. 육체를 던져 버리는 게 참나에게 도움이 된다면, 그렇게 되도록 놔 두세요. 엄격한 영적 수행 속에서 사람이 세속의 육체를 떠나도 좋다는 허락을 실제로 받을 때가 올 것입니다. 사람은 육체가 계속 걷고 호흡할 것인지 여부를 목격합니다. 마지막에 사람은 자기자신으로 여기고 있는 것을 신에게 내맡겨야 하지요. 그것이 섭리 Providence에 봉사한다면 이 육체적 삶은 지속되고, 그렇지 않다면 그칩니다. 결말은 섭리 Providence에 달려 있습니다.

그건 마치 진지한 영적 수행은 결국 사람의 습관적 생활방식을 불가능하게 만들 수도 있다는 얘기로 들립니다.

그렇습니다. 어떤 헌신자들은 실제로 떠나고, 어떤 이들은 은거하고, 또 어떤 이들은 진지한 영적 몰두에 알맞게 생활방식을 조정합니다. 그러한 삶은 처리해야 할 쟁점들을 불러내는데, 예컨대 타인과 소유물과 생활방식에 대한 집착을 비롯하여 의무, 권리, 책임 등과 같은 개념에 대한 집착이 그것입니다. 결국 진정한 헌신자에게 영적 실상의 추구는 다른 모든 고려사항보다 우선합니다. 깨닫기 위한 몰두는 "그 어떤 일이 있더라도"라는 결정을 포함합니다.

듣고 보니 좀 불안합니다.

그런 상황으로 인해 불안해 하고 도전받은 것처럼 느끼는 실체는 질문하는 그 사람이 아닙니다. 중대한 큰 결심을 할 필요성은 그것을 처리하기에 충분한 힘이 생기기 전까지는 올라오지 않습니다. 인위적 방식으로 영적 진보를 강제하려고 하는 것이 현명치 못한 까닭이 바로 그것이지요. 영적 진보를 촉진하는 것과, 그것을 강제하려고 하는 것은 전혀 다릅니다.

DISCOVERY OF THE PRESENCE OF GOD 05

설명

  역설적으로, 비이원성의 길은 하지 않음의 '함'‘doing’ of undoing이다. 경전이나 외적 권위에 대한 의존은 없다. 진실은 선언하지 않아도 혹은 과장할 필요 없이 저절로 드러난다. 진실의 절대적 통치권Absolute Sovereignty은 갈채나 찬양의 필요성 없이 빛을 발한다. 따라서 그것은 역사적으로 알려진 바처럼 방향이, 그리고 그러한 진실을 발견하는 수단이나 방법이 믿음직하고 확실하다는 진실에 의존하는 믿음faith과 신뢰trust의 길이다.

  전통적으로 의존해 왔던 것은 역사적 문헌과 함께 명성이나 소문이었다. 정보의 신빙성 또한 믿음과 신념의 문제였다. 이와 대조적으로 지금은 역사, 교회의 승인 혹은 명성과는 독립적으로 진실과 거짓을 식별하는 방법이 있다. 그래서 빠르고 쉽게 진실과 거짓을 확인하는 것뿐 아니라, 진실의 수준을 알아내는 것이 가능하다. 그것이 『진실 대 거짓』에서 보고한 연구의 목적이었다.

인간 사회의 진화에서 이전의 시대가 권위에 대한 믿음을 특징으로 했던 데 반해, 현시대는 의심, 도전, 회의주의의 시대다. 현 사회는 의견들이 충돌하고 반대 증언이 반복적으로 과장되는 끝없는 법정 드라마와 같은 시끄러운 논쟁으로 압박받고 있다. 그 목적은 설득을 통해 위치성에 대한 지지를 얻어내는 것이다. 이 시대는 진실을 전복하고 왜곡함으로써 자기애를 미화하는 가차 없이 과시적인 논쟁과 수사적 과장의 시대다.

역사적으로 논쟁은 종교의 진화에서 생겨났고, 종교 분쟁은 과거 수많은 세기 동안에 그랬던 것처럼 오늘날의 세계에서도 계속되고 있다. 의견들이 주관적이고 편향되어 있으며 주로 소문으로 이루어지는 일이 많은 이상, 중대한 문제에 이르렀을 때 그러한 것에 의존할 수는 없다.

수백만 인간들의 삶이 세속적 관심사에 의존하고 있는 상황에서, 세속적 관심사가 정말 중요하긴 하지만 가장 높은 관점에서 볼 때 그것은 영적 진실에 대해 부차적이다. 영적 진실의 귀결은 일시적인 세속적 삶과는 대조적으로 매우 장기적이다. 그러므로 사람이 영적 진화를 어떤 권위 있는 정보의 원천에 의탁하는 것은 가볍게 내디뎌서는 안 되는 중요한 한 발짝이다. 종교적/영적 오류의 어두운 면은 육체적 삶을 온전치 못한 것에 의탁하는 것만큼이나 재난을 초래한다. 그러므로 탐구를 시작하기 전에 제자는 특정한 길이 비판적 기준을 만족시키는지 여부를 확인해야만 한다.

수많은 거짓된, 그리고 심각한 한계를 가진 영적/종교적 신념체계, 스승, 단체들이 있다. 에고/마음의 지각은 제한되어 있고 환상의 유혹에 넘어가기 쉬우며 인상받기 쉽다는 것을 기억해 두는 게 좋다. 마음 자체는 진실과 거짓을 식별하지도, 혹은 데카르트의 레스 인테르나(코기탄스)와 레스 엑스텐사/엑스테르나(있는 그대로의 실상 Reality—창조 Creation)를 식별하지도 못한다.

영적 온전성의 첫 번째 요구는 가능한 모든 방법에 의거하여 길을 확인하는 것인데, 그 방법에는 다음과 같은 것이 포함된다.

1. 역사적 기록
2. 진실이라고 주장되는 것이 세상에 미치는 효과
 ("그 열매를 보면 나무를 알 수 있느니라.")
3. 의식의 측정 수준과의 부합성
4. 주관적 · 경험적 각성에 의한 확인

영적 교육

오락과 유행하는 매력적인 것들로 하여 곧고 좁은 길에서 이탈하지 않은 구도자는 운이 좋다. 사람들은 진정한 가르침을 찾아서 몇 생을 보내며, 매력적이고 미화된, 진실에서의 일탈의 유혹에 의해 곁길로 빠지게 된다. 이러한 일탈은 순진한 사람의 내면의 아이를 끌어당기는 허구적이거나 낭만적인 공상임이 밝혀진다. 영적인 동화는 넘쳐나고 맹신하는 사람들에게 큰 인상을 심어 주는데, 이들에게 '영성'의 꼬리표가 붙은 것은 무엇이든 마술적 매력으로 물들어 있다. 처음의 무비판적 열정과 탐구 기간에는 으레 그런 단계를 거치기 마련이다.

초기의 주된 문제는 진정으로 영적인 실상과 아스트럴, 불가사의 혹은 초자연적 영역들 간의 차이에 대한 앎의 결핍이다. 순진한 이들에게 후자의 대안은 경이롭고도 인상적으로 보인다. 이는 인간 경험에는 엄밀하게 물질적, 감정적, 정신적인 것 외에 놀랄 만큼 많은 분야가 더 있다는 발견으로 인한 것이다. 그 결과, '딱 들어맞는' 영독靈讀은 예전의 순진한 구도자나 초보자에게는 정말로 인상적이다. 또한 가능한 실상들의 새로운 차원 전체의 겉보기에 놀랍기 그지없는 경이로움으로 인해 곁길로 새는 것도 쉽다.

이른바 영적이라고 하는 대중적 베스트셀러 대부분이 사실상 허구이며, 그 평균적 진실 수준은 190으로 측정되는데, '다른 차원' 등에 대한 그릇된 환상을 미화하는 번지르르한 '영적' 잡지들 또한 마찬가지다. 역설적인 것은 그러한 것이 다른 공상적 차원은 말할 것도 없고, *이 차원*조차 아직 마스터하지 못한 순진한 구도자에게 매력적이라는 점이다.

물론 다른 차원과 궁극적 실상들이 있으며, 그에 대해서는 고수, 트랜스 리더, 채널러, 영매, 투시자, 무당, 마술사, '마스터', 사망한 명사, 과거의 안내자, '스승', 안내자, 점술사, 카드점술사, 점성술사, 룬석 점술사들을 비롯한 많은 사람들이 잘 드러내 주고 있다. 그 매력에 더해, 이러한 오락의 다수는, 보이지 않는 불가사의의 매혹적인 관념에 유혹당한 것은 물론 인상 받고 영향 받은 충실한 추종자들과 열광자들을 대규모로 수집해 놓았다. 또한 '고대의 비전', UFO 종교, 원시 제전, 마법의 상징, 수정, 주문, 에너지 조작, 다른 영역에서 온 영들이 인기를 끌고 있다.

고전적인 영적 전통과 온전한 경전에서는 초자연/불가사의를 반박하지는 않으나, "거기 가지 말라."고 경고한다. 모든 진실한 영성의 대가와 깨달은 스승들 또한 동일한 조언을 처방한다. 의식 측정 연구에 따르면, 영적 유혹에 넘어가 타인에 대한 권력의 환상적 획득에 굴복한 다른 시대의 '추락한 구루들'은 물론 '저쪽'의 그런 모든 '실체'들에 대해서도 측정할 수 있다. (Lewis, 2001; Partridge, 2003 참조)

이른바 '아스트럴 서커스'는 고대 메소포타미아에서 가장 영향력이 강했다. 전문 기술을 가진 고수들은 지상의 시간으로 오랜 기간에 걸쳐 기술을 완성했는데, 그중 많은 수가 여전히 그 시절 그대로다. 노련한 전문 판매업자처럼 이들은 본능적으로 약점이나 결함을 낚아채는데, 특히 미화하는 성향을 노린다. 만약 그런 실체들이 정말로 자신이 주장하는 그대로라면 그들은 오래 전에 천상계로 진화해 갔을 것이다.

보통의 방식으로 접근할 수 있는 온전하고 믿을 만한 영적 진실은 부족하지 않다. 그래서 비상한 것을 구하는 것은 부주의한 이들 앞에 놓인 함정이다. '유체이탈'한 에고는 사실상 육체 안에 있는 에고와 같으며, 이제 그것은 물질적으로 붙잡기 어렵다는 신비스러움을 지니고 있다는 점에서 다를 뿐이다. 다른 차원에 대한 탐구는 의식의 유도되고 변성된 상태에 의해 촉진되고 학습될 수 있다. 주된 유혹은 어린아이 같은 호기심의 유혹이다. 한편으로

200 이상으로 측정되지만 보통의 수단으로 이용할 수 없는 그 어떤 정보도 갖고 있지 않은 '저쪽'의 어떤 실체들이 있다. (예) 네 이웃에게 친절하라)

상승하는 *쿤달리니* 영적 에너지장의 귀결로서 의식 수준이 500대 후반에 이를 때, 초상적 超常的 성질들이 경험적 실상으로서 일어난다. 고전적으로 '싯디'라고 불리는 이러한 현상들은 선형을 넘어선 의식 수준의 정상적 표현이다. 제자는 그러한 현상이 사적인 것이 아님을 알고 그저 지켜보라는 권유를 받는다. 그렇게 함으로써, 그러한 현상이 영적 에너지 자체에 특유한 성질이라는 것이 자명해질 것이다. 그런 현상은 사적인 것이 아닌데 왜냐하면 그것은 사람이 통제할 수 있는 것이 아니기 때문이다. 다른 한편으로, 그런 현상은 사람이 기적적으로 보이는 사건들이 저절로 펼쳐지는 것을 목격하는 동안 인상적일 수 있다. 그러한 것이 기적적으로 보이는 이유는, 선형적 마음이 원인과 결과의 제한된 지각으로 목격하고 있기 때문이다. 기적적으로 보이는 일의 펼쳐짐은 더 높은 전망에서는 '정상'일 뿐이다.

이런 불가사의한 영적 현상들에 대해서는 다양한 종파의 신비주의자와 성인들이 설명하고 있으며, 전 역사에 걸쳐 보고되어 왔다. 측정에 따르면 '성인의 지위'는 570과 그 이상을 나타낸다. 싯디는 정말 보기에 경이로운 데가 있으며, 그 영적 에너지 장은 저절로 타인에게 전이되어 카르마적 경향과 일치하는 치유가 일어

* 초능력

나기도 한다. 이렇듯 '기적적인' 일은 의지에 따른 것이거나 통제 가능한 것이 아니며, 그 어떤 사람의 귀결도 아니다. 이렇듯 기적을 행하는 '사람'은 없다. 그것은 참나의 치유력의 귀결이다.

싯디는 저절로 일어나며, 사이코메트리*, 투시, 투청, 천리안 그리고 다른 텔레파시적 능력들을 불러일으킨다. 싯디는 또한 예측 불가능하며 덧없다. 다양한 기간 동안 어떤 것들이 오고 가는데, 지속 기간은 몇 주에서 몇 달, 몇 년일 수도 있다. 사전 경고가 있을 때, 이런 현상을 목격하고 경험하는 제자는 소유하려는 유혹 및 그것이 암시하는 특별함을 쉽게 떨쳐 버릴 수 있다. 온전성과 겸손함은 그러한 현상의 저작권에 대한 주장을 불가능하게 만들고 그래서 환상의 덫에 걸리지 않도록 해 준다. 싯디에 대해서는 『의식 수준의 초월』에서 상당히 길게 논했다.

실용적 관점에서, 싯디의 출현은 또한 세상사에 대해 정리를 시작하라는 신호이기도 한데, 그것은 세상사를 처리하는 기능의 일부가 끝날 수도 있기 때문이다. 그렇게 하는 것이 아직 가능한 동안에 '실용적' 결정을 내리는 것은 지혜의 문제다. 동기부여와 가치관은 물론 능력이 변할 수 있으며, 이전에 대단한 가치와 중요성이 있는 듯했던 것이 나중에는 시간과 노력의 낭비로 비칠 수도 있다. 그래서 성공 및 부와 같은 것들은 재미난 놀이가 되고, 마침내 성가신 일, 그 다음에는 방해가 된다. 이러한 관점의 변동은 의식 진화의 귀결인데, 의식의 진화는 사람이 되어 있는 것으로 말

---

* 특정인의 소유물에 손을 대 보고 그 소유자에 관한 정보를 읽는 것이다.

미암아 욕구/소유/추구에서 노력이 필요 없는 끌어당김으로 이동했다.

낮은 의식 수준에서 노력은 인과의 맥락 안에서 적용되지만, 의식 진화가 진행됨에 따라 현상들은 개인적 의지 작용의 결과라기보다는 에너지 장 자체에 의한 끌어당김의 귀결이 된다. 높은 수준에서는 '소유'하기보다는 '더불어 있는' 것이 필요할 뿐이다.

앞선 상태들에 필요한 영적 정보는 그것이 필요한 때를 위해 일찍이 배워서 저장해 놓아야 한다. 앞선 정보를 일찍 듣는 것에 있을 수 있는 부정적인 면은 "나는 ~에 대해 안다."는 지성의 오만한 추정이다. 정보를 "나는 ~에 대해 들었다."로 보유하고 있는 편이 낫다. 진정으로 '안다'는 것은 그것으로 '존재'한다는 것인데, 이 지점에서 사람은 알지 못한다. 그저, '존재'할 뿐이다.

참나 각성 및 깨달음Enlightenment에 대한 봉헌은 엄중하고 곧고 좁은 길이다. 그래서 진지한 헌신자는, 학습 가능한 기술로서 일반적으로 판매되고 제공되는 마술적이고 신비스런 불가사의 및 심령 현상들이 내면의 아이에게 갖는 호기심과 매력을 우회할 것을 권고 받는다. 그러한 것은 지체이며, 부주의한 이들 앞에 놓인 함정이기도 하다. 그러한 것의 매력은 흥미롭기는 하나 깨달음Enlightenment으로 이끌어 주지는 않는 이국적, 외래적, 초자연적이고 비교秘敎적인 기술에 관한 것이다. 대부분은 진짜 현상들의 모방에 불과하며 선형적 관심사 및 에너지 조작에의 관여로 인도한다.

진정한 신비적 '능력'은 전시되지 않으며, 더구나 선전되거나 대가를 받고 판매되는 일은 없다. 실재에 대한 모방은 수많은 순진한 영적 제자들 및 주요 종교의 분파들조차 곁길로 새게 만들고 속여 넘긴 오락이다.(티베트 탄트라 요가, 의사 공중부양, 탄트라 섹스 등) 인위적 방식은 에고의 팽창인데, 이는 사람이 독특하고 드문 것의 특별함과 마력으로 인해 그러한 것에 이끌린다는 단순한 사실에 의해 드러난다. 훈련을 통해 얻어지는 것이라고 해도, 그러한 현상은 그 자체를 목적으로 구하여 획득하는 기술에 지나지 않으며, 과시와 선전이 증거하는 대로 영적 허영심을 반영한다.

신의 선물은 모방될 수는 있지만, 모조품은 진짜가 아니다. 이것은 의식 수준 측정으로 확인할 수 있다. 진정한 싯디는 측정 수준 540에서 출현하기 시작하여 570 수준의 범위에서 현저해진다. 선전되는 모방은 155에서 400대 후반으로 측정된다. 또한 주목할 만한 것은 화신Avatar이나 위대한 스승Teacher들은 초자연적인 것의 추구를 권장하지 않는다는 점이다.

기적적인 현상들은 카르마적 경향 및 국소적 조건의 귀결로서 잠재성이 현실로 출현하는(예컨대 맥락의 장의 수준이 의식이 우세한 수준의 힘에 의해 설정되는 것처럼) 자연발생적이고 비의지적인 출현이다.

수준의 혼동

에고/마음이 뭔가에 대해 들어 보았다고 해서 그것을 '안다'고 추정하는(골프에 관한 책을 읽은 것이 사람을 전문 골퍼로 만들어 주진 않는다.) 것 외에, 진실 혹은 추상의 수준을 혼동하는 오류가 있다. 특정한 의식 수준의 자명한 실상이 반드시 또 다른 수준의 실상인 것은 아닌데, 그것은 측정된 의식 수준의 수치 표시가 잘 나타내 준다. 예를 들면 라마나 마하르시의 유명한 발언 "사람이 보는 대로의 세상은 존재조차 하지 않기 때문에 세상을 구하려는 시도는 부질없다."를 인용할 수 있다. 그것은 의식 수준 720의 진실이며 경험적 실상이지만, 그 이하의 의식 수준의 경험적 실상은 아니다. 사람의 발달 수준에서 경험적으로 유효하고 진실인 실상에 대해서 진실할 필요가 있다.

또한 각각의 수준은 한계는 물론이고 그와 일치하는 능력들을 가지고 있는데, 이는 수준에 따라 크게 다르다. 예를 들면 라마나 마하르시라면 두 눈을 감고 차량 통행이 많은 고속도로를 무사히 건널 수 있겠지만, 똑같은 행동을 흉내 내다가는 십중팔구 차에 치고 말 보통사람에게는 있을 수 없는 경험이다.

수준을 혼동하는 오류는, LSD를 복용한 사람들이 자신에게는 육체가 없어서 날 수 있다고 믿으며 창밖으로 뛰어내린 이유를 설명해 준다. 육체를 벗어난 상태의 법칙은 육체 내에 있는 상태와는 결정적으로 다르다. 이와 비슷하게, 사람은 에고/마음이 환상적인 기초 위에서 작동하기 때문에 자신의 결정, 행위, 행실에 대해 카르마적으로 책임지지 않는다고 추정하는 실수를 범할 수 있다. 누구나 다른 어떤 가설적 이상에서가 아니라 자신의 의식 수준에서 책임이 있다. 진실이 내용뿐 아니라 맥락의 귀결임을 각성함으로써 오류는 이해될 수 있다. 그래서 모든 사람들이 일정한 시기에 자신의 의식 수준의 실상 안에서 카르마적으로 책임과 과실이 있다.

추상의 수준을 혼동하는 것은 또한 지적 영역에서의 이성의 결함이며(예 상대주의), 여기서 맥락을 무시하는 것은 부조리함으로 귀착된다. 왜냐하면 추상의 한 수준에서 진실인 것이 다른 수준에서는 거짓이기 때문이다. 이는 맥락이나 논리의 법칙, 혹은 둘 다를 무시하는 유명한 수사학적 오류들에 대해 잘 설명해 준다.

의식의 각 수준은 지각된 중요성, 이해, 의미에 영향을 미치고, 그래서 책임성은 이해理解와 부합한다. 이것은 또한 법적 원리이기도 한데, 왜냐하면 일정한 사실들에 대해 아느냐 모르느냐가 판사와 배심원에게는 중요하기 때문이다. 이렇듯 유책성은 상황과 조건, 나이, 정신 상태, 동기 등과 같은 요소들에 따라 가변적이다. 지금 있는 '사람'이 나중의 진화 수준에서 있게 될 '사람'과 동일하지 않은 것이 사실이다. 각 '사람'마다 유책성의 수준이 다르다.

일관성

효율적인 영적 노력은 열정의 발작이라기보다는 일관성과 끈기의 귀결이다. 각각의 영적 진화의 상태는 그 자체가 보상이 되고, 만족스러우며, 그 자체에 대해 완전하다. 이전의 고통스러웠던 순간들은 그만한 노력의 가치가 있었다는 사실이 밝혀진다.

내면을 향한 영적 노력에 더하여, 사심 없는 봉사인 '카르마 요가' 또한 의식의 진화에 도움이 된다. 내적 만족이 세속적 이익이나 혹은 타인을 통제하거나 타인에게 영향을 미치려는 욕망보다 더욱 중요해진다. 끌어당김이 조장助長을 대체한다. 결국에는 세상사 및 그것의 지각된 가치에 대해 더 이상 저항이 결부되지 않는다. 대신에 내적 의도는 순수함과 사심 없음의 하나다. 그래서 진화는 추구나 획득의 귀결이라기보다는 과정 자체의 귀결이 된다.

영적 진화와 더불어, 양육을 더 이상 자기애적 에고가 아닌 참나에서 구하게 된다. 잠재성의 실현은 그 자체로 보상이 되며 인정이나 이득을 필요로 하지 않는다. 이득을 얻은 즐거움은 내적 과정 자체의 펼쳐짐에 대한 감사로 대체된다. 외적인 것에 대한 요구는 저절로 사라진다. 진화하는 과정이 세상 속에서의 존재방식이 되면서 노력이 점점 덜 든다. 이행과 변형은 자기의 간청에 대한 참나의 반응으로서 스스로 시동이 걸리는 것이다. 영적 진화의 속도는 개인이 통제하는 것이 아니며, 갑작스럽고 놀라운 도약을 이룰 수 있다. 그러므로 언젠가 올 수 있는 것에 대한 지식을 미리 준비하는 것이 현명하다.

깨달음Enlightenment을 선택하는 이들의 운명은 깨달음Enlightenment이라는 것을 각성하는 것이 중요하다. 그런 이들이 아니고서야 누가 그런 추구를 하겠는가? 단지 영적 정화와 앎을 구하는 것만도 이미 커다란 선물이다. "내가 어떻게 하고 있지?"라는 의구심을 갖는 것은 부질없는데, 왜냐하면 최상의 진실을 향한 봉헌과 헌신에 의해 이미 나침반은 놓였기 때문이다. 나아가는 속도는 느리게도 보이고 때로는 힘겹게 느껴질 수도 있지만, 갑작스럽고 예상치 못한 도약에 대해 미리 준비하는 것이 최선이다. 길고도 무미건조한 좌절의 시기로 보이는 시간을 보낸 다음이라고 해도 비관을 피하는 것이 현명한데, 왜냐하면 그러한 시기는 중대한 변화를 예고

하는 일이 많은 중대한 장애와 집착의 극복으로 인한 것이기 때문이다.

영적 노력과 진화의 보이지 않는 이로움은 인간 의식의 집단적 수준 자체에 대한 그 긍정적 영향이다. 진화하는 영적 헌신자 개개인이 의식 수준이 상당히 낮은 수많은 사람들의 부정적 효과를 상쇄한다. 의식 측정연구는 인류의 집단 무의식이 상승하고 있음을 드러낸다. 그래서 낙관적 전망이 보장된다. 사람은 카르마적 이익에 대한 그 모든 무한한 잠재력을 가진 인간으로 태어난 것에 감사할 수 있다. 사람은 또한 깨달음Enlightenment에 대해 들은 것과 깨달음Enlightenment의 추구를 선택한 것에 감사할 수 있는데, 왜냐하면 그런 개인은 정말이지 지극히 드물기 때문이다. 이전의 책들에서 보고한 것처럼, 통계적으로 사람이 자기 삶의 주된 목적으로 깨달음Enlightenment을 선택할 가능성은 1,000만 명 중의 한 명이다.

| 토론 |

깨달음Enlightenment의 추구를 선택하는 것은, 세속성을 강조하며 또한 논쟁적인 것에 초점을 맞추거나 피상적인 것을 미화하는 대중매체가 지배하는 현 사회에서는 드문 일입니다. 세속의 삶에서 어떤 진정한 가치를 이끌어 낼 수 있을까요?

세상은 에고가 명백한 극적 표현으로 투사된 것일 뿐이므로 내적 성장을 위한 최적의 자극으로 비춰질 수 있습니다. 세상의 환상들에 유혹당하거나 혹은 동일시나 집착을 통해 환상의 덫에 걸리기보다는 세상에서 배우는 것이 가장 좋습니다. 세속의 파노라마는 의식 수준의 전 단계를 가장 명백한 표현으로 반영합니다. 그 파노라마는 식별을 가르치는 학교와 같은데, 여기서 극단적인 것들은 외관의 밑바탕에 있는 본질을 드러내는 데 기여합니다.

사람은 어떻게 참여하면서도 집착하거나 휩쓸리지 않을 수 있을까요? 그것은 회피에 이르게 되지 않습니까?

참여의 효과를 결정하는 것은 동기입니다. 활동이란 그저 사람의 '행'일 뿐, '존재'가 아니지요. 모든 표면적 사건들이 학습 기회가 되어 줍니다. 사람은 참여할 수 있고 그와 동시에 목격자/관찰자의 수준에서 현상을 경험하며 정신 내부에서 올라오는 것을 지켜볼 수 있습니다. 분리와 무집착을 구별하는 것이 중요합니다. 분리는 회피나 물러남으로 귀착될 수 있지만, 반면에 무집착은 결과에 이해관계를 갖지 않은 참여를 허용해 줍니다.

그런데 세상과 어떤 식으로 관계를 맺는 것이 가장 좋습니까?

세상 '속'에 있되 세상에 '속하지' 않는 것이지요. 세상은 수단이지 목적이 아닙니다. 집착하지 않는 상호작용은 내면의 에고 위치성들의 귀결인 습관적 방식과 태도를 드러냅니다. 남들이 동일한 환경에 대해 어떤 식으로 관계 맺는지에 주목하는 것은 흥미로우면서도 교육적입니다. 사람은 다른 성격형을 가지고 실험해 볼 수 있는데, 유연성을 가질 때 내면의 미개발 자원을 발견하게 됩니다. 그것이 바로 고전적인 '마치 ~ 인 것처럼_as if_' 실험입니다.

사람은 추정 및 그에 따른 저항에 기초하여 상황을 회피하는 일이 많습니다. 유익한 수행은 상상 속에서나 일상생활에서 일정한 활동과 사람들을 즐기는 척하는 것인데, 그러면 향유하고 기뻐하는 능력이 내면에서 비롯된다는(즉 삶의 기쁨joie de vivre) 놀라운 발견이 이루어집니다. 다른 태도와 성격형을 가지고 실험하는 것은 놀라운 내적 발견으로 귀착되지요. 이러한 형태의 '역할 연기'는 심리극의 집단 기법에서 활용됩니다.

사람은 중요한 것과 피상적이고 덧없는 것을 실제로 어떻게 구별할 수 있습니까?

의도가 기법과 학습 방식을 공급해 줍니다. 단순한 방법은 자신의 삶을 비디오로 '빨리감기'를 한 것처럼 마음속으로 보는 것입니다. 그러면 사람은 육체가 여러 가지 활동, 관계, 외현 행동들을 거쳐 점차 나이를 먹어가며 빠르게 움직이는 것을 봅니다. 결국 '빨리감기'는 육체성의 종말을 향해 이동하는데 이는 대결적이며, 삶의 목표, 투사된 가치, 그리고 잠재력의 실현과 같은 의의의 중요성에 대한 평가를 불러일으킵니다. 테이프가 삶의 종말에 이를 때, 자동적으로 의문이 솟아납니다. 어떤 가치 있는 일이 행해졌던가? 사람은 무엇 때문에 책임질 수 있기를 소망하는가? 사람은 다른 관점들을 상상할 수 있으며 다르게 선택해야 했다는 걸 볼 수 있습니다.

세상의 매력은 끝이 없는 듯합니다. 거기 가는 것이 정말로 안전할까요? 저는 그냥 도망치고 싶을 때가 많습니다.

매력은 세상에 내재된 것이 아니라 투사된 가치를 반영하고 에고 만족이라는 보상에 대한 기대를 반영합니다. 현실에서 기쁨은 내면에서 솟아나며 외적인 것에 의존하지 않습니다. 쾌락은 가치가 부여된 것, 높게 평가받은 것과 연관됩니다. 투사된 가치의 대부분은 상상에서 일어나며, 가치는 욕망을 반영합니다. 실상에서 영적 성취보다 더 가치 있는 것은 아무 것도 없지요. 사람들은 명사의 삶에서 일단 색다름이 씻겨나가고 나면 그것이 귀찮고 짐스럽다는 사실을 발견하곤 합니다. 상상된 쾌락은 사실 감각과 감정의 쾌락입니다. 내적인 영적 진화와 더불어 모든 활동은 동등해집니다.

행위에 대해선 어떻게 생각하십니까?

행위는 맥락, 장, 의도의 통합의 자동적 귀결입니다. 모든 행위는 사실상 자연발생적이고 카르마적 경향을 반영하며, 표현에 유리하거나 유리하지 않을 수 있는 국소적 조건들을 반영합니다. 행위를 비개인화하기 위해서는, '나'라고 불리는 분리되고 독립된 작인作因이 있다는 신념을 놓는 것이 필요할 뿐입니다. 이러한 앎은 '유위의 무위 nonaction of action'가 발달하는 것을 허락해 주는데, '유위의 무위'는 결과를 통제하려는 노력을 포기함으로써 가능해지지요. 단 하나 사람이 실제로 '행'할 수 있는 것은 자신의 최대한의 잠재력으로 '존재'하는 것입니다. "사람은 결과에 대한 책임이 아닌 노력할 책임이 있다."는 것은 12단계 프로그램의 에고를 억제하는 기본적 금언입니다.

존재는 그것 자체가 보상입니다. 결과를 성취하기 위해 노력하는 것보다는 잠재성을 실현하는 것이 장기적으로 더욱 만족스럽습니다. 그러므로 사람은 실행 자체를 위한 실행의 탁월함과 정렬되게 됩니다.

일체의 존재는 이미 매 순간 가능한 한 최대의 가능성으로 '존재'하고 있습니다. 유위의 '무위'는 불완전에서 완전으로, 혹은 미완성에서 완성으로 이동하는 것이 아니며, 완성에서 완성으로 그리고 완전에서 완전으로 가는 것입니다. 전부는 그 정체가 정확히 그것의 의미임으로 말미암아 완벽하며, 일체의 의미는 그것의 존재입니다. 완벽한 씨앗은 완벽한 눈, 그 다음에 완벽한 싹, 그 다음에 완벽한 꽃, 그 다음에 완벽한 시든 꽃으로 출현함을 통해 변형되고 변태됩니다. 모든 형상은 매 순간 완벽하게 있는 그것일 뿐입니다. 창조는 완벽하게 '이것'에서, 완벽하게 '저것'으로 이동합니다. 상상 속에서가 아니라면 다른 가능성은 없습니다. 일체가 이미 '있어야 할' 바로 그대로 있습니다. 근사한, 낡고 찌그러진 쓰레기통은 고물처럼 보여야 하며, 그렇지 않다면 그것은 근사한 낡은 고물 쓰레기통이 아닐 것입니다. (물론 에고는 반짝거리는 새 것을 원합니다만.)

'시간' 그 자체가 환상인가요?

창조는 출현으로 나타나는데, 이것은 에고의 지각에게 '변화'로 해석됩니다. 목격된 것은 잠재성의 현실로의 나타남이고, 이것은 '되고 있음'으로 맥락화됩니다. 에고는 시간 궤도를 얹어 놓는데, 이것은 투사이지요. 오직 계속되는 앎이 있을 뿐입니다. 시간은 정신적 구조물이며 연쇄에 대한 설명을 개념화하려는 시도입니다. 연쇄는 그 자체가 관찰자의 개념화이며 정신작용입니다. 진짜 실상 Reality은 마음에게 이해 가능한 것이 아닙니다.

　에고가 붕괴할 때, 시간은 사라지고 모든 현상은 느린 움직임 안에 있는 것으로 나타납니다. 이 진실은 영화 「그랑블루 Le Grand Bleu」(700으로 측정)와 아시시의 성인 프란치스코의 삶을 그린 「아시시의 프란치스 Francis of Assisi」의 슬로모션 장면에서 나타나듯이, 몇몇 영화 촬영감독들에 의해 절묘하게 직관되었습니다. 실상 Reality은 개념적이라기보다는 주관적이고, 경험적이며, 드러냅니다.

　심지어 사소해 보이는 것에 대한 연구조차 지각의 선형적 이원성이 상상의 산물이며, 이는 차례로 가설의 허위에 기초하고 있음을 드러내 줍니다. 모든 순간에 이미, 일체는 현실로 되어 가는 잠재성의 출현에 영향을 미치는 우세한 조건들을 바탕으로 하는 카르마적 잠재성의 완벽한 표현입니다. 일체는 있는 그것의 제출인데, 왜냐하면 일체가 이미 정확하게 있는 그것으로 존재하고, 이는 다시 그것의 의미이고 쓸모이며 가치이기 때문입니다. '쓸모'와 '가치'란 투사된 정신화입니다. 구부러진 나무는 완벽한 구부러진 나무입니다. 만약 그것이 완벽한 구부러진 나무가 아니라면, 그것은 완벽한 곧은 나무일 것입니다. 거기에는 기본적 차이가 없습니다.

비이원성은 근본적 실상과 같고, 그 속에서 일체는 그 정체로 말미암아 자신의 본질의 표현으로 보입니다.

그것은 본질적 통찰입니다. 모든 창조Creation는 오직 그 존재로 말미암아 완벽함에서 완벽함으로 이동합니다. 존재는 이미 현실로 표현된 잠재성의 실현이지요.

형상은 국소적 조건들의 귀결이며 그리고 다시 우세한 조건들 하에서의 가능한 완벽한 표현입니다. 창조Creation의 완벽함에 대한 모든 반론이나 의심은 가설적 오류를 세계에 투사하는 레스 인테르나/코기탄스에서 비롯됩니다.

이와 대조적으로, 양자역학의 하이젠베르크 원리를 통해서 진화하는 변화의 세부가 수학 공식으로 맥락화될 수 있습니다. 의도(의식)는 잠재성에서 현실로, 우주의 잠재적 상태(슈뢰딩거 방정식)에서 붕괴된 파동 상태(디랙 방정식)로 파동함수를 붕괴시킵니다. 새로운 상태는 그 다음에 새로운 잠재력 상태가 되는데 이것은 그 다음에 다음의 정의된 상태로 '붕괴'합니다.

깨달음Enlightenment의 상태는 그러므로 에고의 지각의 위치성들의 환상을 대체하는 잠재적 실상Reality입니다. 영적 의도, 노력, 결정은 선형적인 한정된 것에서 비선형적인 실상Reality의 전부임Allness으로의 의식의 진화에 힘을 불어넣습니다. 그래서 다시 한 번, 의도는 가능성에서 더 높은 가능성으로, 그 다음에 현실로의 진행을 활성화합니다.

선생님께서는 여러 강연에서 로저 배니스터가 1마일 4분벽이라는 신념체계를 깬 사례를 언급하셨습니다. 그것이 영적 수행과 어떤 관계가 있습니까?

이 영역에서 최고도의 완성을 향해 의식의 수준들을 뛰어넘은 각 개인은 남들이 그 뒤를 따르는 것을 더욱 쉽게 해 줍니다. 그것은 마치 선두견이 눈더미를 무너뜨려서 같은 조의 나머지 개들이 나아가는 것을 용이하게 해 주는 것과 같지요. 표면상으로 개별적인 영적 노력이 전 인류에게 기여합니다. 200 이하에서 200 이상으로 건너뛴 모든 사람은 이미 무수한 이들이 뒤를 따를 수 있도록 잠재적 교사로서 봉사한 것이기도 합니다. 사람은 단지 자기자신만을 위해 깨달을 수는 없는데, 왜냐하면 그 충격은 인간 의식 전체에서 느껴지기 때문이지요.

오늘날의 구도자는 전 인류의 의식 수준이 상승하는 중에 있고, 그래서 집단적 저항이 덜하다는 이점을 누리고 있습니다.

06

DISCOVERY OF THE PRESENCE OF GOD

'경험자'

    마음은 안팎에서 동시에 데이터의 처리장치로서 활동한다. 마음은 기억은행, 감정중추, 조건화된 반응들과 그러한 것의 상호관계에 조화롭게 의존하는 동안에 동시에 범주를 나누고, 분류하고, 우선순위를 정하고, 맥락화하고, 해석한다. 위의 모든 것은 분류·거부·수용되거나 혹은 수정되는 감정적/동물적 본능과 더불어 맥락에 따라 조정된다. 게다가 이 다층적인 복잡성은 동시적으로 선택지, 선택, 의지의 지배를 받는다. 전체적 의미 및 가치와 관련된 선택지와 선택들은 전부를 포괄하는 전체적 의식의 장의 영향과 지배를 받는데, 이 전체적 의식의 장은 또한 카르마적 경향의 영향을 받는 의식 수준과 관련된 일치하는 다양한 힘의 수준들을 가지고 있다. 동시에 마음은 상대적 진실의 정도, 정보의 신빙성을 평가하고, 도덕적, 윤리적, 사회적, 종교적 원리들을 포함하는 비슷하게 다층적인 행동적·사회적 한계 내에서 행위의 적합성과 개연성을 평가한다.

이 복잡하고 통합되어 있는 처리 시스템은 놀랍게도 대략 1만분의 1초 안에 작동하는데, 그 사이에 그것은 감정이 입혀져 있고 중요성에 대한 평가가 분류되어 있는 생각, 관념, 이미지들을 동시에 선별하고 처리한다. 그러므로 마음은 내적·외적 데이터의 무한히 복잡한 처리장치와 같다. 정보의 일부는 지각되고 기억 은행에 저장되지만, 또한 무의식 속에 저장된 모든 데이터에 대한 무의식적 처리도 있다. 이 처리 심사 장치는 결국 1만분의 1초의 지체를 가져오고 자기와 참나/실상 Reality 사이의 분리대 역할을 한다. 이 처리하는 필터는 '경험자'가 작동중임을 나타낸다.

경험자의 초월

현상과 현상의 경험 사이에는 1만분의 1초의 지체가 있다. 그래서 출력은 수신과 재생 사이의 저 찰나에 정보를 처리하는 카세트 녹음기의 재생과 같다. 중요한 점은 자기가 원본이 아닌 처리된 자료만을 받아들인다는 사실을 각성하는 것이다. 게다가 처리된 자료는 그 다음에 편집된 데이터에 대한 사적인 자기의 자동화된 반응과 상호작용한다.

비록 에고/마음 처리장치가 믿기 힘들 만큼 복잡한 다수의 기능을 동시에, 그리고 표면상으로는 힘들이지 않고 해내지만, 입력과 출력 사이에는 손실이 있다. 손실된 것은 원본의 순수성과 내적 찬란함의 성질이다. '경험자'에 대한 출력에는 존재하는 전부All that Exists에 내재된 신성Divinity의 살아 있음과 광휘가 빠져 있다. 의식의 진화와 더불어 이 필터는 갑자기 사라지는데, 이렇게 될 때 심오한 변형이 일어나며 그 속에서 일체는 깊이, 질감, 색채에서 빛나고 밝아지게 된다. 일체는 지각되고 해석되는 대신 그 자체를 편집되지 않은 채로 '제출'한다.

경험자 필터는 욕망 및 욕망과의 동일시에 의해 에너지를 얻는다. 이 욕망은 호기심, 욕구, 갈망의 허기와 같으며, 경험함의 경험 그 자체에 대한 중독이다. 게다가 경험함에 대한, 그리고 '자기'로서의 그 내용 정보에 대한 동일시가 있다. 그래서 마음은 '나'는 '보았다, 들었다, 느꼈다, 생각했다' 등이라고 말한다. 이것은 그러므로 경험자가 지각과 감각의 맨 앞 가장자리leading edge이기 때문에 오히려 자연스러운 그릇된 동일시로 보일 것이다. 이러한 그릇된 동일시는 생존의 요구를 돕기 위한 의식의 진화 과정에서 일어났다.

동물은 진화상에서 최초로 출현했을 때부터 고유한 에너지원이 결여되었다는 점에서 타고난 결함이 있었다. 그래서 동물은 동화assimilation를 위해 에너지를 구하고 탐색해야만 했다. 원시적 에고의 기본적이고 필수적인 핵심 프로그램은 시험해 보고, 탐험하고, 뒤지고, 구하고, '얻어내는' 것이었다. 이렇듯 시초부터 동물은 본유적으로 생존의 수단을 결하고 있었고 따라서 환경으로부터 동화하고 흡수해야 할 에너지원과 물질을 발견하고 확인하기 위해 끊임없이 찾아야 했다. 이것은 정보의 탐색, 취합, 입력을 평가하기 위한 통합 체계(식용 대 비식용, 친구 대 적 등)의 개발을 필요로 했다. 그 결과 생존 정보의 처리, 확인, 비교, 우선순위 분류를 위한 원시적인 에고 생존 시스템이 진화했는데, 이것은 학습과 지성의 시작을 예고했다. 이 경험자 과정이 분리된 정체의 '나'가 되었다. 이것은 수천 년에 걸쳐 엄청나게 다양해지고 정교해지긴 했지만, 그 핵심적 동일시와 기능은 본질적으로 동일했다.

얻어내고 통제함으로써 생존하려는 이 핵심적 에고 과정의 전체적 의도, 동기부여, 정렬은 200 이하의 의식 수준을 지배하는데, 이는 공격적 자기이익 및 동물적인 포식자 성질의 우세함을 나타내는 용어 '자기중심주의'로 특징 지워진다. 이것은 정신질환자에게서 노골적인 방식으로 드러날 수 있는데, 이들은 이러한 성격을 병리적으로 행동화한다. 뿐만 아니라 의식 발달의 원시적 한계를 나타내는 자기애적이고 메시아적인 지도자들의 천박한 시위를 통해서도 이를 엿볼 수 있음은 물론이다. 의식 수준 200에서 앎이 출현하며 타인의 동등한 가치 및 쓸모를 인정하게 되는데, 이는 맥락과 패러다임, 그리고 의도를 변형시키는 영적 에너지의 출현을 의미한다.

처리장치/경험자의 경계면 interface 이 분리와 이원성의 핵심이다. 그것은 또한 정체의 초점이어서 분리된 '나'는 자기를 생명과 존재의 근원으로 본다. 영적 수행의 핵심은 이 해묵은 프로그래밍을 깨뜨리는 것이다. 자기 自己, self 는 마음/경험자뿐 아니라 그 내용과 동일시하는데, 내용은 '나의' 기억, '나의' 감각, '나의' 생각, '나의' 감정, '나의' 특성, '나의' 성공, '나의' 실패, '나의' 기대, '나의'

느낌 등이 된다. 동일시는 소유권과 저작권을 가정한다. 이렇듯 에고는 자신을 사적이고 분리된 작인이자 자기 존재의 유추된 근원으로 보고 믿는다. 자기는 세계에 이원성을 투사하고 세계 속의 현상들은 인과의 관점에서 개념화된다. 자기가 작인으로 추정되는 한, 자기는 죄책감, 자부심, 두려움, 그리고 온갖 감정의 대상이기도 하다. 자기는 생명의 근원인 것, 그래서 신성 Divinity의 성질들을 갖는 것과 동등해지게 된다. 에고/마음은 교묘하게 자기를 숭배하고 자기를 신성 Divine 인 것처럼 대한다.

자기애적 성격에서 나타나는 것처럼, 부풀어 오른 에고는 공공연하게 인간 에고의 핵심인 저 유명한 '왕 아기'의 태도를 드러낸다. 그것은 사회에서 자기애적 성격으로 표면화되며, 자신의 변덕, 소망, 팽창된 자만심이 충족되기를 기대한다. 자기애적 성격은 특징적으로 '자격 있다', '불편해졌다', '예민하다'고 느끼고 스스로가 지각된 '무시' 및 불공정의 피해자라고 느끼며, 항의, 연극, 손을 쥐어짜는 자기연민으로 그것을 시정하려고 하는 것이다.

그 다기능의 복잡성을 갖춘 에고의 진화적 발달로부터 경험자를 탈프로그램화하는 일에서, 영적 진화에 시간과 노력, 앎, 높은 동기부여가 필요한 이유를 볼 수 있다. 이 복잡한 마음/에고/경험자/자기自己 장치를 연속적으로 취소하는 것은 동기부여나 혹은 필요한 힘을 지닌 특정한 영적 에너지의 도움 없이는 가능하지 않다. 전통적으로 이 영적 에너지에는 쿤달리니라는 이름이 붙었는데, 그것은 예로부터 '차크라'라는 상승하는 에너지 중추들을 거쳐 척추의 에너지 통로를 올라가는 뱀과 같은 경로를 나타내기 위한 것이었다. 의식 수준 200에서 나타나는 이 독특한, 변형을 불러일으키는 에너지는 우세반구를 포함하는 뇌의 생리와 동역학을 변화시킨다. 그 결과 뇌 호르몬과 신경전달 물질에서 변동이 일어난다.(다음 도표를 참조)

뇌 기능과 생리

낮은 마음(200 이하)

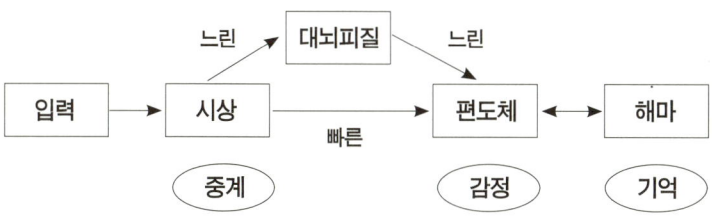

높은 마음(200 이상)

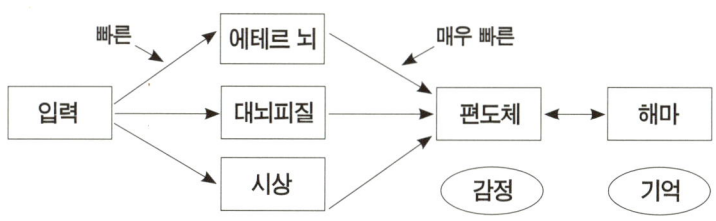

200 이하	200 이상
좌뇌 우위	우뇌 우위
선형적	비선형적

스트레스 – 아드레날린	평화 – 엔돌핀
투쟁 혹은 도주	긍정적 감정
경보 – 저항 – 소진	흉선을 지원
(샐리에 – 캐논 Selye-Cannon: 투쟁/도주)	
↓식세포와 면역	↑식세포
흉선에 스트레스	↑면역
경락을 붕괴시킴	경락의 균형
질병	치유
부정적 운동역학 반응	긍정적 운동역학 반응
↓신경전달물질 – 세로토닌	
감정으로 가는 경로는	감정으로 가는 경로는
전전두피질을 통해 감정으로	전전두피질과 에테르 피질에서
가는 것보다 2배 빠르다	가는 것보다 느리다

중요성: 영적 노력과 의도는 뇌 기능과 신체 생리를 변화시키고, 우뇌 전전두 피질 및 그와 부합하는 에테르(에너지) 뇌 안에서 영적 정보를 위해 특정 영역을 구축한다.

 흥미로운 것은 변한 뇌 화학 또한, 경험에 의해 활성화되는 메커니즘들의 촉진에 영향을 받는다는 것이다. 일정한 유전자들은 오직 스트레스의 결과로만 표현되고, 그리고 다른 유전자들은 오직 유리한 경험하에서만 활성화되어 자연과 양육 둘 다의 영향을 보여 준다. 뇌 생리의 긍정적 변화 또한 어린 시절의 긍정적 경험,

예컨대 고전음악, 아름다움, 미에의 노출 및 종교 교육에 의해 촉진되는데, 이러한 것은 나아가 유전적 경향 및 뉴런의 패턴화를 활성화시킨다.(앞서 나온 책에서 언급한 바와 같이 어린 시절의 이러한 긍정적 경험은 범죄 행위를 대략 90퍼센트까지 감소시킨다.)

처리장치/경험자 에고가 갖는 문제는 단지 그 구성만이 아니라 그것의 우세함이기도 한데, 이는 오직 영적 에너지의 유입에 의해서만 감소된다. 쿤달리니 영적 에너지가 시작되면서, 진화상 최초로 오직 에너지로만 구성된 에테르 뇌가 발달한다. 이 영적 에너지 에테르 뇌는 내용보다 맥락과 동일시하는 반면, 동물 에고/자기애적-처리장치 자기는 내용과 관계한다. 동물 뇌 처리는 일들을 인과의 관점으로 보고 자기를 원인으로 본다. 영적 에테르 뇌는 자기를 참여자로 보고, 현상을 잠재성의 활성화로 볼 수 있는 능력이 있다. 영적 에너지의 효과는 비이원적으로 이해하는 능력이고, 그래서 결국 본질과 현상을 식별하는 능력을 발전시킨다.

| 토론 |

오늘날의 구도자는 과거에는 접근할 수 없었던 정보를 가지고 있다는 이점이 있습니다. 그런데 소화시켜야 할 데이터는 더욱 많아진 듯합니다. 그 모든 것을 다 이해할 필요가 있습니까?

그렇지 않습니다. 일차적으로 정보는 역사적으로 아주 어렵다고 묘사되어 온 여정에서의 성공을 촉진하려는 실용적 목적에서 제공된 것입니다. 새로운 정보가 추가되고 전체적 의식이 발전하면서, 의식의 앞선 상태에 도달할 가능성은 과거에 비해 1,000퍼센트 더 높아졌습니다. 그러한 사명을 받아들이기로 결심하는 것조차 이미 큰 영적 진화의 표시지요.

뒷받침하는 데이터를 대량으로 공급하는 것은 정보의 진실성을 방증하는 수단을 제공하려는 목적을 갖습니다. 이렇게 해서 정보는, 역사적으로 종종 영적 진실의 운명이었던 그릇된 해석에 대한 방어벽을 제공합니다.

진실 그 자체, 특히 영적 진실이 왜곡되고 잘못 해석되기가 그토록 쉬운 것은 무엇 때문입니까?

에고의 생존은 진실을 쳐부수는 데 달려 있는데 왜냐하면 에고는 거짓과 환상에 대한 충성에 의존하고 있기 때문입니다. 우선 영적 진실은 자신이 통치권자라는 에고의 추정에 도전합니다. 에고의 그와 같은 추정은 사회적으로 신성Divinity이나 영적 진실에 대한, 심지어는 도덕이나 윤리의 기초에 대한 모든 언급을 제거하려고 하는 세속주의의 발흥에서 드러납니다. 요즘 상대주의(180~190으로 측정)가 호소력을 갖는 것은 그것이 절대적 진실은 없다는 진술의 힘으로 가장 높은 자리에 군림하려는 에고의 소망을 돕기 때문입니다. 요즘 장려되는 이 철학은 사실상 허무주의(50으로 측정)에 기반하고 있으며, 정치적 왜곡을 통해 온전치 못한 것을 사회적으로 장려하는 행위의 이론적 바탕입니다. 그러므로 진실의 적대자들은 종교 안팎에 다 있습니다.

기억을 포함하는 마음의 전 내용은 방대하며, 복잡한 운용상의 기능이 엄

청나게 많을 뿐더러 수백만 가지의 정보를 포함하고 있습니다. 내용의 지배를 극복하는 과제는 압도적이며 위협적으로조차 보입니다.

선형적 전망에서 보았을 때 그것은 정말이지 벅찬 과제로 보입니다. 하지만 마음의 내용과 작용의 기초는 컴퓨터의 마더보드와 비슷하여, 전원이 끊기면 상당한 분량의 작용 전체가 차단됩니다. 또한 이와 비슷하게, 의식의 각 수준은 그 자체의 우세한 에너지 끌개장에 의해 조정된다고 말할 수 있는데(『의식혁명 Power VS Force』에서 '비선형적 동력학'을 볼 것, [Hawkins, 1995]), 이 우세한 에너지 끌개장은 그 때문에 저 장에 대해 작용하는 '마더보드'입니다.

정당한 분개와 원한이라는 '단물'을 포기함으로써 용서를 선택하는 것은 그러한 분개, 원한과 연관된 모든 생각과 불평을 그에 대한 갖가지 합리화 및 기억들과 더불어 차단해 줍니다. 이렇듯 각 수준에는 기본적 버팀목들이 있으며, 이것을 내맡길 때 그 수준은 더 이상 지배적이지 않습니다. 각 수준의 마더보드를 제거할 때, 사람은 일체가 그저 있는 그것이라는 것과, 시비분별이 신에게 내맡겨지는 것을 목격합니다.

각 수준에는 그와 연관된 부정적 감정들이 있으며, 여기에는 죄책감, 수치심, 두려움 등이 포함됩니다. 그래서 받침대를 제거하면 무더기 전체가 붕괴하지요. 길을 따라가는 모든 걸음은 그 자체가 보상이며 과정에의 봉헌을 강화해 줍니다. 전 의식 수준으로 귀착되는 위치성의 제거와 더불어, 부정적 에너지는 사라지고 긍정적인 영적 에너지가 대신 들어섭니다. 과정이 진행될수록, 따라서 저항은 점점 덜해집니다.

알아두어야 할 가장 유용한 정보는 무엇입니까? 중요한 핵심적 이해가 있습니까?

내맡겨지는 것이 고유한 가치가 있는 것이 아니라, 오직 에고가 그 위치에서 짜내는 단물이나 보상으로 인해 가치 있다고 상상되는 것이라는 사실을 명료히 이해할 때 저항은 가라앉습니다. 자발성의 원리는 욕망하는 대상이나 조건에 대해서가 아니라 에고의 보상에 대해 적용할 필요가 있을 뿐입니다.

사람은 스스로에게 질문을 던질 수 있습니다. 이것은 신을 포기할 만큼의 가치가 있는가? 이렇듯 에고 위치성에는 치러야 할 값이 있으며, 자발성을 말해야 하는 지점이 바로 여기지요. 각각의 위치성은 그것의 실현이 행복을 가져다줄 것이라는 추정에 기초하고 있습니다. 그래서 이것이 저것을 가져다줄 것이라는 착각을 제외하면 정말로 가치 있는 것은 없습니다.

이는 누구나 자신이 선이라고 지각하는 것만을 선택한다는 소크라테스의 금언을 마음에 새기는 일의 중요성을 더해 줍니다. 사람들은 그저 무엇이 '진짜' 선인지 알지 못할 뿐입니다. 그것은 행복이 단 하나의 요소—의식 수준과만 연관된다는 의식 연구에 의해서 자명해집니다.

에고의 결정적인 중심 초점, 즉 에고의 결정적 요소는 무엇입니까?

에고는 한 점, 경험자에게 초점이 맞춰져 있으며 경험자는 쾌락을 구하고 이득을 통해 생존을 구하도록 프로그램되어 있습니다. 경험자는 행복을 사람이 획득하고, 소유하고, 통합시키는 어떤 것으로 봅니다. 그러므로 경험자는 '얻도록' 프로그램되어 있습니다. 경험자의 기능은 쾌락을 얻고 그것을 소유하는 것입니다. 경험자는 우연히 영적 지향을 갖게 되지 않는다면 영혼에 대해 염려하지 않습니다. 그 다음에 경험자의 목표는 달라지고, 경험자는 쾌락의 근원이 완전히 내적이라는 사실을 발견합니다. 지속적인 쾌락의 근원이 자기가 아닌 참나라는 사실을 발견할 때, 그 결과는 세계로부터의 독립이지요. 에고의 욕구 충족은 선형적 영역 내에 있습니다. 진정한 행복은 비선형에서 일어납니다. 쾌락과 행복을 구해 경험자에게 의존하는 일을 포기할 때, 사람은 행복의 근원이 자기 자신의 존재라는 것과 참나의 각성이 행복 그 자체라는 사실을 발견합니다.

에고의 집착은 헤아릴 수 없이 많고 거의 압도적으로 보입니다.

복잡성은 에고/마음의 지각입니다. 하지만 잘 드는 칼 하나로 수백 개의 대상을 잘라낼 수 있습니다. 단순한 하나의 행위가 필요할 뿐입니다. 이와 비슷하게, 에고의 모든 장애에서 풀려날 필요가 있는 *단순한 핵심 개념 하나*가 있을 뿐입니다. 에고에는 단 하나의 중독이 있는데, 그것은 주관적인 쾌락/이득에 대한 것입니다. 바로 이것이 *모든* 욕망과 투사된 가치, 매력적인 것들의 은밀한 대가입니다. 이것은 투사된 가치, 유용함, 매혹, 혹은 특별함에 의해 과장되지요. 단 하나의 이득이 있을 뿐이며, 바로 이 이득이 모든 욕망의 대상 위에 포개지고 그래서 집착을 끌어당길 뿐입니다. 쾌락은 파생된 행복과 연관됩니다. 이렇듯 에고에는 단 *하나의*

목표가 있을 뿐입니다. 이러한 통찰이 모든 매력적인 것들을 피할 수 있게 해 줍니다. 쾌락이라는 유일한 동기가 다수의 상이한 대상, 사람 혹은 성질들에 투사될 뿐입니다.

영리한 에고는 임의로 골라낸 모든 것에서 은밀한 만족과 쾌락의 단물/보상을 뽑아 낼 수 있습니다. 사실 그것은 항상 동일한 목표의 반복일 뿐입니다. 욕망의 대상이 되는 '것'과는 사실 아무런 관련이 없습니다. 자리는 '저 밖'에 있다고 상상되지만 사실 그것은 '이 안'에 있는데, 왜냐하면 쾌락 이득은 주관적이고 내적이기 때문입니다. 이 유일무이한 목표를 포기하는 것은 모든 행복의 본유적 제일 근원인 참나의 실상 Reality을 드러내 주고, 그리고 참나의 각성 Realizations은 모든 바람과 욕망을 종료시킵니다. 행복의 자리는 항상 오직 내면에 있습니다. 쾌락은 일시적입니다. 기쁨과 행복은 내면에서 비롯됩니다.

07

DISCOVERY OF THE PRESENCE OF GOD

면도날의 끝

토론

개념적 수준에서도 에고/경험자 복합체를 선형적 양식으로 취소하는 것은 불가능하고, 이는 또한 영적 에너지의 현존 자체에 의해 제공되는 신성한 Divine 도움 없이는 불가능하다. 영적 에너지는 참나의 발산이다. 신성한 Divine 에너지의 유입은 은총 Grace, 영적 선택 그리고 의지 will 의 동의(예배, 영적 몰두, 기도, 간구, 사심 없는 봉사, 자비, 사랑이 예시하는 것과 같은)와 더불어 카르마적 경향의 귀결이다.

의식 측정은 의식 진화의 수준을 가리키는데, 의식 진화의 수준은 진실과 사랑을 동반하는 영적 에너지의 지배 정도와 상관있다. 에고는 그것의 모든 무수한 신념체계를 거쳐 순차적으로 해소될 수 없다. 그보다는 영적 의도와 헌신에 의해 측정 수준이 상승하고, 그 동안에, 장 자체가 에고 지배의 취소를 뒷받침한다.

의식 척도Scale of Consciuosness 전반의 다양한 에고 위치의 토대를 녹이는 기법과 수행들에 대해서는 다른 데서 묘사해 놓았다(『의식 수준의 초월』 참조). 이에 대해서는 또한 명상 및 관상에 관한 장에서도 언급했다. 영적 진화의 일정한 시기에, 의지의 동의에 의해서, 영적 앎 그 자체를 목적으로 진지하고 활발하게 추구하려는 내적 결심이 올라온다. 이것은 생활방식의 변화 그리고/혹은 영적 스승이나 단체를 찾는 일을 동반할 수 있다. 진정으로 몰두한 내적인 영적 수행의 중심 요소들은 다음으로 이루어진다.

1. 흐트러짐 없이 초점을 맞추는 훈련
2. 모든 욕망과 두려움을 신에게 내맡기고자 하는 자발성
3. 어려움이 초월될 때까지 일시적 괴로움을 견디고자 하는 자발성
4. 지속성과 주의 깊음
5. 참여자/경험자로서의 자기이익에서 목격자/관찰자의 자기이익으로의 이동
6. 관찰 대상에 대한 시비 분별과 의견을 포기하려는 자발성
7. 장의 내용보다는 장과 동일시하는 것
8. 깨달음Enlightenment이 목표, 욕구 혹은 희망사항이 아닌 자신의 운명임을 받아들임으로써 확고하고 자신 있게 나아가는 것; 깨달음Enlightenment이 이득이라는 관념을 거부하는 것; 그

리고 깨달음 Enlightenment이란 결정과 의도의 귀결이자, 카르마
와 신성한 은총 Divine Grace 양자의 결과인 헌신적 봉헌의 귀결
로서 일어나는 상태임을 이해하는 것
9. 깨달음 Enlightenment을 향한 노력이나 그러한 노력의 목적지에
대한 미화 혹은 과장을 피하는 것과 헌신 그 자체를 위한 헌
신에 의지하는 것

면도날의 끝: 파도의 물마루 위에 머무르기

목격자/관찰자는 관상적인 균형의 자세다. 현상들은 나타났다
가 사라진다. 사람은 현상을 경험하려는 욕망, 혹은 경험함 자체의
경험에서 '단물'을 짜내려는 욕망을 끊임없이 내맡겨야만 한다.

감정과 생각들이 파도처럼 일어났다가 잦아드는 것이 눈에 띌
것이다. 미래에 대한 예상은 두려움을 바탕으로 미래를 통제하려
는 노력의 결과인 경우가 많다. 두려움, 통제, 예상은 경험함의 파
도 앞면에 초점을 맞추는 일과 연관된다. 이와 대조적으로, 물결이
정점에서 내려간 뒤에 10분의 1초 동안이라도 생각과 감정에 매
달리는 것은 과거에 초점을 맞추고 매달리는 것이다. 초점은 파도
가 '경험함'이라는 1만분의 1초의 틈새로 부서지는 동안에 파도의
물마루 그 자체 위에 있을 필요가 있다. 이 1만분의 1초의 '공간'
을 탐지하는 것은 지체를 모르는 의식/앎의 내적 성질에 따라 가
능하다. 지각으로 이것을 선택하는 것은 불가능한데, 왜냐하면 지
각은 정신작용과 똑같은 속도로 움직이기 때문이다.

앎/의식은 지켜보는 자/관찰자의 기능 바로 밑이나 그 앞에 자

리 잡고 있다. 그것은 하늘이나 공간 자체처럼 침묵하며 움직임이 없다. 예상, 집착, 쾌락의 추구나 불쾌감의 회피를 포기함으로써 초점은 스쳐가는 순간의 물마루라는 면도날 위에서 균형을 이룬다. 이 균형 잡힌 위치에 의해서 정신작용과 이미지화는 점차 쇠퇴하고 저변의 장이 생각함에의 욕망과 의도 자체에 의해 활성화된다는 것이 드러난다. 초점과 흥미가 내용에서 관찰자/목격자로 이동하면서, 관찰자/목격자가 앎으로서의 의식의 소산이며 일차적, 본유적, 자율적인 비선형적이고 비개인적인 성질임이 발견될 것이다.

이 명상/관상은 처음에는 낯설거나 어색해 보일 수도 있지만, 그것은 의지 및 신성한 Divine 에너지와 조화를 이루고 있기 때문에, 결국에는 저항 없이 저절로 자리 잡게 될 것이다. 만약 목격된 데이터에 대한 욕망이나 저항이 없고, '나의 것'으로 가치가 부여되지도 않는다면, 목격된 데이터는 잦아들기 시작하고 결국은 사라지게 될 것이다. 다음에는, 하나하나 올라오는 대로 신에게 내맡겨지고, 그러면 생각이나 경험함을 욕망하는 침묵의 에너지 근원이 드러난다. 거기서 에너지를 빼놓으려면, 오직 욕망을 신에게 내맡기는 것이 필요할 뿐이다.

변형/드러남

가공의 '나'/자기라는 경험자의 여과 필터에서 흥미나 가치를 철회함으로써, 가공의 자기는 '나'라기보다는 '그것'이 된다. 자기의 지배와 간섭은 줄어들고 사라진다. 그 다음에 세계의 외관과 성질은 심오한 변화를 보여 준다. 처리하는 필터의 간섭을 제거할 때, 일체는 그 자체를 본유적으로 절묘하게 빛나는 것으로 드러낸다. 일체는 살아 있음, 앎과 더불어 그 자체를 '제출'한다. 이와 대조적으로 이전 세계의 외관은 총천연색이 아닌 우중충한 단색이었다. 이제 전부는 생명의 살아 있음, 충만함, 그리고 보편성의 귀결로 눈부신 아름다움이라는 그 자체의 광휘를 내뿜는다.

전부가 상호 관련되어 있으며 하나임 Oneness과 단일성 Unity의 표현이다. 전부가 저절로 자연발생적으로 일어나고 있다. 빛나는 아름다움의 찬란한 성질은 창조 Creation의 본질 Essence로서 빛을 발한다. 마음은 침묵에 든다. 처음에는 머뭇거리며, 그러다가 압도당한 채로, 마음은 신성 Divinity이 증정식의 선물처럼 그 자체 Itself를 드러내고 있음을 각성한다. 그것은 유례 없는 신성 Divinity의 창조 Creation로서의 나타남이며, 이는 지속적이다. 전부가 현존 Presence으로서의 압도적인 사랑 Love의 존재에 대한 예배와 숭배에 의해서 그 앎을 빛낸다. 제출은 눈부시며, 의식적 앎의 장조차도 그 장려함으로 인해 침묵한다.

현존 Presence은 통상적 의미에서의 기능을 불가능하게 한다. 익숙한 자기 정체는 사라졌다. 신성한 Divine 도움 없이는 실상 Reality에 대해 말하는 것이 가능하지조차 않다. 실상 Reality은 묘사되거나 설명될 수 없다. (그에 대해 암시적으로 언급하는 데만도 30년이 걸렸다.)

마음 집중 One-Pointedness of Mind

이것은 강의 중에 자주 얘기했던 주제이고, 고전적인 영적 문헌에 언급되어 있다. 그 기초는 의지적 과정으로 묘사되어 왔으며, '정신집중concentration'과 혼동되는 일이 많다. 마음 집중은 정신집중이라는 개념이 암시하는 노력보다는, 초점을 맞춘 결과로서 일어난다. 결정은 사실 '행'에 대한 것이라기보다는 '허용'에 대한 것이다. 그것은 목격된 현상들의 퍼레이드에 달라붙는 일이나 혹은 그것을 회피하는 일을 기꺼이 내맡기려는 자발성을 포함하는데, 현상들은 내면에서 유래한 것(마음/감정)일 수도 있고 혹은 외부에서 유래한 것(지각/감각)일 수도 있다.

일시적 현상에 대한 매력이나 혐오를 포기할 필요가 있을 뿐이다. '정신집중'이라는 용어는 에고가 선형적 내용에 초점을 맞추는 노력으로 귀착되는 반면, 앎은 내용(이미지, 생각, 관념, 감정 등)에서 비선형적 맥락의 장 자체로 물러나야만 한다.

이러한 태도는 지켜보고 있는 것이 '누구'인가에 대한 질문에 더욱 가까워지게 하는 결과를 낳는다. 내적 정직성과 더불어, 사람은 그 다음에 '누구'는 없고 목격하는 자율적 성질인 '무엇'이 있다는 것을 발견한다. 그것은 쾌락이나 감정을 뽑아내는 등과 같이, 현상을 가지고 뭔가를 '하려는' 의도를 철회함으로써 분리된다.

그와 같은 과정에 대한 보다 정확한 용어는, 초점을 맞추지 않음으로써 지나가는 현상들에 대한 참여로 끌려들어가지 않겠다는 선택/결정이라는 점에서 '마음의 비집중nonpointedness of mind'이다. 사람은 애써 마음을 모으는 정신집중의 노력을 통해서보다는 의

지적 선택으로 목격함을 허용할 뿐이다. '마음 집중'이라는 용어는 그것이 맥락화를 '무엇'에 초점을 맞추고 있는 '누구'로 분열시키고, 그 결과 '이것'과 '저것'의 이원적 분열을 가져온다는 점에서 이원적일 뿐 아니라 명확하게 선형적이다. 이 이원성은 현상을 경험하려는 의도를 철회한 귀결로서 찾아든다. 그래서 마음의 비집중은 사람이 인생사를 회상하는 동안에 어떻게 생각하고 느끼는지를 알아보기 위해 설계된 심리적 자기탐구와는 정반대 쪽에 있다. 심리적 자기탐구는 하나하나의 정보가 자동적으로 다음 질문으로 이어지는 끝없는 탐색으로 이어지며, 따라서 그것은 에고를 초월하기보다는 탐험하기 위한 방식임을 나타낸다.

에고의 경험자 측면은 자신의 실상을 항상 추정하는 사적인 '나'의 '너'임으로 확인하기 위해서, 목격된 현상에서 끊임없이 이익을 취하려는 태세를 갖추고 있다는 것이 눈에 띨 것이다.

에고는 연쇄적인 현상들의 펼쳐짐이 자율적이고 비개인적임을 받아들이기를 꺼린다. 에고는 감정을 부여하기 위해 뛰어들 태세를 갖추고 있는데, 이것은 차례로 항상 어떤 에고 관점의 표현이거나 위치성(예컨대 어떤 의견과 같은, 혹은 적어도 에고 자체가 자신의 정체와 현실 감각에 원초적으로 필수적임을 선언하라는 명령과 같은)이다. 경험자를 자신의 실상으로 동일시하는 일을 그치는 것은 이원적 내용에서 비이원적 맥락으로의, 그러므로 자기에서 참나로의 중대한 이행이다.

현상의 매력

경험자는 투사된 가치로 인해 일시적 현상들의 매혹과 매력에 빠져든다. 일시적 현상은 의미, 중요성, 의의를 반영하는데, 사람은 이러한 것이 주의를 끄는 것을 목적으로 하고, 또한 '소유'하고 '행'하고 혹은 ~으로 '존재'하려는(성공한, 칭찬받는, 부유한 등으로) 욕망을 끌어당기는 것을 목적으로 하는 광고산업의 전 기초임을 알 수 있다.

그래서 목격되는 모든 현상은 '소유'하고 '요구'하고 또 '되라'고, 그리고 모종의 마술적인 방식으로 이익을 취하라고 끊임없이 졸라대는 것과 같다. 그러므로 일시적인 목격된 현상들의 내용은 의의나 가치를 갖는 것으로 미화되고 또 특별해지게 된다. 설령 그것의 유일한 가치나 의미가 그것이 '나의 것'이라는 데 있다고 해도 말이다. 이러한 성향은 건망증 기간의 기억 상실에 대해 공황을 일으키는 임상적 상태에서 볼 수 있다. 그것은 기억상실 초기에 노인들 일부에서 나타나는데, 그러나 기억상실이 진행되면서 환자들 대다수는 그에 대해 무관심해지고 날짜나 연도에 대해, 심지어 자신의 나이에 대해서조차 더할 나위 없이 무심해진다. 간호 인력과 가족들은 이 때문에 공황에 빠지지만 노인들은 평온하게 이를 수용한다.

삶의 어느 기간 전체에 대해 기억이 없다고(이는 사실상 모든 사람의 삶에서 이미 일어난 일이지만 주목되지 않았을 뿐이다.) 상상하는 것이 유익하다. 이로 인해 처음에는 공황에 빠지고 감정적인 상실의 멜로드라마가 벌어진다. 잃어버린 '것'에 대한 조사는 상당히 의미심장하다. 약간의 성찰과 더불어, 이른바 비극적 상실은 '그래서 어쨌다고?'가 된다. 기억은 그것이 '나' 혹은 '나의 것'이기 때문에 '소중하다'는 감상에 물들게 되어 가치를 부여받았다.

그러한 시도는 또한 주관적, 경험적, 선형적 시간 궤도로서 자기의 동일시를 드러낸다. 평균적인 성인의 마음은 상당한 기간의 세부를 회상하지 못하는 것이 보통이다. 세부를 회상하기 위해서는 집중된 노력이 요구되는데 이를 통해 사람은 흔히 아주 큰 사건들을 건져 올릴 수 있을 뿐이다. 그 없어진 세월 동안에 에고/마음은 바쁘게 경험하고 있었고, 대개는 지나가는 현상에서 가능한 모든 가공적 보상을 뽑아내고 있었다는 사실에 주목하는 것이 유익하다. 던져야 할 질문은 다음과 같다. 그게 지금 어떤 가치가 있는가?

목격된 현상의 일시적 · 선형적 내용의 매력적이고 유혹적인 덫에서 빠져나오기 위해서는 지금 경험하고 있는 것 또한 대개는 불과 몇 초 만에 잊히게 된다는 것을 상상하는 것이 도움이 된다. 이 선형적 내용은 그것이 '특별'하거나 중요하다고 표시되어 있지 않은 이상, 다시 불러오기를 할 만큼 중요하지 않은 것이 사실이다. 이와 비슷한 예가 최근에 발견된 '깜빡임' 현상인데, 여기서 뇌/마음은 눈이 깜빡일 때마다 자동적으로 시각적 앎을 차단한다. (Bristow, 2005) 그 결과 보통의 생애에서, 총 9일 가량이 시각적 망각 속에서 지나간다.

교육적인 연습은 사람이 정신작용의 수동적 피해자가 아니라, 투사된 가치를 뽑아내려는 의도로 말미암은 창작자라는 사실을 드러낸다. 이러한 이해와 더불어, 사람은 경험자의 가짜 '나'에 의한 지배에서 자유로워진다.

참나는 경험자에게 종속되지도 그에 의해 제한되지도 않는다. 그 성질은 선형적이지도 연속적이지도 않으며, 현상들과 심지어는 경험함 그 자체에서 독립해 있다. 정체identity로 말미암아, 참나는 본래 아는 자 Knower인 동시에 아는 대상 Known이다.

| 토론 |

마음집중에 대한 묘사는 그것이 사실 특별한 과정, 절차 혹은 힘겨운 수행이 아니라 경험함의 일시적 현상들에 대한 일종의 태도에 가깝다는 걸 분명히 해 줍니다.

마음집중은 균형 잡힌 자세, 위치 혹은 유력한 태도와 비슷한데, 마치 개별적 파도들의 서로 다른 외관에도 불구하고 단 하나의 기능만을 가지고 있는 배의 이물에 있는 것과 같습니다. 사실상 마음은 일정 수준에서는 늘 그렇게 하고 있습니다. 스쳐가는 온갖 현상들에 대해 반응하고 기억하기 위해 혹은 뭔가를 '하기' 위해 멈추지 않고 현상에 주목한다는 점에서 말입니다.

마음은 다수의 입력에서 극히 적은 양의 정보나 데이터를 골라 주의하고 의도적으로 초점을 맞추기 위해서 멈출 뿐입니다. 가능한 선형적 데이터 대다수는 등록되고 관찰되었다 해도 무시당합니다. 주의는 일시적일 뿐인 추정적 가치를 바탕으로 취사선택하는 일입니다. 마음이 주의하기 위해 취사선택하는 것을 지켜봄으로써, 마음의 성향은 명확해지고 매력과 혐오의 근원이 드러납니다. 욕망이든 혐오든 투사하는 기질을 포기함으로써 투사된 특별함이 결여될 때 전부가 동등한 가치를 갖게 됩니다.

이 방식은 자연에서 볼 수 있는데, 바닷가에 높이 떠 있는 새는 힘들이지 않고 바닷바람을 이용할 수 있도록 스스로의 위치를 잡습니다. 새는 날개를 거의 움직이지 않고 섬세하고 미묘한 움직임으로 바람을 탈 뿐이지요. 이렇게 해서 새는 긴 시간 동안 지칠 줄 모르고 높이 떠 있을 수 있습니다.

하지만 사람은 중요한 관찰 결과나 경험을 놓치게 되지 않을까요?

다시 한 번 말하지만, '중요'하고 '귀중'한 것은 편집을 가리킵니다. 취사선택하지 않을 때, 전부가 동등한 '가치'를 갖는데 왜냐하면 근원 Source 은 본유적 존재 그 자체의 귀결로서 내면에서 나오기 때문이지요. 전부가 똑같이 완벽하며, 존재하는 전부의 고유한 아름다움과 완벽함은 저절로 빛을 발합니다.

가치를 투사하는 일을 거절할 때, 전부는 그 존재 및 창조 Creation 의 출현(이것에 의해 형상은 하나임 Oneness 의 본유적 형상 없음의 표현입니다.)으로 말미암아 동등한 가치를 갖게 됩니다. 지각은 선형적 특이함과 차이에 따라서 분리에 초점을 맞춥니다. 참나는 전부를 포괄합니다.

에고는 추정적 가치를 투사시킴으로써 아름다움을 선택적으로만 봅니다. 그리고 아름다움은 미에 대한 기대의 도움을 받아 선형성에 기초하고 있습니다. 편집하지 않을 때, 존재하는 전부의 고유한 아름다움이 존재 자체의 본유적 성질로서 광휘를 내뿜습니다. 보통의 삶에서 이러한 관찰 결과는 자극의 압도적인 양으로 인해 가려지게 되는 경향이 있습니다. 미술의 한 가지 목적은 거의 어떤 것이든 특정한 대상을 골라 초점을 맞추고 '정지'시켜서, 그 고유한 아름다움과 완벽함이 '있는 그것'의 표현으로서 두드러지게 만드는 일입니다. 이 과정은 형상 뒤에 있는 본질의 현존을 드러냅니다.

사랑 또한 이러한 특성을 가지고 있고, 그래서 익숙한 것은 가치로 물들게 되는데 왜냐하면 그것의 내적 가치는 이미 확인되었기 때문입니다. 이 과정으로 인해, 익숙한 것은 하다못해 마음에 드는 낡은 슬리퍼 한 켤레에 지나지 않더라도 '소중'해지고 애지중지하게 됩니다. 참나에게는 일체가 다 소중해지는데, 그것은 일체가 '나의 것'이기 때문이 아니라 그것이 '있기' 때문입니다.

선생님께서 설명해 주신 방법은 관심과 정신 에너지의 주된 집중으로서 에고의 '경험자' 가장자리edge를 가리고 배제하는 일과 같습니다.

에고의 기능은 우회될 수 있고, 따라서 에고의 편집 과정은 더 이상 가치가 없어집니다. 가치를 박탈당한 것은 사라지는 경향이 있지요. 앎은 의식 자체의 성질이며 무엇이든 '해야' 한다는 부담이 없습니다. 앎은 그냥 '있는' 것이고 본래의 능력으로 말미암아 본질을 곧바로 이해합니다. 참나로서의 신성Divinity의 현존Presence에는 노력이 들지 않습니다. 그것은 정체의 성질로서 '알고' 그래서 '이것'과 '저것' 혹은 '나'와 '그것' 간의 관계를 처리할 필요가 없습니다. 에고의 경험자/처리장치 가장자리와의 동일시를 포기함으로써 드러나는 실상 Reality 은 말로 쉽게 묘사될 수 없습니다. 존재의 주관적 앎은 언어를 넘어선, 편집되지 않은 선험적이고 일차적인 인식입니다. 그것의 근원 Source 은 참나이며, 에고가 믿는 바와 같이 자기의 경험자 측면은 아닙니다.

그렇다면 사실상 '면도날'이나 '가장자리'란 없군요.

그러한 비유는 그것이 더 이상 도움이 되지 않거나 유용하지 않을 때까지 실용적 가치를 갖습니다. 그것은 강을 건너기 위해 잠깐 배를 타는 것과 비슷하지만, 배는 그 이상의 기능에 봉사하지는 않지요. 모든 영적 수행과 기법들이 다 그렇습니다.

신성 Divinity 의 현존 Presence 에서, 영적 수행을 할 이유는 더 이상 없습니다. 일단 강 저쪽에 닿으면 노를 사용할 이유가 없는 것처럼 말입니다. 모든 외연적 용어와 마찬가지로, '가장자리'는 참나/신성 Divinity 의 하나임 Oneness 의 비선형성 속으로 사라집니다. 아는 자 Knower 와 아는 대상 Known 은 정체 Identity 속으로 녹아들기 때문에 궁극적 실상 Ultimate Reality 을 목격하는 사적인 자기는 없습니다. '가장자리'라는 용어는 처리장치/경험자 성질의 경계면을 표시하는데, 이것은 인위적 분리이지요. 또 다시 모호해 보일 수 있는 또 다른 묘사는, 일체는 그 자체의 목하의 실상으로 말미암아 이미 그 자체의 반영이라고 말하는 것입니다.

그렇다면 관상은 본질과 지각의 식별이라는 돌파를 촉진합니까?

관상은 그 과정이 집중보다는 맥락화의 귀결이 되도록 해 줍니다. 그 과정은 순식간에 보다 가깝지요. 실제에서, 관상은 의도의 귀결로서 탈초점화됩니다. 관상은 조작적이지 않습니다. 영적 기법들은 성찰과 더불어 무르익고 성숙해지며 그 다음에 저절로 '제이의 천성'과 같은 것이 됩니다. 쉽고 자연스러워지는 것이지요. 그것은 습득하거나 마스터해야 할 새로운 어떤 것이 아니라 자연적 성향이자, 앎과 참나의 인식 Knowingness 의 정체로서 의식의 능력입니다. 참나는 내면의 스승 Teacher 이며, 그 성질들은 주목되고 각성될 필요가 있을 뿐이지요.

에고에서 솟아나는 질문은 특정한 생각과 탐구로서 일어납니다. 참나는 사실 언어적이거나 명시적이지 않은 미묘한 성향으로 표현되는 편입니다.

에고는 어떤 질문을 해야 할지 모를 것입니다. 에고의 가치들과 정보 수집 양식은 다른 메커니즘을 통해 작동하니까요. 진짜 질문은 저절로 일어나는 것처럼 보일 수 있습니다. 그것은 마치 그 답은 이미 현존하지만 명료함을 보증하기 위해 선언의 최종성을 바라는 것과 같습니다. 그것은 의심과 맞닥뜨리게 되는, 펼쳐지는 과정의 귀결입니다. 그 과정은 또한 이미 알려져 있지만 명확히 진술되지 않은 것에 대한 공식적인 인정과도 같습니다. 일정한 수준에서는 누구나 답이 '있다'는 것을 이미 알고 있습니다. 에고는 그 다음에 정의定義의 세부에 대해 궤변을 늘어놓지만, 참나는 그러한 계략에 속아 넘어가지 않습니다. 모든 그릇된 동일시는 일체의 정신화를 신에게 내맡기려는 자발성과 더불어 한 순간에 털어 낼 수 있습니다.

깨달음은 내용과 동일시에서의 중대한 변동의 귀결입니다. 경험자 초점은 실상 Reality을 가리는 장막과도 같은데, 버팀목이 제거될 때 그것은 저절로 떨어집니다. 이것은 신에게 의지를 내맡긴 귀결입니다. 자기의 현실감은 사실상 오직 저변의 참나의 현존으로 인한 것입니다.

언어는 정보의 소통을 위한 것입니다. 영적 영역에서 이용될 때, 언어는 결국 좌절을 일으키는 막다른 골목에 이릅니다. 마음은 언어에 대한 정신화를 계속하고 싶어 합니다.

언어는 그 한정성과 선형성으로 인해 외연적이지만, 또한 비언어적 함축 및 지시를 갖기도 하는데 이것 역시 언어의 주관적 성질입니다. 그래서 결국 가르침은 비언어적으로 되고 의식 수준의 비선형적 장을 통해 전달되는데 여기서 인식은 장 그 자체에 내재되어 있지요. 이것이 스승 Teacher의 현존의 가치이며 스승의 에너지 장은 촉매와도 같습니다. 참나의 높은 에너지 장은 이미 제자 안에 현존하고 있습니다. 그것은 획득되어야 하는 것이 아니라 그저 활성화되면 되는 것인데, 이는 긍정적인 카르마적 잠재성의 귀결입니다.

DISCOVERY OF THE PRESENCE OF GOD

08

전부임 대 무

서론

 마음의 내용은 개념, 관념, 이미지, 부합하는 감정성과 같은 선형적 형상으로 표현된다. 영적 노력을 통해 이러한 것은 내맡겨지며 그로써 에너지가 빠지게 된다. 어떤 시점에서 '자기'가 소거되고 있고, 따라서 "나는 더 이상 내가 아닐 것이다."라는 불안이 솟아날 수도 있다. 나아가 비존재나 무에 대한 고전적 두려움으로 일어나는, 사람이 존재하기를 그칠 것이라는 두려움이 있을 수도 있다. 사람들이 '내'가 그저 프로그램들로 이루어져 있다고 할 때, 그러한 프로그램을 내맡기면 '나' 또한 사라질 것이 아닌가? 라고 생각하는 것은 이해할 만하다. 그래서 '공'의 의미를 이해하는 것은 중요한데, 특히 황벽선사의 전심법요(850으로 측정)에서 묘사된 부정의 길처럼, 다양한 불교 경전과 기타 저작들에 공이라는 용어에 대한 충분한 이해의 결핍이 만연한 것을 보면 그렇다. 전심법요 이후에, 황벽선사는 960의 의식 수준까지 진화를 계속했는데 이에 대해서는 『의식 수준의 초월』에서 논한 바 있다.

공

부정의 길에 따르면, 몰두하는 헌신자는 공/무의 현상과 마주칠 수 있다. 이것은 대략 850의 의식 수준에서 일어난다. 공은 관념작용이나 다른 어떤 형태의 선형성도 부재한 그 멎어 있음과 평화로 말미암아 인상적인 것은 물론, 표면상으로 완전무결하며 그 자체에 대해 충분하다. 헌신자는 그 상태가 멎어 있고, 평화롭고, 진정으로 비어 있으며, 시간이나 공간에 속박되어 있지 않으므로 "물론 이것은 깨달음 Enlightenment의 상태다."라고 믿는다. 공은 또한 감정이나 지각에서 자유로운데, 그것은 공이 비선형적이어서 그와 같은 선택지들이 없기 때문이다. 이것은 또한 앞선 제자들, 즉 '아라한'(800으로 측정)들이 찬양하는 상태인데, 이들은 공 Void이 깨달음 Enlightenment의 궁극적 상태라고 잘못 믿고 있다.

무(Nothingness, 비존재)가 궁극적 실상 Ultimate Reality이라면, 관찰자 또한 공일 터이므로 그것에 대해 보고할 사람이 없으리라는 것이 명백하다. 그래서 공이 보고되고 있음은 의식 자체가 현상에 대한 앎을 통해 여전히 현존한다는 것을 나타낸다.

오류는 이중적이다. ① 용어 설명의 부족으로 인한 붓다의 가르침에 대한 오해, ② 사랑을 속박이자 한계로 잘못 동일시하는 것.

후자는 사적이며 유한한 감정적 사랑('나'와 '너' 사이의)을, 이와 대조적으로 주체나 대상이 없는 신성$_{Divinity}$의 비선형적이고 무조건적 성질인 신성한 사랑$_{Divine\ Love}$과 혼동하는 데서 비롯된다.

임사 체험을 해 본 사람은 누구라도 알겠지만, 신성한 사랑$_{Divine\ Love}$은 전부를 포괄하는 장이며, 그 성질은 잊을 수 없다. 그것은 본질적으로 진실로 형언할 수 없으며, 신성한 사랑$_{Divine\ Love}$의 현존은 그 절묘한 경험적 전체성 속에서 녹아내리는 것 같다. 세속의 삶에는 그와 비슷하기라도 한 것이 없다. 신성한 사랑$_{Divine\ Love}$은 한량없이 부드럽지만, 그것에 고유한 무한한 힘으로 말미암아 무한히 강력하다.

사랑$_{Love}$으로서의 현존$_{Presence}$에 내재된 것은 무시간성/영원성의 성질이다. 지상의 시간으로 현존$_{Presence}$의 짧은 순간조차도 참나를 통해 영원한 것으로 각성된다. 이것은 잘못 보려야 잘못 볼 수 없는 특징이다. 그러므로 시계가 가리키는 시간으로 극히 짧은 순간에라도 실재$_{Real}$를 알았다$_{Known}$는 것은 그것을 영원히 안다는 것이다.

붓다의 가르침에 대한 혼란은 '그 어느 것도 아님$_{no\ thing}$'(선형성의 결여)의 개념이 무$_{Nothingness}$의 공을 의미하는 것으로 잘못 해석되었기 때문이다. 신성한 사랑$_{Divine\ Love}$이 없다면 그것은 정말 진실로 무$_{Nothingness}$일 것이고, 그래서 역설적으로, 비존재는 가설적으로 가능한 '실상'일 것이다. '무$_{Nothingness}$'는 그것 자체의 수준이고, 신성$_{Divinity}$의 특징이자 주된 성질인 무한한 사랑$_{Infinite\ Love}$을 결하고 있기 때문에 여전히 불완전하다. 또한 무$_{Nothingness}$

의 한계를 나타내는 것은 850이라는 그 측정 가능한 수준이다.

이번 생에 세 살 적에 공Void이 돌아왔는데, '무Nothingness'의 상태에서 존재Existence에 대한 갑작스러운 앎이 있었다. 그것은 무Nothingness의 비어 있음에서 저절로 출현했다. 갑자기 경험적 존재의 복귀가 충격적으로 제출되었고 이렇게 해서 무Nothingness 대 전부임Allness으로서의 궁극적 실상Ultimate Truth의 이원성이라는 양극이 출현했다. 여러 해가 지난 뒤, 부정의 길에의 재봉헌이 궁극적 진실Ultimate Truth의 핵심에 도달하려는 그칠 줄 모르는 욕망을 통해 되돌아왔고, 이는 다시 공Void으로 인도했다. 하지만 이때는 이미 무시간적 사랑Love의 그 심오한 성질과 더불어 현존Presence의 경험이 있었고, 그래서 공Void에 다시 들어가자마자 부정의 길은 거부되었다. 그 결과 이전의 오류의 근원이 발견되었고 그래서 사랑Love이 신성Divinity의 본유적 성질임을 인정함으로써 그것을 교정할 수 있었다. 사실 사랑Love은 현존Presence의 일차적 성질이다.

기본적 오류는 사적이고 감정적인 사랑과 신성한 사랑Divine Love과의 혼동에서 기인하며, 또한 사랑을 집착, 감정성, 의존과 결부된 특별함, 욕망으로 부정하는 것에 기인한다. 그러므로 사랑은 정말 문제가 아니지만, 사람들 사이의 욕망과 집착으로서의 사랑의 감정화는 내맡겨져야 할 속박이다.

이상은 너무 이르거나 혹은 무관한 얘기로 보일 수도 있지만, 미래의 어느 때에 그것은 올라올 것이다. 영적 진보의 속도를 편의에 따라 통제할 수는 없다. 큰 장벽들이 갑자기 사라질 수 있는데 그것은 그 기초가 뿌리 뽑히거나 초월되었기 때문이다.

이러한 것에 대해 지금 알아야 하는 또 다른 이유는 구도자들이 의식하고 있을 수도 혹은 의식하지 못할 수도 있는 미지에 대한 공통된 두려움을 줄이기 위한 것이다. 다양한 스승 및 가르침들의 진실의 수준을 측정함으로써 안심을 찾을 수 있다. 공Void의 덫은 정보를 통해 초월할 수 있는 오류이다. 참나는 정체로 말미암아 궁극적 실상Ultimate Reality을 안다. 즉 그것이 그것이다. 참나는 그로써 현존Presence을 인지한다.

신성Divinity의 전부임 Allness

신성Divinity을 어떤 이름으로 부르든 간에, 신의 본성 및 실상이라고 주장되는 것에는 불확실성이 있다. 개인적인 영적 경험들의 유효성에 관해서는 종종 의심이 일어난다. 따라서 결정적인 의식 측정 수준들을 통해, 전 시대에 걸친 축소할 수 없고 확인 가능한 신성Divinity의 본유적 성질들을 살펴보는 것이 유익하다.

1. **신성**Divinity은 비선형적이고 불편부당하고 시비분별이 없으며, 편파성이나 취사선택하는 편애를 넘어서 있다.
2. **신성**Divinity은 변덕스럽거나 분별하지 않으며, 추정적인 인간 감정들의 한계에 종속되지 않는다. 신성한 사랑Divine Love은 태양과 마찬가지로 무조건적이다. 한계는 에고의 귀결이다.
3. 신의 정의는 **신성**Divinity의 전능과 전지의 자동적 귀결이다. 신은 '행'하거나, '작용'하거나, '원인'이 되지 않고 그저 '있을' 뿐이다. **신성**Divinity의 성질은 무한한 힘의 장으로서 방사

되는데, 그 무한한 힘의 장에 의해 존재하는 전부는 있는, 그리고 되어 있는 '것'에 따라 자동적으로 정렬된다. 각각의 영혼/영은 이렇듯 그 고유한 운명으로 말미암아 자신의 수준을 향해 끌려가는데, 그것은 마치 바다 속의 코르크나 전자기장 속의 쇳가루의 움직임과 같다.

4. 신성 Divinity은 낮은 힘 force을 훨씬 넘어서 있는 무한한 힘의 고유한 성질로 말미암아 절대적 지배권 Absolute Dominion이다. 낮은 힘 force은 위치성과 통제의 도구이며 유한하다. 힘은 무한한 세기를 갖는다. 왜냐하면 그것은 힘을 구할 필요가 없는 신성한 Divine 참나로서의 힘의 근원 바로 그것이기 때문이다.

5. 신성 Divinity의 막강함 All-Powerful과 전적인 현존 All-Presence 내에서, 존재하는 전부는 스스로를 정렬시킨다. 이 조정은 영적 선택의 귀결이다. 자유는 신성한 정의 Divine Justice에 고유하다.

6. 의식의 무한한 장으로 표현된 신성 Divinity의 전지와 전능은, 실상을 가능성의 전 단계에 걸쳐 확인해 주는 의식 연구 측정 기법으로 확인할 수 있다. 모든 생각, 행위, 결정이 시간과 장소 너머에 있는 의식의 무한한 장에 각인된다. 이 각인에 의해, 정의가 보증된다.

신에 대한 두려움

엄청난 오해와 거짓 가르침을 포함하는 신성에 대한 개념과 신념들이 일어남에 따라 신에 대한 두려움은 영적 진보를 가로막는 장애가 될 수 있다. (일부 종교 단체의 신에 대한 묘사는 놀랍게도 20으로 측정되며, 200에 훨씬 못미치게 측정되는 다른 추정 가능한 '신들'이 넘친다.) 측정 가능한 매 의식 수준마다 신성Divinity에 대한 부합하는 개념과 신념들이 있다. 서구나 근동의 전통적 종교 안에서 성장한 이들에게는 분노한, 복수하는, 벌주는 인격신에 대한 두려움이 반복되고, 그래서 신에 대한 경외와 존경 대신 두려움이 솟아난다. 이러한 수많은 신념체계의 진실은 의식 측정 기법으로 쉽게 얻어낼 수 있는데, 이에 대해서는 『진실 대 거짓』의 후반부에서 보고한 바 있다.

신에 대한 그릇된 가르침들, 특히 아주 낮게 측정되는 것들은 원시적 신화나 낮은 아스트럴 수준에서 나온다. 일반적으로 그중 다수가 제한된 영역들의 허울뿐인 신과 예언자들을 가지고 있는데 그들에게는 이상하고 기괴한 특징이 숱하게 많다. 그러므로 높게 측정되는 스승과 가르침을 존중하고 200 이하인 것은 피하는 것이 현명한데, 200 이하에 대해 경전에서는 "거기 가지 말라"고 충고한다.

영적 진화 및 특별함의 문제

때로 개인적 에고의 한계들이 초월되지만 에고는 영리하며, 영적 개념들을 통합시켜서 이것으로 '영적 에고'라는 것을 창조하여 생존하려고 한다. 영적 에고는 남보다 우월하다거나 보다 순수하다고 느끼는 것으로, 그리고 자신이 더 높게 측정된다는 것으로 그 자체를 과시할 수도 있다. 때로 에고의 허영은 단순히 '영적'으로 여겨지고자 하는 소망이다. 영적 허영의 또 다른 덫은 지적 허영심인데, 이것은 종교적·영적 단체 및 그러한 단체들의 역사적 진화의 세부에 관한 대량의 정보와 데이터의 축적으로 표시된다. 하지만 영적 진실에 '관하여' 아는 것은 영적 진실을 '아는' 것과 같지 않으며, 하물며 그것이 '되는' 것과는 전혀 다르다.

또 다른 종류의 특별함은 영적 진화와 더불어 사랑할 수 있는 능력 및 사랑의 장을 방사할 수 있는 능력이 증가하는 것인데, 이는 그러한 것을 사적인 사랑으로 잘못 해석하는 타인들에게 매력적이다. 그래서 열렬한 사랑은 시험일 수 있으며, 유혹은 초기에는 측정 수준이 높았으나 나중에 몹시 심한 하락을 보여 준 많은 부주의한 스승들의 추락이었다. 각각의 측정 가능한 의식 수준은 선행하는 것들 '보다 낫다'를 지시하는 것이 아니라 그저 진화의 한 단계에 불과할 뿐임을 인정할 필요가 있다. 각 수준은 다른 수준들과는 다르다. 그러나 각각의 수준에서는 탁월함이 그 자체의 품질증명이다.

도중에 일어나는 유혹에서 사람을 보호하는 안전장치는 사전경고 외에 겸손함, 감사, 그리고 중요한 것으로, 존중으로 이루어진다. 사람은 진실과 진실의 열매에 대해 감사하게 되고 진실의 기원을 존중하게 된다. 온전한 이는 또한 마주칠 수 있는 가능한 함정과 유혹을 존중한다. 따라서 이 존중은 그런 한계에 대한 경각심으로 반영된다. 겸손함은 역설적으로 존중의 한 성질이다. 또한 에고 자체도 존중하는 것이 현명한데, 왜냐하면 장구한 세월 동안 에고의 노력이 없었다면 사람은 에고의 초월을 추구할 수 있을 정도로 살아남지조차 못했을 것이기 때문이다. 에고를 정복해야 할

적으로 설정하는 것은 실수이다. 에고를 그저 애완동물로 받아들여 연민으로 녹이는 것이 보다 이롭다. 에고가 과거에 무슨 일을 했던 간에, 그것은 강아지처럼 그 이상을 알지 못했기 때문에 그랬던 것이다. 에고를 악으로 몰아붙이는 일에는 아무런 실익이 없다. 에고를 비난하는 것은 그것을 한계로 보기보다는 선악의 양극/이원성에 사로잡히는 것이다. 또한 에고를 개인화하는 일에도 아무런 실익이 없다. '좀 더 현명했어야 했을' 에고가 사실상 그렇지 못했다고 해도 그렇다. 현명했다면 에고는 실수를 저지르지 않았을 테니까 말이다.

DISCOVERY OF THE PRESENCE OF GOD

/ 2부 / 토론

DISCOVERY OF THE PRESENCE OF GOD   09

대담

    진실은 그 자체에 대해 충분하지만, 진실에 대한 설명과 묘사는 적절한 언어가 일상생활에서 친숙하지 않은 개념과 표현을 포함하고 있는 사실로 인해 제한된다. 그렇지만 말 또한 연관된 기억을 불러일으키는 연관된 효과(느낌)와 더불어 의미와 의의를 전달한다. 참나 각성 Self-Realization/깨달음 Enlightenment에 대한 문헌 대부분은 고대의 가르침에서 비롯되는데, 여러 세기에 걸쳐 유명한 현인들이 여기에 덧붙였다.

    전통적 문헌, 특히 고대의 문헌에서 일어난 한계는 전해진 원래의 진실이 이따금씩 오해되고 잘못 해석되었다는 것인데, 특히 문자화되기 이전 여러 세기 동안 구전되어 내려오는 동안에 그런 일이 일어났다. 게다가 정보가 구두로 전해지던 시대에 많은 것이

몸짓, 얼굴 표정, 강조, 음량, 말투와 억양, 그리고 신체 언어와 같은 비언어적이고 미묘한 방식으로 전달되었다. 때로는 이 모든 것이 실제의 언어 표현보다 더욱 중요하다. 가르침의 방식은 또한 청중의 이해 능력에 대한 스승의 직관적 평가를 반영한다.

그러므로 표현된 진실의 수준에 대한 의식 측정뿐 아니라 현대적 설명과 해설이 가치를 갖는다. 또한 강연은 설교적으로 되는 경향이 있으므로, 많은 제자들이 강연 말미의 질의응답 시간을 선호한다. 어떤 의미와 함축은 결과의 재맥락화, 유머, 역설, 모호한 표현에 의해서 가장 명료해진다. 질의응답은 덜 분리되고, 보다 격의 없고, 지적으로 덜 까다로운 경향이 있다.

| 토론 |

영적 저술의 목적은 무엇입니까?

확인 가능할 뿐 아니라 경험적·실용적으로 유용한 입증된 정보를 제공하는 것입니다. 먼저 호기심과 지성이 충족되어야 합니다. 영적 정보에 대한 갈증이 있으니까요. 유효한 정보의 이용 가능성으로 충족되지 않을 때 그러한 갈증은 의사(疑似) 영성에 대한 수요를 창출하고, 그것은 유행을 타지만 제자에게 도움이 되지는 않습니다. 왜냐하면 그것은 상상에 기초하고 있기 때문입니다.

많은 유효한 정보가 이용 가능하긴 하지만, 그것은 외국 문화의 특징과 외국의 언어 및 산스크리트 용어처럼 모호한 용어들을 간직하고 있습니다. 그러한 것들은 영어로 번역되어도 여전히 고풍스럽게 느껴지고 민족성과 외국 문화 및 시대를 반영합니다. 예를 들면 마이스터 에크하르트의 가르침을 둘러싸고 일어난 종교적/문화적 논쟁은 그 역사적 맥락을 상실했기 때문에 오늘날에는 사실 이해하기 어렵습니다.

영적 가르침의 일차적 목적은 실제로 도움이 되고 영감을 불러일으키는 방식으로 믿을 만한 정보를 제공하는 것, 그리고 주관적 선언으로 영적 진실을 긍정하는 것입니다. 제자들이 제대로 그리고 안전하게 길을 갈 수 있으려면 정보를 잘 알고 있을 필요가 있습니다. 지침은 발견의 원리와 같습니다. 찾고 있는 것은 이미 안에 있으니까요.

선생님의 저작과 강연에서 눈에 띄는 것은 교의가 없고 교회의 권위를 인용하지 않는다는 것입니다.

진실은 홀로 섭니다. 경전을 언급하는 것은 일차적으로 부연 설명이나 친숙함을 위한 것입니다. 내면의 길은 경험적이며 지적이지 않습니다. 그것은 미화, 부연 설명, 권위주의에 대한 의존 혹은 제자에게 인상을 주려는 그 어떤 조작도 필요로 하지 않습니다.

역사적으로 교회의 공식적 승인 이외에는 신뢰성을 확인하기 위해 이용할 수 있는 다른 수단이 전혀 없었습니다. 예를 들면 극동에서 신뢰성은 현인들의 계보가 갖는 권위의 산물로서의 자료에 대한 관련에 따라 유추되는 일이 많았습니다. 통계적으로 깨달은 조건이 드물기 때문에, 그것에 대한 어떠한 정보라도 독특하거나 특별한 것은 물론 가치 있는 것으로 여겨졌지요.

이 시대에는 진실을 확인하고 확인할 수 있는 객관적 수단으로서 지금의 의식 측정법을 이용할 수 있습니다. 그래서 더 이상 명성, 교회의 권위, 공식적 '인가', 소문 혹은 공적 이미지에 의존할 필요가 없습니다. 지금은 잘못된 길로 들어설 가능성이 훨씬 적습니다. 마음 그 자체는 믿을 수 없는 안내자입니다. 마음은 매력, 명성, 유행 및 그러한 것과 연관된 열정과 감정성에 의해서 쉽게 그릇된 길로 인도됩니다. 신념체계나 스승들에 대한 포장이나 선전은 그 구성 요소의 가치와는 아무런 관련이 없습니다.

선생님 책의 저자는 누구이며, 강연의 화자話者는 누구입니까?

질문 자체에 오류가 있습니다. '누구'라기보다는 '무엇'이냐고 묻는 편이 낫습니다. 실상Reality에 '누구'는 없으며, 자율적이고 자연발생적인 초개인적 성질이나 능력이 있을 뿐입니다. 의도는 잠재성이 현실로 되는 것을 촉진합니다. 실상/근원Reality/Source이 내면의 스승Teacher이며 이는 참나의 현존Presence입니다. 언어화는 한마음Mind을 돕는 마음의 지적 능력을 이용한 결과이지요. 지배권은 한마음Mind의 것이며, 이에 대해 언어화된 마음은 실용적 도구에 지나지 않습니다. 인식Knowingness은 비선형적이지만 그에 대한 설명은 인간 의사소통의 목적을 위해 선형적입니다. 하지만 동시에 비언어적 수준의 의사소통이 일어나고 이는 듣는 사람의 이해를 촉진하지요. 이것은 저작을 통해서도 그렇지만 스승의 실제적 현존 속에서 더욱 그렇습니다.

스승Teacher 안에서 아는 자Knower는 아는 대상Known입니다. 보통의 정신작용에서 아는 대상과 아는 자는 분리되어 있습니다. 스승Teacher 안에서 아는 자Knower의 이원성은 존재하지 않는데 왜냐하면 그 둘은 동일성으로 말미암아 같기 때문입니다. 참나가 질문에 대한 답을 줍니다. 참나는 '남'한테서 얘기를 듣지 않습니다. 아는 자Knower/참나는 화자話者의 창시자/근원입니다.

비유적으로 예를 들면 우리가 고양이에게 "고양이로 존재한다는 게 어떤 것이냐?"고 묻는다면 고양이는 당황할 것입니다. 고양이는 그저 있는 그것일 뿐이며 식별 가능한 대상으로 스스로를 객관화시킬 필요가 없습니다. 그래서 고양이는 이렇게 반문합니다. "'고양이'라는 게 무슨 뜻이지?"

우리는 대답합니다. "너 말야."

고양이는 대꾸합니다. "아, 그러니까 그게 바로 나로군. 아니면 그게 나를 부르는 이름인가?"

우리는 대답합니다. "고양이란 네 이름이야. 왜냐하면 그게 너니까."

"아," 고양이는 말합니다. "하지만 그게 무얼 뜻하는 거지?"

그래서 우리는 백과사전의 고양이 항목을 읽어 줍니다.

고양이는 대꾸합니다. "그건 정말 흥미롭지만, 내가 누구인가와는 아무 상관이 없어. 나는 나 자신을 고양이로 경험하지 않아. 나는 나 자신을 '나'로 경험하지." 고양이는 말을 계속합니다. "제발 '나'라는 게 뭔지 설명해 줘. 인간으로 존재한다는 건 어떤 거지?"

우리는 이렇게 대답할 수밖에 없습니다. "'나'로 있는 거지."

"고마워." 고양이는 말합니다. "이제 나는 고양이로 존재한다는 게 뭔지 알겠어. 내가 할 일은 그냥 '나'로 있는 거야."

이렇게 해서 우리는 고양이가 깨달았음은 물론 신성한 Divine 기원을 갖는다는 것을 알 수 있습니다. 왜냐하면 '내가 있음을 안다'는 것이 유정한 생명체의 핵심이기 때문입니다. 고양이는 그저 있기 때문에 행복하고 만족해 합니다. 고양이는 앎/의식을 가지고 있고 따라서 완벽합니다.

'경험함'과 '앎'은 다른 성질입니까?

그 질문은 흥미로운 발견으로 이끄는데, 의식 수준 200 이하에서는 삶의 과정에 대한 경험은 있지만 아직 존재에 대한 의식적 앎은 없습니다. 그래서 개구리는 개구리의 삶을 경험하지만, 자신이 있다거나 혹은 존재나 생명을 갖는다는 것은 알지 못합니다.

의식 수준 200에서 동물과 인간은 성질이 변화하며, 이 수준에서 생명체는 그것이 있다는 식으로 자기 존재를 알게 됩니다. 이것은 인간과 동물의 왕국에서의 의식 수준 분포에서 나타나는 주목할 만한 차이입니다. 의식 수준 200 이하에서 생명은 그 자체를 위해 존중되지 않는다고 말할 수 있고, 따라서 타자의 생명의 가치 역시 그 자체를 위해 존중되지 않습니다. 의식 수준 200을 넘어야만 '타자'의 삶의 행복과 가치에 대한 배려가 정말로 솟아납니다. 그래서 200 이하에서는, 생활방식이 인간과 동물 모두 자기중심적입니다.

영적 문헌에서, '마음집중'은 중요할 뿐 아니라 명상이나 다른 영적 수행의 필수 조건으로 간주됩니다.

'마음집중'이란 단순히 정신집중의 기술이고 의지를 갖고 흔들림 없이 초점을 맞추는 기술입니다. 그것은 운전하는 동안 앞의 눈을 계속 도로에 고정시키고 있는 것과 같지요. 그것은 주의 분산을 거절한다는 것을 의미합니다. 미숙하고 위험스러운 운전자는 운전하는 동안 휴대폰으로 통화하고 광고판을 읽으면서 라디오를 듣고, 개를 쓰다듬고, 샌드위치를 먹는 여러 가지 일을 합니다. 마음집중이란 아무리 사소한 것처럼 보이더라도 단 한 번의 사고라도 내면 해고될 거라는 사실을 알고 있는 숙련된 전문 운전자와 같습니다. 주의 집중 능력을 기르려는 자발성은 영적 의도에서 일어나는데, 이는 선형적 내용보다는 비선형적 장과의 동일시로 귀착됩니다.

많은 영적 수행에서 문제는 할 수 있는지가 아니라 하려고 하는지 여부에 있습니다. 예를 들면 사람은 욕망의 유혹에 맞닥뜨릴 수 있습니다.

그것은 내맡겨질 수 있을까요?

그렇습니다. 하지만 그렇게 할 겁니까? 예/아니오. 내놓는 핑계는, "난 못해."입니다. 그러면 우리는 이렇게 묻습니다. "장전된 총으로 머리를 겨눈 채 따를 것인지 죽을 것인지를 묻는다면, 할 수 있습니까?" 대답은 물론 "예."입니다. 왜냐하면 이제는 그렇게 '하려고' 하니까요. 이렇듯 사람은 사실 줄곧 그렇게 할 수 있었습니다. 헌신이란 모호함이 없는 흐트러지지 않은 집중과 정렬을 의미합니다. 그것은 결단과 확고부동한 목적을 나타내며 결정과 영감으로 강화된 내적 규율일 뿐입니다.

에고/마음과 그것의 감정과 느낌들은 아주 강력하고 습관적으로 보입니다.

옳습니다. 그래서 그러한 것을 초월하기 위해서는 '영적으로 되려는' 단순히 좋은 생각 이상의 것이 필요합니다. 본능과 부정적 감정의 낮은 힘$_{force}$은 200 이하로 측정됩니다. 200 이상에서 사람에게는 용기의 힘과 중립의 무저항이 있고, 300대까지는 믿음과 열정, 그리고 그러한 것에 대한 자발성이 있고, 400대에서는 지성, 교육, 지적 능력의 안내가 더해집니다. 500 수준에서는 패러다임의 중대한 변동이 있으며, 변형을 불러일으키는 사랑$_{Love}$이라는 성질의 도움을 받아 가치들이 유형에서 무형의 것으로 이동합니다. 헌신은 선택과 의지에 의해 강화된 지도 원리로서의 사랑$_{Love}$에 대한 몰두입니다. 개인적 의지의 내맡김과 간청에 따라, 영적 목적과의 정렬에 의해 불려나온 신성한 의지$_{Divine\ Will}$(참나)가 개입합니다. 신성한$_{Divine}$ 도움과 더불어 불가능은 가능이 되지요. 에고/마음이 가장 소중히 여기는 것조차 실제로 내맡겨질 수 있습니다.

마음 집중이란 목격함/경험함이라는 물결의 물마루 위에 초점을 맞추는 것에 더해 지각된 손해나 이득을 기꺼이 내맡기려는 것을 의미합니다. 필요한 주된 기술이 바로 그것입니다.

사람은 영적 수행을 어떻게 그려 보아야 합니까?

영적 수행 과정은 발견의 과정이며 그래서 내면을 향합니다. 영적 노력이 삶의 목표로 선택되는 것은 참나의 영향력에 따른 것이지요. 그것은 일차적으로 하나의 결정입니다.

하지만 영적 몰두와 노력은 사람의 습관적 생활방식에 혼란을 가져올 수 있지 않습니까?

보통은 조정하는 것으로 충분합니다. 적어도 처음에는 그렇지요. 초점의 강도는 혼란스러워 보이는 변화를 불러올 수도 있습니다. 하지만 야심을 줄인 결과로서 삶의 큰 변화, 예컨대 인간관계와 직업, 장소, 질병 혹은 기타 생활 환경에서의 변화와 같은 것이 일어납니다.

사람들은 영적 스승의 모습과 말이 어때야 한다는 고정된 이미지와 기대를 품고 있는 일이 많습니다. 대개는 긴 의상에, 경건한 태도 등을 기대하지요.

가르치는 방식은 자연발생적으로 저절로 일어납니다. 그것은 계속 우회하려고만 하는 에고와 대립하는 일도 가끔 있습니다. 지금까지 제공된 정보는 길고도 자세합니다. 하지만 그것을 실행에 옮기는 것은 전혀 다른 문제지요. 저항이 대립을 만나고 그것이 도전을 통해 의식될 때, 저항은 그 매력을 잃어버리는 일이 많습니다. 때로는 에너지 균형에서의 변동이 필요한 전부입니다. 이따금씩 자극해 주지 않으면 에고는 수사적 질문을 던지면서 늑장을 부리거나 자신의 꼬리를 쫓으며 시간을 낭비하는 경향이 있지요.

"이제 그만 됐다."는 말을 듣는 것은 그런 프로그램을 놓는 데 도움이 될 수 있습니다.

유머는 맥락의 변동에서 비롯되는데, 이를 통해 어리석음은 스스로를 드러냅니다. 유머는 또한 위치성과 대립합니다. 자신을 조롱하거나 남들이 그렇게 하도록 돕는 것은 갈등과 스트레스를 덜어 줍니다. 유머는 치료적이며 카타르시스를 가져다줍니다. 유머는 또한 두려움, 분노, 혹은 원한을 최소화시키지요. 실수는 우리를 겸손하게, 따라서 가르칠 만하게 만들어 줍니다. 때로는 퉁명스러움이 필요한데 그것은 시간과 에너지를 절약하기 위한 영적 경제를 위한 것입니다.

영적 경제요?

그렇습니다. 영적 노력에 대한 존중을 불러일으킬 필요가 있습니다. "길은 곧고 좁다. 시간이나 노력을 낭비하지 말라." 정확함은 진지한 몰두에 고유한 규율입니다. 어떤 제자들은 아직도 탐구의 시기에 있을 수도 있겠지만, 일단 영감을 얻으면 신에 이르고자 하는 열망은 충동이나 끊임없는 갈망, 혹 심지어 세상의 눈에는 '광기'처럼 보이기도 합니다. 그때부터는 놀이나 오락에 대한 참을성이 없어집니다. 신에 이르고자 하는 열망은 결정, 의지, 의식 수준, 카르마적 경향에 의존합니다. 열망이 강렬해질수록, 신을 향한 사랑과 신의 사랑은 지체를 허락하지 않습니다.

10

DISCOVERY OF THE PRESENCE OF GOD

영성과 세계

　진지하고 내적인 영적 수행은 지루하고 힘겹게(에고에게는) 느껴질 수 있지만, 고향으로 돌아가기를 열망하는 영에게는 흥미진진하다. 의식은 본래 자신의 근원을 추구한다. 그 과정에서 의식은 장애와 맞닥뜨리고 거기서 주기적으로 후퇴할 수도 있는데, 이것은 성찰 및 방향 재설정의 시기로 귀착될 수 있다. 저항이나 낙담의 시기조차 정상이며 예상된다. 그러한 것의 해결은 종종 재맥락화의 귀결이다.

　개인적 의지와 동기부여 외에 마음과 지성이 강력한 도구이기는 하지만, 이런 것 자체는 에고의 일부이자 그것과 한 꾸러미이므로 에고를 해체시킬 힘이 없다. 하지만 일단 구도자가 헌신적으로 되면, 영적 의지 Will의 힘은 참나의 현존 Presence을 통해 필요한 힘을 공급한다.

깨달음Enlightenment에 대한 몰두의 귀결로서 일어나는 내적 수행은 때로 확실히 경험적으로 어렵거나 힘겹기조차 하다. 그것은 저항으로 인한 것이지만, 순전히 피상적인 어려움이 목표를 포기하고 싶은 유혹이나 실망을 불러일으킬 수 있다. 하지만 이 또한 예상되는 것이고 따라서 처리되어야 할 요소에 포함될 뿐이다.

관상은 재정의再定義 및 재맥락화의 귀결인 통찰로 귀착된다. 그 사이에 명상, 기도, 봉사, 그리고 영적 단체 활동과 같은 다른 영적 수행들이 계속된다. 놓는 과정에서 내적 고착*에, 그리고 다양한 에고 보상과 유혹들에 대한 중독에 맞닥뜨리게 된다. 때로는 피정(혹은 안거)의 시기들이 도움이 되고, 또 어떤 때는 영적 활동에의 활발한 관여가 이롭다. 넘어설 수 없을 것처럼 보이는 장애가 신비스럽게 저절로 사라지고 해결되는 일이 자주 있다.

에고 자체에 고유하며 따라서 정말로 '개인적'이진 않은 보통의 저항 외에, 카르마적 요소의 귀결로서 상속받은 경향들이 있다. 이런 것들은 때로 기도나 심지어는 전생 회상 기법과 같은 특수한 조사로도 직관될 수 있다. 완강한 패턴들은 문제의 근원이 여전히 무의식 안에 있음을 가리킨다. 유용한 발견 기법은, 무의식 속에는 억압된 면이 있으며 그것은 개인적일 뿐 아니라 칼 융이 '집단 무의식'으로 묘사한 바와 같이 집단적이라고 추정하는 것이다. 그래서 어떤 문제들은 그저 인간 존재의 카르마적 유산일 뿐이다.

---

* 어떤 스트레스에 부딪혀 성격의 발달이 중단된 상태를 말한다.

예를 들면 실제에서 타인들이 끊임없이 잔인하거나 무례해 보인다면, 자기 안에 숨어 있는 잔인하고, 무례하고, 용서할 줄 모르는 면에 대해 용서하는 한편 도움을 청하는 기도를 하는 것이 이로울 수 있다. 이러한 측면들은 어느 정도까지는 비개인적이라는 점에서, 하지만 참여하는 인간 존재로서 그에 대한 책임이 있다는 점에서 수용될 수 있다. 예를 들면 만약에 타인들이 이기적이거나 인색해 보이거든 그런 식인 자기 안의 그런 면에 대해 기도하라. 인간 유산과 경험의 귀결일 뿐이라고도 할 수 있는, 그토록 깊이 억압된 숨은 성향이 있음을 발견하는 것은 종종 놀라움을 불러일으킨다.

금욕주의

이것은 다양한 시기에 유익한 수행이고, 이를 통해 사람은 감각과의 분리, 그리고 쾌락과 느낌에 대한 끝없는 추구와의 분리를 성취한다. 성공은 성취감을 가져다준다. 감각은 놀이와 흥분을 통해, 그리고 허기와 욕망을 강화시키는 유혹의 덫을 통해 쾌락을 추구한다. 감각은 진화상으로 동물 단계에 기원을 두고 있으며 본능에서 유래했다. 감각을 극복하는 유용한 기법은 감각적 욕구의 충족을 지연시키는 것이며, 욕구를 충족시키려 하기 전에 느낌 그 자체, 예를 들면 갈망하는 느낌에 대한 저항이나 욕망을 내맡기고 그것에 꼬리표를 붙이지 않는 것이다. 실제로 사람은 '배고픔'을 경험하지 않으며 이는 사실상 명명, 꼬리표, 진단이다. 실제의 물리적 감각은 그저 그것일 뿐이며 '필요'가 아니다. 무시하고 내맡기면 그러한 감각은 물러나고 사라진다. 그러므로 욕망이 있거든, 욕망을 무시하고 실제적인 감각 자체에 집중하라. 놀랍게도 몇 분 안에 갈망은 물러간다. 또 다른 요령은 오직 배고프지 않을 때만 먹고, 그리고 나중에 배고픔이 되살아나지 않도록 예방적 차원으로 미리 먹어 두는 것이다. 이 과정은 파블로프식 조건 형성에서 벗어나는 것과 비슷하다.

금욕주의는 완화된 기준으로 일상생활에 도입되어 하나의 생활 방식으로 유지되는 엄중한 규율일 수 있다. 이것은 시간, 에너지, 돈, 기타 자원의 절약으로 이끌어 준다. 사람이 생활하고, 기능하고, 삶을 즐기는 데 필요한 것이 실제로 얼마나 적은지를 발견하는 것은 자유를 가져다준다.

절연

이것은 세상에서 영적으로 물러나는(피정, 안거) 전통적 방식이며, 때로는 다양한 기간 동안에, 예컨대 단지 주말에만 하는 식으로 이루어진다. 하지만 진정한 절연renunciation이 온전히 의미하는 바는 에고의 보상 자체와 절연하는 것이고, 자기와 몸, 감정 혹은 마음과의 동일시를 절연하는 것이다. 내맡김과 포기를 통한 절연 및 분리를 통해 그중 어느 것도 '내'가 아니며 '나의 것'조차 아니라는 사실이 발견된다. 현실에서 그러한 것은 자율적 기능성들이다. 사람은 쾌락, 흥분, 혹은 짜릿함의 추구는 물론 이득이나 세속성의 추구와 절연할 수 있다. 사람은 지각이 실상 혹은 본질이라는 추정과 절연할 수 있다. 절연을 통해, 사람은 물리적으로 세상을 떠나지 않고도 세상에 투여한 감정적 에너지와 관심을 거둘 수 있다.

하나의 생활방식으로서 공식적 절연은 그런 큰 결정이 적절한 헌신자들에게는 여전히 하나의 선택지다. 그런 공동체에는 일반적 요구 조건들이 있으며 수도회가 유명하다. (트라피스트회, 도미니크회, 베네딕트회, 불교 승단, 라마크리슈나 교단 등) 대부분이 충실함과 진지한 몰두의 맹세를 요구한다.

세계

지구는 물질적 우주의 일부이며 그래서 물질적 우주의 변천과 진화 현상에 지배된다. 화산 폭발, 지진, 쓰나미, 산불, 홍수가 장구한 세월 동안 반복되었는데, 여기에는 하늘을 먼지로 뒤덮어 모든 생명을 질식시킨 거대한 운석들의 충돌이 포함된다. 그러므로 그러한 현상이 인류의 어리석음, 나약함, 실패 혹은 종교적 신념체계의 귀결이라고 추정하는 것은 순진한 일이다. 이른바 '종말' 현상들은 호모 사피엔스의 출현 이전과 이후에 공히 넘쳐난다. 숱한 예언자들과 예언이 왔다가 갔다. 거대한 운석이 떨어져 하늘을 지워 버렸을 때, 인류는 아직 태어나지도 않았다. 지구적 현상을 '신의 진노'의 증거로 맥락화하는 것은 원시적이고, 순진하며, 신성 Divinity의 실상 Reality을 의인화시킨 왜곡이다. 신은 감정적으로 불균형하지 않으며 심리적 도움과 영적 상담이나 분노 치유 프로그램을 필요로 하지도 않는다.

설령 이 모든 미혹이 사실이라고 해도, 어쨌든 그것이 개별적인 구도자와 무슨 상관이 있단 말인가? 지구상의 생명이 몇 년 안에 종말을 맞든, 아니면 서기 6017년이나 8095년에 종말을 맞든, 그래서 어쨌다는 건가? 그것이 사람 자신의 영적 진화 수준과 정말 무슨 관계가 있는가? 지혜로운 이는 우주공간 어딘가에서 혜성이 목격되었다고 해서 대중적 히스테리나 집단 자살에 휩쓸리지 않는다. 설령 '종말'이라는 파국이 온다 하더라도, 자살보다는 기도하는 것이 훨씬 나은 결정일 듯하다. 왜냐하면 사람에게 죽음은 확실하며, 자살에는 카르마적 귀결이 따른다.

인간 의식의 진화는 인간의 문화적·사회적 변화를 표현하는데, 이러한 변화들은 차례로 장구한 세월에 걸친 인간 집단 전체의 카르마적 경향과 유산을 반영한다. 동양에서 카르마는 일반적으로 수용되는 주제이지만 서구 사회에서는 그렇지 않을 뿐 아니라 도덕적 상대주의로써 조장이라도 하는 것처럼 무책임성을 찬양하기조차 한다.

의식 측정 연구를 통해 모든 생각, 행동, 말, 혹은 행위가 시간을 넘어서 의식의 무한한 장에 영구히 기록된다는 것을 증명할 수 있다. 의식 연구는 모든 사람이 신성한 정의Divine Justice로 말미암아 우주(신성Divinity)에 책임이 있다는 것을 분명히 해준다. 그래서 모든 사람은 태어난 그 순간부터 이미 측정 가능한 의식 수준을 가지고 있다. 인생은 우연하지도 임의적이지도 않으며, 무정부 상태에 기초하고 있지도 않다. 의식 수준들의 층위는 우세한, 강력한 '끌개장'(『의식혁명』을 볼 것)으로 말미암아 영향력을 갖는데, 끌개장에 의한 끌어당김과 정렬을 통해 비슷한 것끼리 모인다.

| 토론 |

영적인 사람으로서 세상사와의 관계에서 우리의 책임은 무엇입니까?

그것은 사람의 현재의 우세한 의식 수준에 달려 있습니다. 수준을 뒤섞는 데서 혼동이 일어납니다. 자비, 용서, 사랑, 연민의 영적 원리에 따라 행동하는 것은 물론 모든 수준에 다 적용되지만, 그러한 것이 어떻게 해석되고 행위와 관련하여 무엇을 나타낸다고 이해되는지는 지각과 영적 성숙 정도에 달려 있습니다.

지상의 삶은 '선한' 카르마를 쌓는 것은 물론 부정적인 카르마를 해소할 수 있는 최대한의 카르마적 기회를 제공합니다. 예를 들면 모든 인구와 집단이 오늘의 주요 뉴스에 나오는 것과 같은 잔인한 만행의 결과로서 긍정적이고 부정적인 영적 귀결들을 축적해 왔습니다. 그래서 영적 이익은 물론 '부채'도 있습니다.

일반적으로 기독교에서는 카르마를 가르치지 않는다고들 믿지만 그것은 사실이 아닙니다. 카르마를 가르치지만 특정 용어를 사용하지 않을 뿐이지요. 기독교에서는 죄와 덕행이 죽은 뒤의 영혼에게 매우 다른 귀결을 갖는다고 가르칩니다. 그 귀결에는 천국이나 지옥뿐 아니라, 연옥이라는 카르마의 길이 포함되지요. 게다가 전통적 가르침에서 인간은 아담과 이브의 타락으로 인해 '죄 안에서' 태어났으며 그래서 유혹에 굴복한 것과 신에 대한 순종을 거부한 것에 의해 카르마적으로 영향받는다고 합니다. 그 후에, 신의 자비심은 인간의 구원을 위해 태어난 구세주를 보낸 것으로 표현됩니다. 그것은 예수가 말한 그대로입니다. "나Me를 통하지 않고서는 아무도 하늘나라에 갈 수 없다."

불교에는 정토 Lotus Land(하늘나라 Heaven)가 있고, 여기에서 붓다의 한 측면이 옹호자로서 말합니다. 다른 시대의 또 다른 문화에서는 또한 크리슈나가, 어떤 이름으로든 신을 숭배하고 사랑하는 이들은 "나의 것 Mine이며 내게 Me 소중하다."고 가르쳤습니다. 이것은 시편 91편에 나오는 것과 동일한 가르침이지요.

인간 존재의 커다란 영적 선물은 기회인데, 사람은 자신의 자유의지라는 선택지에 의해서, 어떠한 이름으로 불리는 신이든 그 이름으로 신성 Divinity을 선택하거나 거부할 수 있습니다. 그래서 인간 삶과 인간으로 환생하라는 허락은 붓다가 지적한 것처럼 그 자체로 큰 선물입니다.

세상사는 사람의 의식 수준에 걸맞게 지각되고 해석됩니다. 그러므로 세상은 비극적이고, 슬프고, 비참하게 혹은 두렵게 나타날 수 있고, 혹은 이와 반대로 유혹적이고, 흥미진진하며, 도전적으로 비칠 수도 있습니다. 500대 후반에서는, 세상이 연민과 더불어 조망되고 아름다움으로 비춰집니다. 600대에서 세상은 평화롭게 보이고, 700대에서는 라마나 마하르시가 말한 그대로입니다. "당신이 '보는'(즉 지각하는) 대로의 세상은 존재조차 하지 않는다. 그러니 세상은 신에게 맡겨라."

인간 삶은 의식 진화의 기회이며 깨달음 Enlightenment에 도달할 수조차 있는 커다란 영적 기회입니다. 인간 삶은 생명의 선물의 표현이며, 그것을 통해 사람은 결국 참나를 각성할 수 있지요. 세상에서의 일시적 삶은 덧없고 짧지만 그 귀결은 매우 장기적입니다. 그러므로 감사와 더불어 그 기회를 소중히 하는 것이 가장 좋습니다. 영적 노력은 그 자체가 저 생명의 선물에 대한 감사의 표현입니다.

하지만 삶의 부침浮沈에 대해서는 어떻게 보아야 합니까?

모든 삶의 부침에 선물이 숨어 있습니다. 때로 그것은 과거에 남에게 가한 고통을 취소할 기회입니다. 때로 고통은 저항으로 인한 것이며 에고의 개인적 의지의 귀결이므로 내맡김이 필요합니다. 전반적으로 겸손한 태도가 큰 도움이 되며, 내맡김을 통해 숨어 있는 선물이 드러납니다. 특정한 상황을 어떻게 처리할 것인가는 그것이 어떻게 개념화되고 맥락화되는지, 따라서 그것이 무엇을 '의미'하는 것처럼 보이는지에 달려 있습니다.

주어진 사건은 기회입니까, 아니면 유혹입니까?

의식 그 자체의 견지에서 볼 때, 세계는 정말 무정형이며, 모든 의미는 투사된 가치, 지각의 해석, 그리고 정신작용에서 파생된 것이라고 말할 수 있습니다. 만약 일정한 의식 수준에서 일어나는 지배적 교훈이 성공, 욕망 혹은 쾌락에 집착하지 않음이라면, 세상의 유혹은 거부될 수 있습니다. 또한 위치성들의 내맡김은 세상을 신에게 실제로 내맡기겠다는 결심으로 귀결될 수 있습니다. 비슷한 상황에 있는 어떤 사람은 세상사를 사심 없는 봉사에의 부름으로 볼 수도 있습니다. 또 다른 사람은 그것을 온전한 입장을 취하라는 부름으로 볼 수도 있고, 혹은 이와 대조적으로, 어떠한 위치도 갖지 않으면서 세상사를 지각의 반영으로, 그리고 그 어떤 결정이든 자만심의 허영으로 볼 수도 있습니다.

지각된 세상이 투사된 가치, 추정, 해석들의 환상일 뿐일 때 '세상을 구하러' 뛰어드는 일은 부질없습니다. 온전한 제자는 최상으로 보이는 것을 선택하며, 영적으로 진화하는 것은 실제로 사람이 세상에 줄 수 있는 가장 큰 선물입니다. 이 선물은 단지 사람이 하는 행위만이 아니라, 사람의 존재에 의한 것입니다. 진정으로 위대한 이들이 왔다가 갔는데, 이들이 남겨 놓은 것은 그들의 존재, 그들이 된 것의 귀결이었습니다.

그래서 절연은 외적이 아닌 내적 사건이군요.

불관여란 이득을 구하지 않는 행위를 의미합니다. 행위는 자연 발생적이며, 잠재성의 현실로의 표현을 나타냅니다. 영적 헌신자는 영적 진화에 개인의 삶을 바쳤고 안내 지도로서 진실Truth과 정렬했습니다. 공통적으로 던져야 할 질문은 이것입니다. "어떤 선택지 혹은 방향이 지고의 선에 기여할 것인가?" 가만히 서서 기다리는 자 또한 그분을 섬기는 것이라고 했습니다.* 때로 마음은 나무와 숲을 구별하지 못합니다.

결정을 내릴 때, 내용이 아닌 맥락과 장에 정렬되는 것이 가장 좋습니다. 때로는 희생과 봉사를 구별하는 것이 어렵지요. 앎/목격자/관찰자의 수준에서 의식은 관여하지 않습니다. 하지만 완전해진다면 의식은 나중에 재참여를 허락할 수도 있는데, 이는 집착,

---
* 밀턴의 소네트 「On His Blindness」의 마지막 문장을 인용했다.

매력 혹은 혐오를 내맡긴 결과로서의 불관여로 인한 것입니다. 행위는 또한 카르마적 경향을 나타낼 수 있는데, 똑같은 행동방식이 다른 시기와 환경에서 다른 개인들에게 실제로 매우 다른 의미와 결과를 갖습니다. 그러므로 세상사에 대해 취해야 할 '영적'인 방식이나 태도는 없습니다. 사실상 다수의 선택지가 있으니까요. 세상사에 대해 하나의 위치와의 동일시의 유혹에 빠지지 않기 위해서는 내적 규율 및 태도들의 내맡김이 필요합니다.

세상사는 지각에 바탕을 둔 반응들을 유발합니다. 세상사는 지각의 표현, 환상, 위치성들의 투사를 불러내는 대극장이지요. 사람은 TV를 끄고 그것을 피할 수도 있고, 혹은 TV를 주요한 교육 도구로 볼 수도 있습니다. 온 세상의 사건들이 파노라마처럼 펼쳐지는데, 이는 인간 에고의 여러 가지 표현을 나타냅니다. 그래서 TV는 인간 에고의 궁극적 게임판입니다. 지각은 인간-에고 삶의 이러한 반영을 부조리하게, 비극적으로 혹은 희극적으로도 볼 수 있습니다. 그것은 슬프게, 비감하게, 흥미롭게, 따뜻하게, 도전적으로 혹은 그렇지 않고 우스꽝스럽게도 보일 수 있습니다. TV 뉴스 프로에서 말하는 것처럼, "당신이 결정하십시오."

진짜 문제는, 결정하는 진짜 '당신'이 누구냐 하는 것입니다. 그것은 영적 제자가 대답해야 할 문제입니다. '나'는 다수의 선택지를 가지고 있고 그중 어느 것이든 택할 수 있습니다. 그러므로 세상은 변화무쌍─비극적─희극적─교육적─부조리─잔인하고─사랑스럽고─추하고─비열하고─통탄스럽고, 이 중 어느 것도 아니고, 혹은 그저 일시적 환상일 뿐입니다. 세상은 우화적입니다.

현대 생활의 영적 이점은 대중매체를 통해 삶을 경험하는 속도가 빨라졌다는 것이지요. 사람은 과거 시대라면 여러 생이 걸렸을 것을 단시간 내에 목격할 수 있습니다. 예를 들면 과거에는 평생 동안 좁은 공간과 한정된 역할의 경험에만 그치고 말 수 있었습니다. 양치기나 마을 대장장이의 삶처럼 말입니다. 지금은 다수의 삶, 전망, 환경, 조건들이 연속적으로 제출됩니다. 끔찍한 범죄에서 즉위식, 가정사, 큰 전쟁, 세계적 참사들에 이르기까지 말입니다.

인간 에고의 TV를 이용하든 혹은 그것을 무시하고 내면으로 들어가든 똑같이 도움이 될 수 있는데, 왜냐하면 결과를 결정하는 것은 사람의 의도이기 때문입니다. 어느 쪽이든 자신과 타인에 대한 연민이 필요합니다. 일정한 분량의 고통은 비개인적이며 인간으로 태어난 육체성의 귀결이지요. 그래서 붓다는 제자들에게 재탄생, 병, 가난, 늙음, 죽음을 피하려면 에고를 초월하라고 간곡히 권했습니다. 세상과 그 속의 모든 것은 일시적입니다. 그러므로 그러한 것에 매달리는 것은 고통을 불러옵니다. 결과적으로, 붓다는 분리를 강조했습니다.

"관여하라." 그리고 "차이를 만들어 내라."는 통속적인 권유에 대해서는 어떻게 생각하십니까?

연민 어린 주의는 그 자체로 보이지 않는 영향력을 갖습니다. 의지를 바탕으로 한 행위들의 결과는 의도 및 의식 수준의 귀결입니다. 때로는 온전한 불관여가 세상을 더욱 이롭게 합니다. 몇 세기 동안 계속된 대전과 엄청난 인간 재난은 칭기즈칸에서 카를 마르크스, 아돌프 히틀러에서 현재의 테러리스트들에 이르기까지 관여하고 영향을 미치려는 에고의 웅대한 계획의 결과입니다.

세상에 가장 크게 기여하는 방법은 무엇입니까?

각 개인의 영적 의식의 진화는 전 인류의 의식 수준의 진보에 기여합니다. 해수면을 끌어올리면 수면에 떠 있는 모든 선박들이 올라가지요. 연민에서 솟아나는 행위들이 갖는 효과는 그 의도의 결과입니다.

인간 의식은 배움을 통해 진화하는데, 이것은 흔히 일차적으로 경험적입니다. 목격되는 인간사의 '목적'을 추정하는 것은 대개 주제넘은 일입니다. 적절하다고 여겨지는 것은 지각 및 맥락화의 귀결이지요. 그래서 행위가 적절한지 여부는 본질의 실상Reality에 대한 식별보다는 우세한 의식 수준을 반영하는 하나의 선택지입니다.

모두가 자신의 의식 수준에 걸맞은 책임이 있고 과실이 있습니다. '관여' 여부가 허영심과 연민 중에서 어느 것을 반영하느냐는 내용과 맥락 양자의 총체적 장의 귀결입니다. 유위action냐 무위nonaction냐는 '된 것' 혹은 '인 것'의 자연발생적 반응입니다. 효과는 의도의 귀결이기 때문에 적절한 행동에 관한 유력한 법칙은 없습니다.

따라서 선택은 추정과 외관을 바탕으로 하는 것입니까?

선택은 또한 영적 발달 단계 및 그 전체적 의도와 정렬합니다. 분리를 배우는 데 바쳐지는 기간들이 있고 그 다음에는 회피를 초월하는 데 바쳐지는 기간들이 있습니다. 어느 것이나 유혹과 매력들을 가지고 있지요. 의식의 각 수준의 이원성에 관해서는 『의식 수준의 초월』에서 상세히 논했습니다.

세속적 선택으로 나타나는 것 외에, 카르마적 영향 및 경향들도 있습니까?

그러한 요소는 선택의 문제에 기여하는데 왜냐하면 카르마적 요소는 의미, 의의, 그리고 중요성의 함축에 대한 이해에 영향을 미치기 때문입니다. 진화는 발견으로 이끌고, 이것은 차례로 뉘앙스, 의의 그리고 앞으로의 탐구를 위한 추정을 드러내 줍니다. 이것이 초월의 본성이며, 이에 의해 숱한 표면적 모순이나 갈등이 의도의 귀결인 전체적 정렬로 인해 저절로 해결되지요. 그러므로 전체적인 영적 과정은, 성찰과 식별력의 발달을 통합하는 관상적 생활방식과 일치합니다.

강렬한 내적인 영적 집중의 전반적 귀결은, 분리 및 세상에의 불관여로 귀착되는 경향이 있지 않습니까?

일반적인 경향으로서 그것이 특징입니다. 지각에 대한 에고의 지배가 쇠퇴할 때, 세계의 외관 및 마음의 해석들 역시 그렇습니다. 결정은 투사된 지각을 바탕으로 합니다. 그래서 마음은 분별에 기초한 분류를 포함하는, 끝없는 환상을 지각하지요. '좋은' 선택지로 해석된 것들은 선택과 동의에 있어 매력적입니다. 이렇듯 모든 지각은 내용을 반영합니다.

행동 패턴은 명시적이고 묵시적인 우세한 사회적/교육적 제도의 귀결인 신념체계에서 비롯됩니다. 그래서 '의무'는 공공연한 표현과 미묘한 표현을 공히 갖습니다. 헌신적 비이원성의 길을 받아들이는 것은 세속적 관여와 행위보다는 진실Truth의 추구에 대한 의무를 재맥락화하는 것입니다. 세상에 가장 크게 기여하는 방법이 무엇인가는 이해와 일치합니다.

영적 제자/헌신자/구도자에게 가장 유용한, 추정적 세계관은 어떤 것입니까?

세계의 실제 '목적'은 완벽하며 오직 신만이 그것을 완전히 알고 있다고 가정하십시오. 세계를 전체적으로 중립적인 것으로, 하지만 영적 성장 및 의식의 진화를 위한 최적의 기회를 제공하는 이점을 가지고 있다고 보십시오. 세상은 깨달음의 학교이자 신성Divinity의 드러남인데 여기서 의식/앎은 그 근원Source을 향해 다시 깨어납니다. 그래서 깨달음을 추구하는 것은 그 자체로 세상과 신에게 봉사합니다.

하지만 전쟁은 어떻습니까?

그것은 영적 제자들이 자주 던지는 질문이지요. 평화가 진실Truth의 귀결인 것처럼, 전쟁은 거짓의 귀결입니다. 전쟁은 인간 역사의 93퍼센트를 지배했습니다. 에고에게 전쟁은 풍토병 같은 것입니다. '반전反戰' 또한 전지全知를 가정하는 에고 위치입니다. 그러므로 세상과 세상의 전쟁을 신에게 내맡기는 것이 보다 앞선 것입니다.

'전쟁을 증오'하는 것은 증오의 또 다른 표현일 뿐이지요. 안 그렇습니까? 평화를 사랑하는 것, 그리고 세상의 전쟁과 카르마에 영향 받은 전쟁 참가자들에게 시비 분별없는 연민을 갖는 것이 더 낫습니다. 전쟁반대자는 고통 받는 동료 인간이 부정적인 카르마를 해소하고 구원에 도달할 기회를 박탈하려고 하는 것입니까?

고통과 죽음은 에고의 귀결이며 에고 위치성과 지각의 귀결입니다. 세상에 가장 크게 봉사하려거든 깨달음Enlightenment을 구하고, 환상에 기여하는 대신 환상을 초월하십시오. 전지는 인간 지각이 아닌 신성Divinity의 성질이지요. 영적 에고가 정치화되지 않도록 주의하세요. '공상적 사회개량주의'는 순진하고 부주의한 이들에게 덫이 됩니다. 세상과 인류에 대한 신의 의지 및 신성한Divine 섭리의 '편'에 서십시오. '지고선'에 봉사하는 최상의 방법은 관찰자의 우세한 의식 수준과 일치합니다. 만인을 위한 단 하나의 해답은 없습니다.

DISCOVERY OF THE PRESENCE OF GOD

11

여러 스승과 가르침들

서론

역사적으로 진화한 스승Teacher은 진실Truth과 영적 진보의 일차적 근원이 되어왔다. 그 기능은 영감을 불러일으키고, 알게 해 주고, 보통의 마음을 통해서는 얻을 수 없는 정보를 전달하는 것이었다. 스승Teacher은 지식Knowledge의 근원Source이 외적이라기보다는 내재적이라는 점에서 독특했다. 인식Knowingness의 근원Source은 스스로 빛을 뿜으며˚, 선형적 처리의 결과가 아니라는 것은 묘사적 용어 '신비주의자'의 사용으로 귀착되었다. 이는 정보의 근원

˚ Self-effulgent, 여기서 Self는 '스스로' 외에 '참나'를 뜻하여, '참나의 빛을 뿜으며'라는 의미를 함께 갖는다.

Source이 참나이며 자기나 보통의 마음, 교육, 혹은 지성이 아님을 가리키기 위해서였다.

빛비춤의 상태Illumined State는 또한 오라를 통한 특정한 영적 에너지의 광휘를 수반하며 이를 특징으로 하는데, 이는 에너지 장이 본래 빛난다는 것을 가리키기 위해 그림에서 광배의 상징으로 표현되는 일이 많다. 그러한 에너지 장은 시간이나 장소를 넘어서 지속되는 영속적 표지이다. 지난 10년 안쪽으로 특정한 의식 수준을 정확히 측정하는 일이 가능해졌는데, 이는 의식에 대한 더욱 큰 이해가 출현한 결과로서 나타나고 있다. 그러므로 측정 가능한 수준은 표현된 진실의 정도 및 수준과의 일치에 대한 연구 확인이다. 현재는 단순한 믿음faith이나 평판에만 의존하는 것을 배제하는 입증 가능한 데이터가 신빙성을 더해 준다.

깨달음은 그것의 실현에 대한 장애가 제거되었을 때 그 자체를 드러내는 대단히 명확한 상태 혹은 조건이다. 그것은 마치 구름이 증발하거나 걷히면서 태양이 빛나는 것과 같다. 태양은 스스로 빛을 뿜고 '빛비춤Illumination'이라는 에너지를 방사한다는 점에서 참나와 비슷하다.

인구 중에서 그런 현상이 통계적으로 드문 까닭에 그 희귀함은 물론 고유한 독특한 가치로 말미암아 그러한 조건이 주의를 끄는 경향이 있다. 뒤따르는 가르침Teaching들은 그 어떤 성격personality이 아닌 조건 그 자체의 귀결이다. 그 과정이 정신적, 감정적 혹은 물질적인 것이 아니기 때문에 그것은 '신비적'으로 지각되었는데, 여기서 '신비적'이란 신비스러움을 의미하거나 혹은 보통의 지각이나 개념화를 통해 이해할 수 있는 마음이나 지성의 영역에 있지 않음(즉 비선형)을 의미한다.

본래의 정당한 의미에 뒤이어, '신비적'이라는 용어는 환시와 환청 혹은 보통의 마음에는 익숙하지 않은 초상현상들처럼 이성으로는 이해되지 않는 다른 파생된 조건들에 부주의하게 적용되었다. 이와 대조적으로 신비적 상태들의 오랜 전통이 있는데, 이는 성인이나 크게 각성한 의식상태들에 대한 추정과 결부되는 일이 많았다. 진정으로 신비적인 것과 단순히 신비한 것을 구별하기 위해서는, 깨달음Enlightenment이나 참나 각성의 상태에는 신비한 방문자, 안내자, 메신저, 환시나 환청과 같은 '타자'가 일체 없음을 아는 것이 좋다. 사람은 이 모든 것이 선형성의 특징이며 따라서 한계임을 금세 알 수 있다.

신성한Divine 메신저와 종교적 내용의 환청은 의식 측정 기법으로 구별할 수 있다. 또한 기독교에는 구원자로서의 예수 그리스도에 대한 충성을 선언하라는 '영들에 대한 시험'의 가르침도 있다. 악마나 아스트럴 실체라면 그렇게 할 수 없다.

스승의 기능들

일차적 기능은 그 조건 혹은 상태를 선언하는 것이고 이렇게 해서 전통적으로 신성Divinity이라고 불리는 그 근원Source의 실상Reality을 긍정하는 것이다. 현존Presence은 보통 경험의 차원과는 다른 차원에 속해 있고 따라서 다소 특수하고 독특한 방식의 언어를 요구한다. 현존Presence은 보통 경험의 근원을 넘어선 어떤 근원

Source에 속해 있으며, 선형성이 결여된 실상Reality의 한 성질이다. 의식/앎의 근원 Source이 존재나 비존재조차 동시에 넘어서 있다는 것은 직관적 함축에 의하지 않고서는 말하는 것이 불가능한데, 왜냐하면 태양조차도 태양 자체를 넘어서 있고 그것보다 더 큰 실상들의 귀결이기 때문이다.

선형적인 나타난 세계(창조Creation)는 그 자체가 비선형에서의 출현인데, 이 비선형은 나타나지 않은 것(Unmanifest, 신격Godhead)으로 묘사된다. 깨달은 스승은 그러므로 그 속에서 깨달음Enlightenment과 생명 그 자체가 나타나는 근원Source의 가시적 선형적 인간계 내부에서의 사례 혹은 확인이다. 깨달은 스승Enlightened Teacher은 그러므로 가시적 세계 내에서의 한 증명으로서 인간 잠재력을 예시한다. 깨달은 스승Enlightened Teacher의 조건 혹은 상태는 역치*를 나타내는데, 이 역치에서 비선형적 근원Source은 잠재성에서 현실로 출현한다고 말할 수도 있다. 그것은 마치 전구가 전기 에너지를 빛으로 변형시키는 것과 같다. 빛과 전기는 보이지 않는 동일한 근원에서 방사되지만, 보이는 것은 빛뿐이다. 그래서 깨달은 현인은 변형시키는 매개체와 비슷하고, 그에 의해 작인作因은 가시적으로 되고 확인 가능해진다. 그 다음에 이것은 보통 상태를 초월한 실상Reality의 다른 차원들에 대해 증언하는 목격자로서 현인Sage/신비주의자Mystic의 기능으로 표현된다. 그 독특함을 나타내는 것은 "형언할 수 없다."는 묘사적 용어다. 신비적 상

---

* 감각 세포에 흥분을 일으킬 수 있는 최소 자극의 크기를 말한다.

태 그 자체는 종교의 선험적 발달이며, 이것은 그 다음에 선형적 정신작용에 의해 지각되고 맥락화된 것으로서의 묘사 및 설명이라는 형태를 취한다. 하지만 깨달음이라는 조건 혹은 상태는 '무심'의 하나다. 그래서 정신작용에 의한 해석은 실상Reality의 본질Essence 자체를 미묘하게 비껴간다.

앞서 설명한 것처럼 스승Teacher의 일차적 기능은 진실Truth을 선언하고 묘사하는 것이며, 이렇게 함으로써 그 속에서 깨달음Enlightenment의 상태가 출현한 진실Truth을 나타내는 것이다. 선언과 묘사를 통해 스승Teacher은 그 기원에 수반되는 영적 에너지를 방출하여 남들이 깨달은 상태로 초월하는 것을 용이하게 해 준다.

확인과 일치

어떤 시대나 문화에서든 원초적인 잠재적 상태의 재출현은, 당대의 지배적 문화 및 언어 양식을 반영하는 묘사에서의 표면적 차이에도 불구하고 항상 본질적으로 동일하다. 그 후의 묘사들은 무관한 것들 및 지배적 문화와 시대의 외래적 측면들을 포함하는 일이 많으며, 그래서 그 자체로는 사람, 장소 혹은 문화와 무관한 본래의 물들지 않은 가르침을 오염시키는 일이 많다.

깨달음Enlightenment의 기여

스승Teacher은 자명하고 인류에게 고유한 가치가 있는 정보의 전달에 봉사한다. 그러므로 정보의 발생이 신성한Divine 선물 덕분이며 사적인 것이 아님을 모두에게 공개적으로 터놓고 진술한다.

내적 실상Reality의 초월적 성질로 인해, 그것의 고유한 가치를 위해 그 상태를 공유하는 것은 선물의 본성 자체를 암시해 준다. 때로 다양한 스승들이 그 고유한 가치를 강조할 목적으로 그 상태 혹은 조건의 가치를 선언하여 교육으로써 그에 대한 인정을 촉진하려 할 수도 있다. 이것은 페니실린을 발견한 뒤의 알렉산더 플레밍 경의 노력에 비견할 만한데, 플레밍 경의 설명이 없었다면 나중에 수백만의 생명을 구했던 항생제 약리학 출현의 도약대로서의 페니실린 발견의 가치는 간과되었을지도 모른다.

역설적으로 '무심'(한마음Mind 혹은 의식Consciousness 자체)의 상태에서는 지성과 이성을 포함하는 보통 마음의 한계들이 명백해진다. 보통의 마음은 선형적이고 이원적이며 감정화된 지각 및 한계들을 수반하여, 태양빛을 가리는 하늘의 구름과 같다. 그래서 구름을 걷어 내는 방법은 명백한 장애물 코스를 뛰어넘는 데 성공한 스승에 의해 명확해질 수 있다.

조건이 유리하고 의도에 의해 에너지를 얻을 때 잠재성은 현실로 나타난다. 그래서 스승Teacher은 교육자로 기여할 뿐 아니라 목격자의 에너지를 방사함으로써 선형적 차원에서 환상에 의해 가려진 무제한의 비선형적 실상Reality으로의 여행을 촉진한다. 궁극적 실상Ultimate Reality은 '경험함'의 그것과는 전혀 다른 차원, 성질, 패러다임에 속한다. 따라서 그것은 지각되거나 개념화되기 보다는 '각성'되며, 혹은 아는 자Knower와 아는 대상Knower의 동일성으로 말미암아 경험된다.

말하고 가르치는 방식

깨달음Enlightenment의 상태는 그러한 조건 자체와 일치하는 방식으로 표현된다. 그래서 진술은 보통의 언어에서처럼 반조건적이거나 설명적이기보다는 선언적인 형태를 갖는 일이 많다. 왜냐하면 이것은 깨달음의 상태 자체가 맥락에 의존하지 않는 일차적 조건이며 외적인 자격부여나 의존성이 없기 때문이다. 그러므로 언어는 운용상으로 항상 반조건적이며, 내용 및 가까운 장에 의존하는 '~으로 보이는' 것보다는 '~인' 것을 반영한다. 그 상태는 무조건적이며 따라서 그 상태의 언어 또한 그러하여 의심이나 외적 의존에서 자유롭다. 그 이유는 인식Knowingness이 현상보다는 본질Essence의 영역에서 기원하고, 따라서 조건부, 예컨대 '~ 같다', '~으로 보인다', '~으로 묘사된다', 혹은 '~으로 여겨진다'에서 자유롭기 때문이다. 비선형은 확인할 순 있지만 '증명'할 수는 없는데, 증명이란 400대의 의식 수준에 한정된 선형적 과정이다.

이 상태에 대한 이해가 없다면 현인의 어떤 진술들은 독단적이거나 권위적인 것으로 오해될 수도 있는데 그것은 사실과 다르다. 현인의 진술은 정체로 말미암아 확실성과 권위를 반영할 뿐이다. 비유해서 말하자면 고양이로 존재하는 것에 대한 유일하게 진실한 권위는 그것이 고양이임으로 말미암은 고양이 자체의 권위다. 이렇듯 정체는 비이원적 실상Reality으로 말미암은 권위다. 그래서 스승Teacher은 스승Teacher 내부의 진정한 스승Teacher인 참나의 하나임Oneness과의 동일성으로 말미암아 이원성을 우회한다.

스승Teacher의 '배역' 혹은 페르소나

　내면의 침묵Silence은 말이 없고, 움직임이 없으며, 침묵하고, 멎어 있고, 충만하다. 그것은 전부를 포괄하며 완전무결하다. 그럴 운명이라면 깨달은 스승Enlightened Teacher은 지상Earth에서 기능을 계속할 수도 있지만, 그러한 경향은 오직 신성한 운명Divine Destiny에 달려 있다. 어느 한 시기에 지구상에 깨달은 스승들이 그토록 드문 한 가지 이유는 신성한Divine 상태에 도달하자마자, 대다수가 육체를 그냥 초월하기 때문이다. 이는 의식 수준 600 너머에서 열려 있는 지속적인 선택지가 되는데, 이것은 다시 알려져 있지 않거나 혹은 묘사할 수 없는 영향력 있는 요소들에 지배된다.

　도움이 되려면 정보는 이용 가능해야 한다. 그래서 참나는 마음/언어 능력을 통해 세상과 연결되는 페르소나/배역 기능성의 재출현의 힘으로 스승Teacher의 의사소통 능력을 활성화시킨다. 마음은 침묵하더라도, 담화는 가까운 초대하는 장의 귀결로서 저절로 일어난다. 동일한 자연발생성이 정보의 이용 가능성과 접근성을 높여 주는 저술활동을 통해 일어난다. 결과적으로 정보는 세계적으로 이용 가능해지고 다음 세대로 전달되게 된다.

　현장의 청중들에게, 페르소나는 개별성이나 개성을 동시에 결하고 있는 자율적 매개체로서 상호작용하게 된다. 그래서 화자話者는 성격이 아닌 기능성이다. 페르소나는 재빨리 그리고 자율적으로 상황 변화에 적응하지만, 활성화되지 않을 때는 침묵하며 존재하지 않는다. 그것은 마치 소리가 부재할 때 침묵이 지배하는 것과 같다. 그러므로 의사소통은 하나의 잠재성의 활성화를 나타낸다.

이와 비슷하게 육체의 활성화는 주변 상황에 걸맞게 자율적, 자연발생적으로 일어난다. 역설적으로 육체성을 떠나는 선택지는 열려 있는 잠재성으로 남아 있다.

의사소통의 본성

영적 진실은 비선형적 힘과 강도를 나타낸다. 이로써 영적 진실의 표현 역시 꾸밈이 없을 수 있다. 의사소통 방식은 청중에 대한 유용함이라는 목표 및 진실Truth의 본유적 실상의 인지를 이해하고 직관할 수 있는 능력과 자동적으로 정렬되는 경향이 있다. 때로는 정교한 설명이 있고, 또 어떤 때는 시간과 에너지의 절약에 기여하는 간결함이 있다. 이렇듯 의사소통 방식은 가치 있는 것에 대한 청지기역*의 표현이다. 실제로 사람이 개인적 의도의 충족을 내맡김을 통해 준비가 되면 무엇인가를 '얻는' 데는 불과 1만분의 1초가 걸린다.

스승Teacher은 그 누구도 설득하려고 하지 않는데, 왜냐하면 수용은 자유의 특권이며 또한 스승Teacher은 '증명', 설득, 개종, 혹은 선전에는 관심이 없기 때문이다. 때가 되면 사과는 나무에서 떨어진다. 나무를 흔들거나, 협박하거나 혹은 감언이설로 꼬드길 필요는 없다. 모든 것이 의도, 카르마적 경향, 유리한 조건들로 말미암아 적당할 때 일어난다. 진화하는 모든 것은 의식의 진화 그 자체

---

* 사람은 진실이든 재물이든 그 어느 것도 '소유'할 수 없고, 그러한 것에 대해 그저 청지기의 역할을 할 뿐이라는 의미에서 나온 표현이다.

를 매개로 하여 진화한다. 그래서 스승Teacher은 잠재력의 실현을 나타낸다.

영적 진술은 그것의 측정된 진실Truth의 수준에서 유효하다. 공식적 종교의 진실 또한 각각의 측정 수준에서 확인될 수 있다. 종교적 진실은 교회의 권위에 의해서, 그리고 교리로서의 공식적 수용에 의해서 강화된다. 반면에 영적 진실은 외적 권위에 의존하지 않으며 그 물들지 않은 기원으로 말미암아 홀로 서 있다. 영적인 길들의 초대는 인류가 알고서든 모르고서든 사실상 생존을 의지하고 있는 영적 실상들을 주관적으로 재확인하는 것이다.

온전한 스승 및 가르침의 특징

헌신자들이 다름 아닌 자신의 영혼을 의탁하는 대상은 신뢰할 만하고 온전하다는 것이 확인 가능해야 한다. 그러므로 연구되고 기록된 영적 온전성, 스승, 가르침, 단체들에 관한 기본적인 필수 사항을 『진실 대 거짓』에서 뽑아 편의상 이곳에 옮겨 놓는다.

영적 진실, 온전한 스승과 가르침들의 확인 및 그 특징

1. **보편성**: 진실은 문화, 성격 혹은 환경과는 상관없이 모든 때와 장소에서 진실이다.
2. **독점적이지 않다**: 진실은 전부를 포함하고, 비밀이 없으며, 무종파적이다.
3. **이용가능성**: 진실은 모두에게 개방되어 있고, 독점적이지 않다. 드러내거나 감추거나 혹은 판매할 비밀은 없으며, 마법의

처방이나 '비전秘傳'은 없다.

4. **목적의 온전성**: 얻거나 잃을 것이 없다.

5. **분파적이지 않다**: 진실은 제한의 박람회가 아니다.

6. **의견에서 독립해 있다**: 진실은 비선형적이며 지성이나 형상의 한계에 종속되지 않는다.

7. **위치성의 결여**: 진실은 어떤 것에도 '반反'하지 않는다. 거짓과 무지는 진실의 적이 아니라 진실의 부재를 나타낼 뿐이다.

8. **필요조건이나 요구가 없다**: 회원가입, 회비, 규정, 맹세, 규칙 혹은 조건이 요구되지 않는다.

9. **통제하지 않는다**: 영적 순수성은 수행자의 사생활이나 의상, 복장, 스타일, 성생활, 경제상태, 가족형태, 생활방식 혹은 식습관에는 관심이 없다.

10. **낮은 힘이나 협박과 무관하다**: 세뇌, 지도자들에 대한 아첨, 훈련 의식, 교화 혹은 사생활 침해가 없다.

11. **구속하지 않는다**: 규정, 법, 명령, 계약 혹은 서약이 없다.

12. **자유**: 참가자들은 설득, 강요, 협박을 당하거나 대가를 치르는 일 없이 자유롭게 오갈 수 있다. 위계질서는 없으며, 대신 실제적 필요와 의무의 자발적 이행이 있다.

13. **평범함**: 인정은 부여된 칭호, 형용어 혹은 장식의 결과라기보다는 사람이 되어 있는 것의 귀결이다.

14. **영감을 불러일으킨다**: 진실은 미화, 유혹, 연출을 삼가고 피한다.

15. **물질주의적이지 않다**: 진실은 세속적 부, 명성, 겉치레 혹은

으리으리한 건물을 필요로 하지 않는다.

16. **자기 충족적이다**: 진실은 이미 전체적이고 완전무결하며, 개종시키거나 지지자와 추종자들을 모으거나 혹은 '회원 모집'을 할 필요가 없다.

17. **초연하다**: 세상사에 관여하지 않는다.

18. **온건하다**: 진실은 점진적 기울기를 따라 확인할 수 있다. 진실에는 '반대'가 없으며 따라서 혹평하거나 반대해야 할 '적'들이 없다.

19. **의도성이 없다**: 진실은 개입하지 않으며 제안, 부과 혹은 공표해야 할 일정이 없다.

20. **비이원적이다**: 전부가 장 내에서의 내재적(카르마적) 경향으로 말미암아 발생하는데, 잠재성은 '원인'과 결과에 의해서라기보다는 장에 의해 현실로 나타난다.

21. **평정과 평화**: '쟁점'이나 편파성이 없다. 남을 변화시키거나 사회에 강요하려는 욕구가 없다. 높은 에너지들의 효과는 본원적인 것이며 선전이나 노력에 의지하지 않는다. 중력이 사과를 나무에서 떨어뜨릴 때 '도움'을 필요로 하지 않는 것처럼, 신은 어떤 도움도 필요로 하지 않는다.

22. **동등성**: 이것은 그 모든 표현을 갖는 모든 생명에 대한 경외로 표현되며, 해로운 것에 대해서는 반대하기보다 단순히 피한다.

23. **일시적이지 않다**: 생명은 영원하고 육체성은 일시적인 것으로 각성된다. 생명은 죽지 않는다.

24. **증명 불가**: '증명 가능'한 것은 선형적이고, 한계가 있으며, 주지화 및 정신작용의 산물이다. 실상은 동의를 필요로 하지 않는다. 실상은 획득하는 것이 아니며, 이원적 에고의 위치성들이 내맡겨졌을 때의 순수히 자연발생적이고 주관적인 각성이다.

25. **신비적**: 진실의 기원은 자연발생적인 빛, 광휘, 빛비춤이며, 이것은 분리된 개별적 자기의 환상, 에고, 에고의 정신작용을 대체하는 드러남 Revelation 이다.

26. **형언할 수 없다**: 정의할 수 없다. 근본적 주관성은 경험적이다. 그것은 전자*를 대체하는 하나의 조건이다. 이 사건과 더불어 맥락이 내용을 대체하는데, 여기에는 일시성이 없으며 시간을 넘어서 있다. 실상은 시간 속에 존재하지 않고, 시간에 속해 있지 않으며, 시간을 넘어서 있고, 시간 밖에 있지도 않고, 정신작용의 책략인 것과는 아무런 관계가 없다. 그러므로 실상은 모든 명사, 형용사 혹은 동사, 타동사나 자동사를 넘어서 있다.

27. **단순하다**: 사람은 외관과 형상 너머에 존재하는 전부의 본질적 아름다움과 완벽함을 본다.

28. **단정적인**: 진실은 의견이나 증명 가능성을 넘어서 있다. 확인은 순수하게 그 주관적 앎에 의한 것이지만, 의식 측정 기법으로도 확인될 수 있다.

---

* 前者, 여기서는 깨닫기 전에 있었던 '사람'을 가리킨다.

29. **작용하지 않는다**: 진실은 어떤 것을 '행'하지도 어떤 것의 '원인'이 되지도 않는다. 진실은 모든 것이다.

30. **초대한다**: 선전하거나 설득하는 것과 대비된다.

31. **예언하지 않는다**: 실상Reality은 비선형적이므로, 예컨대 비밀 메시지, 암호, 숫자, 비문碑文과 같은 형상의 제약 속에 국소화되거나 암호화될 수 없고, 또한 룬 문자, 돌, 피라미드의 치수, DNA나 낙타의 코털 속에 감춰질 수 없다. 진실에는 비밀이 없다. 신의 실상Reality은 어디에나 있으며, 성문화成文化나 독점성을 넘어서 있다. 암호는 신성Divinity의 변덕이 아니라 인간의 상상력을 가리킨다.

32. **감상적이지 않다**: 감정성은 지각을 바탕으로 한다. 연민은 진실의 식별에서 비롯된다.

33. **권위적이지 않다**: 따라야 할 규칙이나 명령은 없다.

34. **이기적이지 않다**: 스승들은 존경받지만 개인적 아첨이나 특별함을 거부한다.

35. **교육적**: 다양한 형태로 정보를 제공하고 이용 가능성을 보장한다.

36. **자립적**: 돈을 목적으로 하지도 물질주의적이지도 않다.

37. **홀로 서 있다**: 외적이거나 역사적인 권위에 대한 의존 없이 완전하다.

38. **자연적**: 인위적 연습, 자세, 호흡 혹은 식이食餌 의례에 의한 유도되고 변성된 의식 상태나 에너지 조작이 없다. (즉 형상이나 육체성에의 의존이 없으며, 다른 실체나 '타자'를 불러내

는 일이 없다.)

39. **완전무결**: 이용하거나 이득을 보는 일이 없다.

영적 스승들

스승들 및 관련 문헌의 의식 수준을 측정하는 것은 유용하다. 실용적 편의를 위해, 많은 유명한 스승의 측정 수준을 『진실 대 거짓』에서 뽑아 이곳에 옮겨 놓는다.

다음은 다양한 종파의 존경받는 유명한 스승 100인 이상의 명단이다. 이들은 모두 460(탁월함) 이상으로 측정되며, 이들의 저작은 세월의 시험을 견뎌 냈다. 물론 명단이 완전한 것은 아니며, 지면이 허락된다면 다른 많은 스승을 포함시킬 것이다.

C.W. 리드비터	485	나낙	495
G. 맨리 홀	485	노자	610
가덴 샤르체	470	니사르가다타 마하라지	720
가섭불	695	달라이 라마(텐진 가초)	570
간테 풀쿠 린포체	499	도겐선사	740
강가지	475	드룩첸 린포체	495
고피 크리슈나	545	딜고 키엔체 린포체	575
공자	590	떼야르 드 샤르댕	500
교황 요한 바오로 2세	570	라드하카말 무케르지	475
그라나다의 모세스 데 레온, 랍비	720	라마나 마하르시	720
		라마크리슈나	620

라빈드라나드 타고르	475
람 찬드라	540
람첸 걀포 린포체	460
로렌스 형제	575
로버트 먼로	485
로버트 파웰	525
루돌프 슈타이너	475
루돌프 오토	485
루드비히 폰 버타란피	485
루미	550
리 사넬라	505
리처드 M. 버크	505
마더 테레사	710
마르틴 루터	580
마이스터 에크하르트	705
마하트마 간디	760
마헨드라나스 굽타	505
막데부르크의 메히틸트	640
머틀 필모어	505
묵타난다	655
바가반 니티아난다	500
백색 형제단	560
보리달마	795
비베카난다	610
샨카라(산카라 차리아)	710
성 어거스틴	550
성 패트릭	590
소크라테스	540
소태산 박중빈	510
쉬르디 사이바바(사티아가 아님.)	485
스리 라마누자 차리아	530
스리 마드바 차리아	520
스리 오로빈도	605
스리 유크테스와르	535
스와미 람다스	570
스와미 붓다난다	485
스와미 사치다난다	605
스와미 프라바난다	550
스와미 프레즈네파드	505
스즈키 로쉬 선사	565
십자가의 성 요한	605
아레오파고스의 디오니시우스	490
아비나바굽타	655
아빌라의 성테레사	715
아차리야	480
애니 베전트	530

앨런 워츠	485	카르마파	630
어네스트 홈스	485	켐포 푼촉	510
에라스무스	500	쿠숨 린파	475
에릭 버터워스	495	클로디오 나란조	465
에마 커티스 홉킨스	485	텐진 팔모	510
에메트 팍스	470	토머스 머튼	515
에벌린 언더힐	460	파드마 삼바바	595
엠마누엘 스웨덴보그	480	파라마한사 요가난다	540
오리게네스	515	파탄잘리	715
올더스 헉슬리	485	폴 틸리히	480
요한 칼빈	580	푼자지	520
요한 타울러	640	플로티누스	730
월러스 블랙엘크	499	피오 신부	585
잠양 칸챠	495	하쿠유 타이잔 마에즈미	505
장자	595	화이트 플럼 아상가	505
제이콥 봄	500	황벽 선사	960
제임스 앨런	505		
조셉 스미스	510		
조엘 골드스미스	480		
족첸 린포체	510		
진 클라인	510		
찰스 필모어	515		
충량 알 황	485		

〈경전과 영적 저작〉

『교리와 계약: 값진 진주』*	455
『그란트 사히브』(아디 그란트—시크교)	505
『금강경』	700
『기적수업』(교과서)	550
『기적수업』(연습서)	600
『노자 도덕경』	610
『누가 복음서』	699
『니케아 신조』	895
『달마 어록』	795
『담마파다』**	840
『도마 복음서』	660
『라마야나』	810
『람사판 성경』(구약과 계시록 제외하고 창세기, 시편, 잠언 포함)	880
『람사판 성경』(아람어 원전)	495
『리그베다』	705
『모르몬경』	405
『묘법연화경』	780
『무지의 구름』	705
『미드라드 Midrath』	665
『미쉬네 Mishneh』	665
『바가바드기타』	910
『반야심경』	780
『베다』	970
『베단타』	595
『비즈나나 바이라바』	635
『사해문서』	260
『삼위일체(개념)』	945
『시편』(람사판 성경)	650
『신약』(계시록을 삭제한 킹 제임스 판)	790
『신약』(그리스어 원전의 킹 제임스 판)	640
『아가다』	645
『아비나바굽타』(카슈미르 시바파)	655
『영지주의 복음서』	400
『외경』	400
우마르 하이얌의 『루바이야트』	590
『우파니샤드』	970
『잠언』(람사판 성경)	350
『조하르』	905

* 모르몬교 경서이다.
** 팔리어로 된 법구경이다.

『창세기』(람사판 성경)	660		『티베트 사자의 서』	575
『카발라』	605		파탄잘리의 『요가경』	740
『켈스의 복음서』	570		황벽 선사의 『전심법요』	850
『코란』	700			
『킹 제임스 판 성경』(그리스어 원전)	475			
『탈무드』	595			
『토라』	550			

메모: 황벽 선사의 『전심법요』는 850으로 측정된다. 나중에 황벽선사는 960 수준까지 진화를 계속했다.

DISCOVERY OF THE PRESENCE OF GOD

12

헌신자

서론

어떤 제자들은, 말하자면 영적 성향을 갖고 태어나며 일찍부터 아름다움은 물론 종교와 영성에 대한 매혹을 보여 준다. 어떤 이들은 독실한 신앙이나 결벽성조차 드러낼 수 있는데, 여기에는 죄에 대한 강박적인 두려움과 종교 교리에 대한 순종이 따른다. 종교적으로 경도된 이들은 또한 성직자가 되거나 금욕주의, 봉사, 자발적 가난을 강조하기도 하는 수도원이나 수행 단체에 가입하는 데 끌릴 수도 있다. 그러한 젊은이들은 내향적이고 진지하며, 철학적, 도덕적, 윤리적인 쟁점에 사로잡혀 있는 듯한 경우가 많다.

이와 대조적으로 나중에 구도의 길로 들어선 이들은 성숙해지면서 인간 조건의 본질적 모순과 딜레마 및 그 철학적 함의에 대한 답을 구하는 과정에서 점차로 영성에 관심을 갖게 된다. 일반적으로 전통적인 존재의 의문, 즉 우리는 어디서 왔는가? 우리는 어디로 가는가? 신의 '실재'는 얼마나 '사실'인가? 혹은 신이 하나의 신념체계에 불과한 것은 아닌가? 등에 대한 관상이 있다.

내향적인 사람들은 이러한 쟁점을 생의 초기부터 파고드는 경향이 있는 반면, 외향적인 사람들은 종교적이라고 하더라도 이러한 본질적 문제들을 나중으로 미루거나 혹은 개인적인 삶의 비극이나 파국의 귀결로서 탐구하는 경향이 있다. '바닥을 치는' 것은 수많은 보통 사람들에게 갑작스러운 경험의 전환을 촉진할 수 있으며, 이는 12단계 모임과 믿음을 기본으로 하는 다른 단체들에서는 유명한 현상이다. 심장마비나 가까운 사람의 죽음처럼 갑작스러우며 예기치 못한 재난은 깊은 영적 탐구와 자기 성찰을 촉발하는 일이 많다. 이러한 파국 가운데 임사 체험은 가장 인상적이며 본질적인 변형을 일으키는데, 그것은 현존 Presence의 짧은 경험조차도 사람의 삶을 완전히 바꿔 놓기 때문이다. 임사 체험은 또한 죽음의 공포의 완전한 상실을 특징으로 한다.

죽음의 불가피성에 맞닥뜨렸을 때, 평균적인 이성적 인간의 반응은 종교적, 도덕적, 윤리적 가치에 보다 진지하게 몰두하게 되는 것이다. 대부분의 사람들은 인간 한계와 나약함을 보상하기 위한 구원과 대속에의 믿음과 신념을 전통적 종교에서 찾는다. 그래서 어느 시대에나 신성한 스승 Divine Teacher, 화신 Avatar은 예수 그리스도, 붓다, 크리슈나, 무하마드와 같은 그 어떤 이름에 의해서든, 혹은 신성 Divinity의 표현들로서의 힌두교 제신 諸神의 이름에 의해서라도 구세주 Savior로서의 최후의 옹호자나 중재자로서 받아들여지고 숭배된다.

위의 모든 것은 신성한 자비심 Divine Mercy, 은총 Grace, 연민 Compassion, 그리고 인간 존재의 내재적 한계에서의 궁극적 해방에 대한 믿음을 포함한다. 자기정직성과 영적 온전성이 있을 때, 종교의 내적 유효성은 이성적 인간에게 호소력을 갖는다. 종교적 진실의 수용은 육체적 죽음의 수용 앞에서도 평정을 유지하는 것으로 확인된다.

종교적으로 온전한 생활방식은 만족스러우며, 결과적으로 타인에 대한 존중은 물론 건강한 자존감을 가져다준다. 전통적 종교는 의지할 수 있을 만한 실용적 도덕성과 더불어 행동, 가치관, 인격형성을 위한 윤리와 지침을 제공한다.

완고한 회의론자는 이렇게 물을지도 모른다. "하지만 신과 종교가 진실이나 실재가 아니라면 어떻게 하지요?" 그에 대한 대답은 물론, 그렇다면 사람들은 그 자체의 보상 덕분에 선한 삶을 살았을 것이라는 것이다. 연구에 따르면 종교적인 개인과 가족들은 건강, 행복, 수명, 교실 행동, 학교 성적, 사회적 성공 및 면역체계와 같은 삶의 모든 측면에서 큰 이로움이 있음을 보여 준다. (Keller, 2004)

오늘날의 세계에서 의식 수준에 대한 발전된 앎의 실용적 지침으로서 유용한 규칙은, 단순히 죄(200 이하로 측정되는 모든 것)를 피하라는 것이다. 영적 종교적 실상의 유효성은 『진실 대 거짓』에 폭넓게 반영되어 있는데, 여기서 의식 수준 분포의 도표를 잠시 살펴보는 것만으로도 명료하고 분명한 방식으로 진실이 확인된다는 것을 알 수 있다.

공식적인 전통적 종교는 인류 대다수의 영적 요구를 충족시켜 준다. 미국에서는 약 90퍼센트의 사람들이 신에 대한 믿음을 인정한다. 비록 공식적으로 종교를 가지고 있는 비율은 그보다 훨씬 낮지만 말이다. 하지만 점점 많은 인구가 영성을 인정하며 공식적 종교 그 자체의 필요성 없이 일상생활에서 영적 가치의 실천을 받아들이고 있다. 하위집단으로서 이들은 최근 '문화적 창조자'로 지칭되었다. (Anderson and Ray, 2000) 문화적 창조자의 교의를 신봉하는 많은 이들은 종교에 대해 우호적이면서도 공식적으로 거리를 유지할 수 있는데, 왜냐하면 이들은 종교가 지나치게 분파적이며 구속하거나 분열을 일으킨다고 보기 때문이다. 영적 지향이 강한 이들은 다양한 종교의 교의와 친해지게 되고, 각 종교의 본질을 이루는 내재적 진실을 찾아내려고 하는 경향이 있다. 그래서 오늘날의 세계에서 가장 일반적인 탐구는 자명하고 고유한 가치를 가지며, 교회의 권위나 교리에만 의존하지 않는 보편적이고 실용적인 영적 원리를 향한 것이다. 모든 생명에게 친절하라, 모든 생명을 지지하라, 모든 생명에게 연민을 가지라는 것이 공통적이고 전반적으로 우세한 태도다.

몰두하는 영적 제자들은 그래서 다양한 근원에서 배출되는데, 여기에는 재난, 성숙 혹은 우연한 상황의 결과로서 내적 변형을 겪은 이전의 무신론자와 세속주의자들조차 포함된다. 신에 이르는 길은 만 가지라고 하며, 그 중에서 몰두하는 영적 헌신자의 길은 전통이 깊고 잘 다져져 있다. 진지한 영적 몰두에 에너지를 불어넣는 것은 의식의 진화 및 그에 수반되는 카르마적 경향성이다.

진지한 영적 수행에 대해 준비되어 있는 것을 고전적으로 '무르익음'이라 일컫는데, 이 시점에서는 한 단어, 한 구절 혹은 이름 하나를 듣는 것만으로도 갑작스러운 결정과 몰두를 유발할 수 있다. 영적 봉헌의 출현은 그래서 미묘하고, 느리고, 점진적이다가 아주 갑작스럽게 큰 도약이 일어날 수 있다. 어떤 경로를 통해서든 일단 씨앗이 준비된 땅에 떨어지면, 여정은 본격적으로 시작된다. 일반적으로 예기치 않은 통찰의 빛이 전환을 유발할 수 있고, 바로 그 순간부터 삶은 변화한다. (말콤 글래드웰의 『티핑 포인트』에 묘사되어 있는 것처럼)

영적 수행자/제자/'행자'/헌신자/구도자

영적으로 고양된 이는 영적인 서적을 뒤지고, 강연에 참석하고, 다양한 영성 단체들을 찾아다니며 스스로 공부하는 경향이 있다. 이는 신념체계들은 물론 다양한 행로와 영적인 길들을 연구하고 탐험하는 시기다.

다양한 영적 수행, 길, 단체 혹은 문헌들의 측정 수준은 11장의 의식 측정 도표에서 간단하게 확인할 수 있다. 다양한 종교들 가운데, 최상의 가르침은 종종 '신비주의자'로 불리우는 진화한 스승들에게서 나온다는 것을 주목하게 될 것이다. 신비주의자들은 교회의 전통에 고유한 이원적 한계를 초월했다. 진실의 핵심은 물들지 않은 비선형적 본질인데, 이는 비이원적이며 의식 수준 600에서 일어난다. 극히 드물긴 하지만, 그 수준은 매우 앞선 의식 수준에 조차 내재되어 있는 이원성을 초월하기 위해 진화를 계속할 수도 있다. 성실한 헌신자는 진실의 앞선 수준들, 특히 그것이 의식 측정으로 확인되면 그 본유적 권위를 임시적인 것으로 받아들인다.

주목할 만한 것은 순수한 영성에는 요구 조건, 의무, 의존성, 집착, 궁핍 혹은 특별함의 다른 증거가 없고, 또한 강습이나 '훈련'을 위한 회원 모집과 같은 통제를 가하지 않는다는 것이다. 몰두는 진실 자체의 핵심을 향한 것이며, 개종이나 비밀주의의 유혹에서 자유롭다. 필요한 것은 오직 진실에 대한 호기심과 이끌림인데, 진실은 완전무결하고, 전체적이며, 자급자족한다.

매력적이거나 의미있게 느껴지는 스승들, 가르침 혹은 단체는 주어진 시기에 구도자의 의식 수준의 진화 단계에 따라 다르다. 전형적인 개인의 측정된 의식 수준이 평균적으로 한 생에 5점에서 10점 가량 높아지는 반면, 구도자에게 그 속도는 훨씬 빨라져서 아주 갑작스럽게 큰 도약을 할 수도 있다. 그러므로 이러한 잠재성과 가능한 결말에 대비하여 미리 준비해야만 한다.

진화의 여정

진지한 제자에게 있어 영적 몰두는 삶의 맥락을 변화시키는데, 그 다음에 삶은 다른 전망에서 조망된다. 한때 매력적이고 자극적이었던 것이 이제는 표피적이고, 피상적이며, 부적절하고 혹은 귀찮기조차 한 것으로 보일 수 있다. 그리고 이전에 지루하게 여겨졌던 것이 이제는 큰 기회로서 매력적이며 가치를 갖는다. 선호와 가치가 변화하고, 사람은 또한 영적 에너지의 강도에 놀랄 수가 있는데, 영적 에너지가 활성화되면 이전에 추측했던 것보다 훨씬 강한 흐름 속에 들어선 것 같은 경험을 할 수도 있다. 과정을 통제하고 이성적으로 조절하려는 노력은 점차 환상임이 드러난다. 다른 한편, 표면상으로 단순해 보이는 일부 경향이 저항하고 있는 끈질긴 것임이 판명될 수도 있다. 첫눈에 거의 불가능해 보인 것들이 놀랍게도 비교적 쉽게 해결되기도 한다.

모든 경험과 현상들이 영적 진화 및 발견에 고유한 가치를 갖는다는 사실이 발견될 것이다. 결국 개인적 의지를 점차로 더욱 강해지는 경향이 있는 과정 그 자체에 단순히 복종시키는 것이 필요해진다. 진지한 영적 헌신자의 삶의 펼쳐짐은 점점 더 에고/자기보다는 참나에 의해 조정된다. 이전의 추정들은 무의미해지고, 신성한 지성 Divine Intelligence과 얇은 한때 이해를 넘어선 것으로 여겨졌던 의미들을 재해석한다. 그래서 세계는 매 순간 끊임없이 '새로 태어나게' 되고, 참나의 광휘에 의한 것처럼 환상의 구름은 물러가고 본질 Essence이 현상을 대체한다.

기능적 가치 및 원리

영적 길을 따라 의심과 두려움은 물론 장애와 유혹이 나타난다. 고전적으로 이러한 것은 지배권의 포기를 달가워하지 않는 에고에서 일어나는 '시험'으로 불렸다. 이러한 시험은 봉헌, 끈기, 지속성, 용기, 확신, 의도와 같은 균형을 잡아 주는 원리들의 강화는 물론, 목표의 재확인과 몰두에 의해 극복된다. 도전이 크면 클수록 내적인 힘, 결심, 결의 또한 더욱 크게 발달한다. 끈기와 규율에 의해서, 유혹은 공격하거나 부정하기보다는 단순히 거부하면 될 선택지들로 비칠 수 있다. 이것은 또한 작은 것을 큰 것에 종속시킨 결과이며, 그래서 개인적 의지를 신에게 내맡김을 통해 우선순위가 높은 것이 의지의 행위에 의해서 우세해진다.

이상의 모든 것은 헌신이라는 성질 아래 포섭되는데, 헌신에 힘을 불어넣는 것은 사랑이며 단순히 이성이나 정신적 이해만이 아니다. 헌신은 가슴에 속한 것인데 때로는 오직 가슴과 신성한 사랑 Divine Love 의 힘으로 장애가 초월될 수 있다.

유용한 수행은 영적인 길을 내다보고, 세계와 세계의 가치에 대한 집착과 같이 결국 내맡겨져야 할 것이 무엇인지를 아는 일이다. 이러한 앎은 자진해서 집착을 내맡기는 일이 훨씬 더 쉽고, 자발적이고, 용이해지도록 해 준다. (지금이 아니면, 언제하겠는가?) 물질주의와 세속적 이득을 '놓는' 일은 일체가 신에게 속해 있고, 인간은 오직 일시적으로 보관이나 관리를 할 뿐이라는 사실을 각성함으로 촉진된다. 이렇듯 실상에 '나의' 것이란 없다. 사실은 어느 누구든 자신의 육체조차 '소유'할 수 없는데, 왜냐하면 육체는 세계에 속해 있고 자신이 나온 세계로 되돌아가기 때문이다. 역설적으로, 에고/자기는 스스로가 소유물과 재산에 대한 소유권을 갖는다고 믿고 있지만, 살펴보면 그 반대가 진실이라는 것, 즉 사람은 자신의 소유물과 재산에 의해 소유당하며, 그 역은 사실이 아님이 드러날 것이다.

영적 헌신과 몰두에서 비롯되는 능력은 원래 생각했던 것보다 훨씬 막강한 경우가 많아서, 표면상의 '불가능'이 '가능'으로 판명된다. 불가능해 보이는 것은, 누군가 자신의 머리에 장전된 총을 들이대었을 때 집착을 놓을 수 있는지를 상상해 보는 것과 같은 방식으로 해소된다. 사람은 또한 역사적으로 다른 여러 문화에서 헌신을 위해 인간이 다다른 극한을 목격할 수 있는데, 여기에는 큰 박탈, 고초, 자발적 희생이 포함된다. 비록 이러한 선택지들은 영적 수행을 하는 동안 나타나지 않을 수 있어도, 심리적으로 그와 맞먹는 것이 '희생'으로 나타날지 모른다.

가치와 매력은 보는 이의 눈에 있지 세상 그 자체의 성질이 아니라는 점을 기억하는 것이 도움이 된다. '저 밖'에 있다고 상상되는 것은 '이 안'에서 비롯된다. 동일한 것이 소중한 위치성과 유혹적인 추정들에 적용된다. '저 밖'에는 어떠한 유혹도 없으며, 그러한 것의 매력은 단순한 거절과 절연에 의해 감소한다.

종교 대 '종교주의'

헌신은 성장기의 종교에 대한 봉헌과 더불어 시작되는 일이 많고 따라서 완전하며 만족스러운 것으로 경험된다. 믿음 외에 예배, 기도, 종교 의식은 진정으로 종교적인 사람들 대다수의 요구에 봉사한다. 이들의 믿음은 사심 없는 봉사나 혹은 인도주의적 활동에 대한 지원으로 강해지는 일이 많다.

전통적 종교의 길은 자기 충족적이며 의식의 앞선 상태 및 사심 없는 성인과 같은 상태로 이끄는데, 이것은 생활방식의 변화와 연결되는 일이 많은 깨달음Enlightenment이라는 목표 자체에 대한 봉헌으로 귀결되기도 한다. 종교의 그늘은 '종교주의'라는 명칭이 가장 그럴듯한데, 이것은 극단주의로 표현되거나 혹은 신 대신 종교를 숭배하는 길을 택하는 과도한 열중을 나타낸다. 종교주의의 특징은 씌어 있는 말씀과 교리에 대한 거의 강박적인 몰두다. 이러한 일탈의 전형이 『우리의 언어와 세계 Our Language and Our World』 (하야카와 문고, 1971)에 나오는 한 구절 '지도와 영토의 혼동'이며, 이는 또한 "나무는 보고 숲을 보지 못한다."고도 표현된다. 이것은 지성이 내용에 한정되고, 맥락, 의미, 의의에 무지한 것을 나타내는데, 맥락과 의미와 의의는 언어/상징이 주관적 각성과 관상으로 전화되었음을 반영한다.

종교주의의 오류는 종교주의자들이 인용된 경전의 진실한, 추상적인, 비선형적 의미와 정반대되는 행동을 정당화하기 위해 종교 교리의 구체적 인용문을 이용하는 결과를 빚어 낸다. (예를 들면 종교재판, 이단자의 화형, 이슬람 테러리즘, 종교 전쟁, 그리고 박해와 민족 말살을 포함하는 증오가 있다.) 그래서 극단적인 종교주의는 광신 및 병적이고 파괴적인 일탈이 되는데, 이러한 것은 종종 세속적이고 전체주의적인 권력과 정치적 극단주의를 추구한다.

맥락에서 뽑아낼 때 어떠한 위치라도 정당화하는 인용문을 찾아내는 것이 간단한 일이라는 건 널리 알려진 사실이다. (예), '진실 Truth의 칼'을 '무쇠 칼'과 혼동하는 것) 이렇듯 봉헌과 광신 사이에는 대단히 넓은 간격이 있고, 그 열매에 의해 차이는 뚜렷해진다. 병리적 상태가 종교주의 속에 숨기도 하는 것이 보다 심각한 사실, 즉 차이를 무시하려는 변증자*들의 노력에도 불구하고 그 상태가 본질적으로 병적이라는 사실을 배제하지는 않는다.

예상되는 바와 같이 종교적 광신은 극단적으로 낮게 측정되지만, 대조적으로 진정한 종교적 헌신은 매우 높게 측정된다. 종교적 극단주의는 또한 공산주의가 지나간 자리(티베트, 중국 등)에서 나타난 것처럼, 세속주의 및 군사적인 반종교주의의 발흥에도 기여한다. 진정한 종교적 헌신은 강압적이지 않을 뿐더러 타인의 생명을 해치거나 생존을 위협하지 않는다. 그래서 균형은 극단주의와 대립하며, 종교의식의 관습적 의례로의 대치를 상쇄하는 영적 지혜와 성숙의 한 요소다. 경전의 가치는 주관적 변형을 촉진하는 그 의미와 능력에 있는데, 주관적 변형의 촉진은 자구의 해석보다는 의미 해설의 귀결인 일이 많다.

과정으로서의 절연

일차적 절연은 '경험자'로 불리는, 에너지 집중으로서의 주의를 욕망하는 저 에고의, 내면의 극장 처리장치의 가치와 매력을 거부하는 것이다. '경험자'는 탐욕스럽게 끊임없이 초점, 관심, 흥분의 대상을 구하는 주의 처리의 성질이다. 의식의 이러한 면은 강박적으로 들쑤시고 다니는 탐색기와 같으며, 여기에 연료를 공급하는 것이 호기심이다. '경험자'는 감정성의 보상 자체는 물론 선형적

---

* 어떤 신념이나 사상을 옹호하는 말이나 글을 쓰는 사람. 기독교 신학에서는 기독교 신앙을 옹호하는 글을 썼던 초기 기독교의 저자들을 가리킨다.

데이터, 감각, 형상을 갈망한다. '경험자'는 '변화'와 '사건'을 먹고 살며 흥분의 매혹에 이끌린다. (고속도로에서 사소한 사고라도 일어나면 속도를 줄인 차량들로 인해 도로가 밀리는 것을 보라.) '경험자'의 특징은 또한 해양생물이나 해저생물을 찍은 자연 다큐멘터리에서도 볼 수 있다.

'경험자'는 에너지를 소모하며, 그 결과 인간은 에너지의 재생 및 기능할 수 있는 능력을 위해 수면을 필요로 한다. 명상과 관상에서 초월해야 하는 것은 이 경험자의 집중이다.

경험자는 신기한 일과 '흥미로운' 데이터를 갈망하고, 에고는 감정의 서커스를 지속적으로 활성화시키기 위해서 그러한 것에 대해 열심히 반응한다. 경험자의 우회에 있어 삶이라는 변화무쌍한 멜로드라마에의 관여와 참여는 유혹적이다.

에고의 민감하고 열성적인 '경험자' 측면은 무대 중앙에 서려 하고 자기의 내면의 '명사'로서 연기하려 한다는 것을 인정하는 것이 중요하다. '경험자'는 '나', '나 자신'이라는 제목이 붙어 있고, 그래서 큰 가치와 쓸모가 있다고 여겨지는 진행 중인 이야기의 남/여 주인공이다. '경험자'는 자기의 자기애적 관여의 초점이며 그로 인해 심리적 에너지와 우선순위를 크게 부여받는다. '경험자'는 행위의 행위자, 생각의 생각하는 자, 그리고 행동과 결정의 은밀한 작인作因으로서 신뢰받는 주연배우다. '경험자'는 승리자이며 피해자다. 무엇보다 중요한 것은 '경험자'는 삶의 핵심, 근원, 정수, 원인이며 따라서 존재 그 자체에 대해 중심적이고 결정적이라고 여겨진다는 것이다. 그래서 경험자의 소멸은 죽음으로서 내적인 두려움의 대상이 되고 따라서 강력하게 방어된다. 진정한 참나인 실상Reality의 대역이 바로 이 경험자/개성이다.

함정과 주의 분산: 마음과 세계

카르마적으로 상속받은 에고/마음의 한계는 결국 본유적 오류 경향성으로 귀착되며 무구함과 순진함 모두의 귀결이다. 도움이 없이는 에고/마음은 그 본유적 한계를 초월할 수도 없고 자신의 손상 정도를 각성할 수조차 없다. 그 어떤 소프트웨어가 입력되든 하드웨어가 자동적으로 그것을 받아들이는 컴퓨터처럼, 인간의 마음은 가장 기괴하고 극단적인 정도의 허위까지 상상할 수 있는 거의 모든 프로그래밍에 대해 무방비 상태이고 취약한데, 그 중에서 고전적인 '루시퍼적 전도'는 일반적으로 나타나는 인상적인 사례다. (즉 반대로 오인함으로 인해 선과 악이 서로 뒤바뀌어 분류된다.)

무방비 상태의 마음은 인상받기 쉬우며, 가장 기본적인 이성의 보호조차 감정성이나 사회적 프로그래밍에 압도당할 수 있다. 세계의 전 인구는 일반적으로 여러 세기 동안 완전히 그릇된 신념을 품어왔으며 오늘날에도 여전히 그렇다. 그러므로 대중적인 신념체계에 의존하는 것은 그릇되기 쉽다. (예) 맥케이의 『비상히 대중적인 망상과 군중의 광기Mackay's Extraordinary Popular Delusions & the Madness of Crowds』[1841], 2003) 그와 같은 모든 추정*은 마음 자체의 내재적 한계라는 관점에서 기껏해야 임시적인 것으로 조망되

---

* 이는 대중적인 신념체계를 가리킨다.

어야 한다.

사람이 *존재한다*는 축소할 수 없고 반박할 수 없는 사실 외에, 다른 모든 것은 기껏해야 추정이다. 하지만 이것은 회의론(160으로 측정)이 지혜를 대신함을 의미하지는 않는데, 왜냐하면 이것 또한 환상에 기초하고 있기 때문이다. 참나 그리고/혹은 앞선 스승 Teacher 외에, 마음은 최근까지도 진실을 평가하는 확인 가능한 근거를 갖고 있지 않았다.

의식의 진화로 인해 지금 한 가지 수단이 이용 가능한데, 그것은 진실과 거짓의 식별뿐 아니라 절대 Absolute 와 비교된 것으로서의 진실의 정도의 측정을 위한 것이다. 그러므로 실용적인 의식 지도는 지극히 유용한 도구다. 왜냐하면 그것은 숨어 있거나 애매한 것을 드러내기 위해 어둠 속에 빛을 던질 수 있기 때문이다.

에고/마음의 고유한 한계를 초월하기 위한 열쇠는 겸손함이며, 이것이 없다면 마음은 그 환상적인 거울의 집안에 희망 없이 갇히게 된다. 이성, 논리, 과학으로서 지성의 진화는 결국 인류에게 큰 이익이 됨과 함께 현대 문명의 긍정적인 면이 되었다. 어떤 사고체계의 측정 수준이 높을수록 인류를 더욱 크게 이롭게 하며 무지에 뿌리박은 고통의 완화 효과가 더욱 크다는 것이 확인 가능한 관찰 결과이다. 의식/마음의 진화의 전체적인 긍정적 효과는 선형적 차원 내에서 분명하지만, 의식이 측정 수준 499의 선형적 영역을 넘어 발전하여 비선형적 영적 에너지가 지배적으로 될 때 그것은 한층 더 그러하다.

오늘날의 교육받은 영적 제자는 운 좋게도 과거에는 이용할 수 없었던 이점을 누리고 있다. 에고/마음의 본성 및 그것의 진화의 기초에 대한 정교한 이해는 뚜렷한 이점인데, 왜냐하면 그것은 내면의 숨은 성향에 대한 앎을 부정하고 억압하는 것으로 귀착되었던 죄책감과 수치심의 프로그래밍으로 인해 역사적으로 어렵거나 불가능하기조차 했던 자기 정직성과 앎을 제고시키기 때문이다.

함정과 주의 분산

영적 제자들이 종종 간과하는 한계의 영역은 신념체계들의 사회적 프로그래밍의 영역인데, 이는 요란한 선전과 사실들의 함축된 의미에 대한 정치적 왜곡은 물론, 밈(짧은 구호와 반복되는 관념들을 통한 추정적인 고정관념)의 귀결이다. 이러한 것은 교묘히 은폐된 지적 허영에의 유혹을 통해 세상에 퍼져나간다. (Dawkins, 1992; Beck and Cowan, 1996) 수사修辭에 대한 이러한 취약성의 부정적인 면 또한『진실 대 거짓』(12장)에서 길게 논한 바 있다.

사회의 다른 모든 사람과 마찬가지로, 수행자의 마음 또한 자신도 모르는 사이에 프로그램되어 있다. 스승Teacher이 밝혀 주지 않는다면, 이를 알아채지 못하는 일이 다반사다. 많은 제자들이 '영적인 것'이 함축하는 바에 대한 고정관념stereotype에 집착한다. 이렇듯 순진한 프로그램들로서 조사될 필요가 있는 고정관념화된 정치적/사회적/지적 신념들이 많다.

그러므로 진정으로 깨달음을 구하는 것은 영적 운동으로 추정되는 일에 관여하는 매력을 피하는 매우 엄격한 훈련인데, 이른바 영적 운동은 실제적·본질적으로 그 본성이 정치적이며 당파적이다. '세상을 바꾸는' 일(물론 더 낫다고 추정되는 것을 위해)의 매력은 내면의 영적 청소년의 순진한 이상주의에 호소하는데 이는 성숙과 더불어 초월된다. 인간 삶의 본성은 인간 의식 자체의 전체적 수준의 자동적 귀결이다. 그러므로 세상을 이롭게 하기 위해서는 세상이 아닌 자기자신을 바꾸는 것이 필요한데, 왜냐하면 사람이 되어 있는 것은 그 행위(한계가 있으며 선형적인)가 아닌 본질(비선형적인)로 말미암아 영향력을 갖기 때문이다. 행위의 목적은 타인을 통제하기 위한 것이다. 낮은 힘(감정적이거나 그 밖의 다른)은 결국 반발력을 초래한다. 힘은 의식의 비선형적인 수준 자체에서 나온다.

길이 곧고 좁은 것은, 내적 규율이 없는 영적 에너지가 각양각색의 유혹 속에서 흩어지게 되기 때문이다. 심원한 침묵은 영적 에고 및 에고의 진부한 합리화에서 나오는 넘치는 말과 행동의 홍수보다 더욱 영향력이 크고 이롭다. 영적 수사修辭는 여전히 수사일 뿐이며 영적 궤변을 나타낸다. 깨달음Enlightenment에 대한 몰두는 사회적 역할을 바꾸고 재맥락화한다.

매력적이지만 상도를 벗어난 영적 단체, 기법, 수행, 가르침들이 많은데 이러한 것은 미화되고, 유행을 타고, 강요되고, 말 그대로 거래되기조차 한다. 또한 개종, 대중문화의 선전용 입장, 분출하는 감정성에 의한 유혹이 있다. (Lewis, 2001) 이 모든 매력적인 것들은 그것의 선전에 의한 이득 추구를 나타낸다. 이와 대조적으로 온전한 것은 스스로를 충족시키며 따라서 선전을 필요로 하지 않는다.

열성적이고 순진한 제자들은, 매력 넘치는 다양한 영적 단체와

지도자들을 추종하는 이들의 의견과 열정에 감명을 받을 수 있다. 어떤 이들은 웹사이트, 명사 혹은 감정적인 주장들에 감명 받는다. 인류의 위대한 구세주(때로는 구원의 날짜까지 지정해 놓고 있는)라고 하는 수십 명의 이른바 '화신'들이 있다. 이들은 통상적으로 낮게 측정될 뿐 아니라 진실Truth의 임계 수준인 200 이하인 경우도 많다. 그 매력에 종종 덧붙여지는 것이 기적적이고 초자연적인 이적을 행했다는 주장이다. 그래서 아주 유명하고 크게 찬양받는 '기적의 일꾼'이 175 정도로 낮게 측정되는 일도 드물지 않다. 그러므로 기괴하거나 있음직하지 않은 일은 피하는 것이 상책이고, 원인-결과류의 맥락화에서 기적을 행하는 '사람'은 없다는 사실을 기억하는 것이 좋다. 진정으로 '기적적'인 것은 카르마를 포함하는 전체적 맥락의 장의 귀결로서 잠재성의 현실로의 출현인데, 그러므로 이것은 무엇을 '원인'으로 하지 않으며 어떤 개별적 성격에 의해 자신의 것으로 주장될 수도 없다.

모든 인간 노력이 다 그런 것처럼 정교화, 교육, 경험, 그리고 기술과 지식 획득의 점진적 수준들을 향한 성숙과 숙달의 연쇄적 수준들이 있다. 진실을 추구하는 초기에는 신비하고 마술적인 유혹을 불러내는 매력적인 극장이 되는 경향이 있는, 세상에 보급되어 있는 다양한 프로그램과 성격personality들의 유혹에 대한 취약성이 있다. 심지어 "예수보다 더 높다."고 주장하며 막대한 부를 끌어모으는 입심 좋은 '마스터'들도 있다. 또 다른 이들은 다양한 형태의 성행위를 장려하며 심지어 지도자와의 '거룩한 섹스' 만남조차 갖는다. (이러한 이들 모두가 200 이하로 측정되지만, 그 중 몇몇은 활동 초기에 일시적으로 500대 초반이었다.)

또한 유혹적인 것은 '비밀'들의 은근한 매력이며, 칭호 및 특권이 주어지는 '선택받은' 내부 소집단의 구성원이 되는 것(비용을 치르고)이다. 이러한 집단에 공통된 것은 다양한 개인적 제약은 물론 지도자에 대한 복종과 순종 또한 있다는 것이다. 주의를 분산시키는 이 모든 선형적인 것들은 본질의 이성적 주의분산이라기보다는 특별함을 표시한다.

공통적으로, 이색적인 '다른 차원들'이나 독특한 명칭을 가진 영역들에 대한 주장이 있다. 상도를 벗어난 길, 스승 혹은 단체들 중에서 수용할 수 있을 만한 진실의 수준으로 측정되는 것은 없고, 확인된 영적 스승이나 가르침의 반열에 드는 것도 없다. (11장) '구매자 위험 부담'의 원칙은 명백히 적용되며, 현명한 이들은 이것을 잊지 않는다. (Partridge, 2003)

새로운 것의 탐구는 무해하고 교육적이며 재미난 신기한 경험으로 보일 수 있지만, 그 정도의 노출조차 예상치 못한 결과를 낳으며 그것은 대개 눈에 띄지 않는다. 마음은 비언어적 에너지 패턴은 물론 선형적 내용에 의해 순식간에 프로그램될 수 있는 컴퓨터의 하드웨어와 같다. 그래서 전형적인 '뉴에이지 박람회'의 아스트럴 서커스의 유행하는 사이비 영성을 탐구하는 이는 부지불식간에 알지 못하는 다양한 에너지를 끌어모은다. 최상의 보호책은 에고/마음의 한계와 나약함에 대한 겸허한 존중에서 이를 피하는 것이다. 표면상으로 무해해 보이는 것과 노니는 것은 부정적인 식역하* 에너지 패턴들에게는 매력적이다. 몸에 붙은 영적 결함들은 나중에 제자에게 유해한 영향을 미칠 수 있는데, 본인은 알지 못해도 남들은 그것을 간파할 수 있다. 그래서 두려움이라기보다는 겸손함과 한계에 대한 존중에서, 해롭거나 영적 진화를 늦출 수 있는 것은 피하도록 권고하는 것이다. 전에도 언급한 것처럼, 전통적 경전에서는 초상 현상을 피하라고 조언하며, 그냥 "거기 가지 말라."고 한다.

다른 매력적인 것들에 대해서도 그렇지만 주의를 분산시키는 일에의 관여, 시비분별, 그리고 그릇된 결정이나 결론의 순진한 오류로 인도하는 것은 에고의 '경험자' 측면이다. 오락과 매력적인 것들을 피하는 것은 시비 분별이 아닌 확인된 진실의 가치에 대한 존중에 기초한다. 온전한 스승과 가르침들은 수없이 많다. 그러니 신기한 샛길을 찾을 필요는 없는 것이다. 전통 있는 위대한 길들은 수천 년 동안 충분했고, 그 본질적 진실은 경험으로 확인되었다. 그러한 것은 지금 한층 더 충분히 이해되고 있고 확인 가능하다.

진지한 영적 제자들이 매력 넘치는 편향된 길, 종파, 가르침에 붙들려서 영적 환상의 무익한 추구에 시간과 에너지를 바치는 일이 종종 있다. 이렇게 하면서 수년, 수십 년 혹은 심지어 여러 생을 통째로 흘려보낼 수도 있는데, 때로 이는 후회나 쓰디쓴 실망으로 끝난다. 현재 진실 수준의 측정 기법을 이용할 수 있는 상태에서,

---

* 識閾下, 의식으로는 지각되지 않는 잠재의식 영역을 가리킨다.

그러한 오류는 우회하는 것이 가능하다. 사고의 주입과 세뇌에서의 회복을 돕는 전문적인 '재교육자'들조차 있는데, 사고의 주입과 세뇌는 집단 자살이나 이른바 '신을 위해' 무고한 이들에게 폭탄을 던지는 정도까지 현실 검증력과 이성을 심각하게 마비시키는 결과를 낳을 수 있다.

하나의 길과의 정렬

11장에서는 스승, 전통, 종교, 영적 유파와 단체들의 순수성, 진위, 유효성을 확인하는 데 필요한 정보와 안내를 제공한다. 열정보다는 봉헌이 온전성의 보다 중요한 지표다. 하나의 길에 대해 믿음을 갖고 의심을 일소하기 위해서는, 그 의심이 현실적인 것인지 혹은 저항의 형태일 뿐인지를 확인할 필요가 있다. 구도자에게는 학습, 개인적 조사, 연구의 귀결인 내적 확신과 굳건한 믿음의 안전성과 지지가 있어야 한다. 그래서 길은 발견과 내적 경험에 의해 본질적으로 재확인해 주는 것이어야 한다. 진실한 길은 펼쳐지고, 스스로를 드러내며, 경험적으로 재확인된다.

영적 앎이 발전할수록 영적 에너지의 흐름은 증가하여 표면상으로 넘어설 수 없을 것 같던 이전의 장애들을 초월할 수 있게 해 준다. 세상과 감정들의 매력이 줄어들면서, 물질이나 표면적 이득보다는 아름다움, 사랑스러움, 평화와 같은 성질들에 점점 강하게

---

* 프로이트에 의하면 이것은 경험이 외부 세계에서 온 것인지, 자기 내면에서 비롯된 것인지를 구분하는 능력이다. 즉 이것은 어떤 것이 현실인지 아닌지를 파악하는 능력이다. 현실 검증력이 손상된 극단은 '정신증'이고, 현실검증력이 유지되는 쪽은 '신경증'이라고 한다.

이끌린다. 용서는 습관적인 태도가 되며, 모든 창조Creation의 본유적 무구함innocence이 환히 빛난다. 위대한 성인과 스승들의 가르침이 내면에서 나온 자기자신의 것이 된다.

| 토론 |

물질주의에 대해 말씀해 주십시오.

공식적으로 물질주의*라는 용어는, 물질적/물리적 세계가 유일한 현실이고, 모든 현상은 물질성의 귀결이며 또한 물질성의 관점에서 설명될 수 있다는 이론에 대한 신념을 표시합니다. 그것은 전통 과학의 뉴턴적 패러다임에서, 그리고 인과율의 '상향식' 대 '하향식' 이론들의 논의와 관련된 지적 담화에서 물질적 환원주의로 표현되지요.** 물질주의라는 주제는 특히 '과학과 의식', 혹은 과학과 종교 혹은 신학과 관련된 회의에서 반복됩니다.

물질주의라는 주제가 추상적이고 또 일차적으로 철학적으로 보일 수도 있겠지만, 실제에서 그것은 심원한 실용적 귀결을 갖습니다. 변증법적 유물론dialectical materialism은 마르크시즘으로 출현했는데, 그것은 세계적으로 혁명과 수백만 명의 죽음을 초래했지요. 유물론은 창조Creation와 생명의 근원Source으로서의 신성Divinity의 실상을 부정하며, 그 결과 (마르크스와 마찬가지로) 130으로 측정됩니다. 기계론적 유물론은 회의론(160으로 측정)을 낳는데, 이것은

---

* materialism, 철학적으로는 유물론을 가리킨다.
** 부분에서 전체에 작용하는 것은 '상향식 인과율', 전체에서 그 구성 부분으로 작용하는 것은 '하향식 인과율'이다.

선형적 영역에 한정됩니다. 회의론은 500 수준이나 그 이상으로 측정되는 비선형적 실상을 부정하지요. 역설적인 것은, 회의론은 믿음을 조롱하면서도 그 자체의 매우 제한된 패러다임과 철학적 추정에 대해 굳건한 믿음을 갖고 있고, 또 순진하게도 그것을 자각하지 못한다는 것입니다.

의식 연구에 적용할 때, 상향식 인과율의 이론가들은 의식이 오직 뉴런 활동의 산물임을 증명하려고 합니다. 그런 모든 프로젝트는 매우 낮게 측정되고, 유물론적 전제를 증명하는 데 실패하지요. 크릭(DNA로 유명한)이 사망하기 전, 마지막 연구 프로젝트는 그렇게 설계되었습니다. (그것은 150~160으로 측정되었습니다.) 이처럼 비슷한 모든 프로젝트의 설계는 매우 낮게 측정되고, 그릇된 기초와 시각의 결함 뿐 아니라 철학적, 반영적antispiritual, 혹은 무신론적 편견을 반영합니다. 그러므로 그와 같은 연구는 무엇보다 진실로 과학적이지 않을 뿐더러 객관적이고, 편향되어 있지 않으며, 오염되지 않은 연구라는 원칙에 위배됩니다.

영적 노력의 분야에서 물질주의는 선형적 한계에 대한 에고의 집착을 나타내며 또한 장기적인 영적 가치를 희생시키고 일시적인 것에 투사시킨 가치의 불균형을 나타냅니다. 물질주의는 추상적 의미와 추론에 대한 앎을 배제하고 '좌뇌 만으로' 정보를 처리한 결과이지요. 그래서 그것은 잠재성의 손상을 반영하는데, 이는 뇌 생리 자체의 귀결입니다. (6장의 뇌기능 도표 참고) 물질주의의 또 다른 오류는 청지기역과 책임을 요구하는, 자산으로 존중받을 수 있는 돈이나 소유물과 같은 '세속적'인 것에 대한 모든 관심을 부정적인 의미로 물들이는 것입니다.

인간 존재는 육체의 물질성과 육체의 요구를 포함하기 때문에, 물질적 세계는 적당히 중요하며 선형적 형상 속에서의 창조Creation를 나타냅니다. 그래서 균형 잡힌 관점은 전반적인 영적 관점에서 물질성을 받아들이고 통합하는 것입니다. 그리고 인정하되 일시적인 것에 집착하지는 않는 것이지요. '세상을 헐렁한 의상처럼 걸치는 것'은 적절하게 균형 잡힌 태도를 표현합니다.

금욕주의는 감각적 집착을 극복하려는 시도에서 가치가 있을 수도 있지만, 그 극단은 또한 두려움이나 혐오를 나타낼 수 있습니다. 세상의 '매혹'은 세상에 고유한 것이 아니라, 선형적이고 일시적인 것에 팽창된 가치를 부여하는 에고에 의한 욕망의 투사입니다.

그래서 세상은 '세속'으로 지칭될 수 있습니까?

그것은 맥락화를 반영하는 제한적 위치성일 수 있습니다. 진정한 세속주의는 선형 내부에 비선형이 현존하는 실상을 부정하는 신념입니다. 세속주의(165로 측정)는 존재와 창조Creation의 근원으로서의 신성의 실상Reality of Divinity을 무시하거나 부정합니다.

어떤 식으로 길을 선택하는 것이 가장 좋습니까?

취사선택은 사람이 되어 있는 것의 귀결이며, 사람들이 의식의 진화에서 어디에 있느냐의 귀결입니다. 개인적 선택은 출신 가정, 문화, 교육, 나이, 카르마적 패턴, 개인적 관계, 그리고 삶의 경험과 같은 무수한 요소들의 결과입니다. 게다가 지금은 다양한 가르침과 단체들의 진실의 수준을 확인하는 것이 가능하여 오늘날의 영적 제자들은 더욱 유리합니다. 높은 측정 수준이 '~보다 낫다'를 의미하지는 않으며, 그저 실상Reality과 영적 진실의 표현 수준을 묘사해 줄 뿐이지요.

　가장 중요한 원리들은 선의, 용서, 존중, 온전함, 사랑, 연민과 같은 가장 기본적인 것들이지요. 이러한 것에 대한 장애는 상대적으로 식별하기 쉽고 재맥락화로 해결하기 쉬운데, 재맥락화는 위치성들을 감소시키거나 제거합니다. 적절한 길은 '옳다'나 '그르다'와 같은 분류로 갈등을 가중시키기보다는 그것을 해결하는 수단을 제공하는 길입니다. 물론 증오, 탐욕 등은 '그르'지만 이렇게 말하는 게 그러한 것을 해결하는 데는 아무런 도움이 되지 않습니다. 효율적인 길이라면 종합적인 이해만으로 장애가 녹아내릴 수 있도록 다른 시각을 제공해야만 합니다. 이것은 장애가 되는 위치성을 확인하고 갈등의 기초인 이원성을 명확히 밝히는 것을 의미합니다.

예를 들어 주실 수 있을까요?

　각 위치성은 벽돌을 쌓아올린 것과 같은 구조물의 결과입니다. 그것은 내적 조사에 의해 해결되지요. 표면상의 문제는 정직한 연구를 필요로 합니다. '증오'를 예로 들어 봅시다. 일정한 상황에서 증오의 기초에 있는 것은 무엇입니까? 시기? 질투? 두려움? 자부심? 그것은 대개 복합된 여러 요소들로 인한 것입니다. 그것은 지위를 향한 다툼입니까? 아니면 경쟁? 상처받은 느낌? 에고의 자부심에 대한 모욕? 정당성? 승리? 위협? 선전/대중매체에 의한 프로그래밍?

하나의 쟁점이라도 완전히 해결하는 것은 그 모든 문제를 감소시키는 경향이 있는데, 왜냐하면 맨 밑바닥에는 대개 자기애적인 에고의 겸손함의 문제가 있기 때문입니다. 내맡겨야 할 핵심이 바로 이것이지요. 각 수준에 있어서의 중심적 갈등에 대해서는 『의식 수준의 초월』에서 자세히 고찰했지만, 근본적으로 그것들은 비슷비슷합니다. 각각의 위치성은 매력적인 것들과 그에 상응하는 혐오스러운 것들이라는 이원적인 짝에 의해 고정되어 있습니다. 겸손함을 가질 때 누구나 의식 진화의 여정 어딘가에 있다는 것과, 영적 발달이 이 세상에서 인간 삶의 핵심적 목적이라는 것을 받아들이게 됩니다.

세상 속에서의 삶이 때로 그토록 어렵게 느껴지는 것은 무엇 때문입니까?

다수의 진화하는 종이 지구상에 공존하고 있는데, 지구 자체가 끊임없는 변화를 겪고 있습니다. 사람과는 최근에 출현했는데, 호모 사피엔스는 의식 수준의 편차가 큰 혼합물이지요. 개인뿐 아니라 전 문화와 국가들이 다 그렇습니다. 문맹의 석기 문화 및 유목민 부족 문화가, 기술과 경제가 크게 발달한 세련되고 교육 수준이 높으며 컴퓨터화된 국가들과 여전히 공존하고 있습니다.

게다가 서로 다를 뿐 아니라 종종 갈등을 빚기도 하는 종교들이 있고, 종교의 정치 이데올로기는 물론 반종교적 신념체계들이 있습니다. 잠재적으로 갈등하는 이 모든 다양성 가운데 가장 어려운 것은, 인간의 마음이 설계 자체로 인해 진실과 거짓을 식별하지 못한다는 원초적이고 고유한 기본적 장애입니다. 모든 기록된 인간 역사에서 평화가 지배했던 시기는 고작 7퍼센트에 불과했고 93퍼센트의 시기에 전쟁이 벌어졌습니다. 선형적 차원은 고통을 수반합니다. 그래서 역사상 최고의 스승Teachers들은 그러한 고통을 피할 수 있는 유일한 해답으로서 구원Salvation이나 깨달음Enlightenment에 이르는 길을 가르쳤습니다.

13

DISCOVERY OF THE PRESENCE OF GOD

에고/자기와의 동일시의 초월

서론

이 주제는 모든 영적 노력의 핵심이다. 에고/자기와의 동일시의 취소는 영적 진화의 일차적 초점이며 역사상 가장 박식한 정신들조차 그 앞에서 좌절한 난제다. 문제의 핵심은 이미 현상들의 국소화의 선형성과 동일시된 에고/마음 처리 기능의 성질들과의 그릇된 동일시다. 이것은 육체로서의 생명의 경험의 물질적 현실과 관련을 갖는 자연적 귀결이다. 일차적 문제는 주관성의 실제적 근원에 대한 오인, 그리고 그것이 비국소적이라기보다는 국소적이라는 추정이다.

이상과 비슷한 것이, 에너지의 일반적 형태이며 따라서 '비개인적인' 전기이다. 전기가 토스터나 선풍기 안을 흐를 때, 이러한 기구는 그 자체를 일차적 근원으로 잘못 동일시하며, 그것이 유입체일 뿐이라는 사실을 깨닫지 못한다. 전기의 '생명' 에너지가 없다면, 모든 수용체는 작동하지 않을 것이다.

에고 메커니즘의 해체는 에고의 진화상의 기원과 장구한 세월에 걸친 에고의 발전에 대한 이해에 의해 촉진되는데, 에고의 발전에 대해서는 이미 도표와 사례들을 이용하여 언급한 바 있다. 역사적 기원으로 인해, 물질적으로 분리된 단위에서의 생명의 생존을 위해서는 획득이, 따라서 에너지원에 대한 조사 처리 능력이 요구되었다. 이 처리 기능은 그 다음에 경험적 주관성으로 말미암아 '나'로서 동일시되게 되었다. 비유를 계속하면, 생명 에너지의 원초적 근원은 개체들로의 국소화와는 무관하다. 개체들은 스스로를 어떤 보편성의 표현일 뿐이라기보다는 근본적이라고 가정한다. 생명 에너지는 의식의 장에서 나온 광휘인데, 이는 창조Creation로서 물질성 안에 나타나는 신성의 현존Presence of Divinity 모드이다. 깨달음Enlightenment의 능력은 참나로서의 내재된 신성Divinity Immanent인, 그 근원으로 돌아가는 의식의 귀결일 뿐이다.

에고/자기는 자신의 다양한 기능 및 성질들과 동일시하고, 그것들에 '나'라는 소유권을 붙이고 "이것이 나다."라고 말한다. 이는 저작권의 허영으로 귀착되는데, 이는 감각 경험과의 동일시의 결과로서 진화 도중에 생겨난 오류이다. 그래서 '육체'가 가렵다 대신에 '내가' 가렵다는 전형적인 결론이 생겨난다. 동일한 저작권/소유권의 오류가 감정과 생각에서 일어나는데, 이는 목격자가 주체 및 경험자의 내용과 동일시한다는 점에서 그러하다.

경험자 기능은 선형적 데이터를 수집하는 정보 탐색기이며 따라서 '그것'이지 '내'가 아니다. 그것은 냄새나 감촉의 감각과 유사한 기능적 처리 단위다. 그래서 붓다는 인간에게는 오감이 아닌 육감이 있다고 말했으며, 뇌를 감각, 지각, 정보 처리를 담당하는 하나의 감각 기관으로 맥락화했다.

의식의 진화가 측정 수준 200에 도달하기 전에는, 그와 같은 있음이나 존재에 대한 본유적이고 주관적인 앎이 없다. 살아 있는 유기체들은 존재, 있음 혹은 생명의 실상을 자각하지 못한 채 자기 존재의 성질들을 경험한다. 비록 그것은 '있'지만 본유적으로 의식적이지 않으며, 존재에 대한 앎을 경험으로 대체한다. 의식이 진화를 계속함에 따라 존재 그 자체의 성질과 가치가 일어나고, 그리하여 그 근원에 대한 탐구가 일어난다.

에고/자기의 해체

일단 에고의 진화상의 구조와 기능이 이해되면, 에고의 해체는 일시적이고, 덧없고, 무상한 것보다는 실재하는 영원한 것을 추구하고자 하는 내적 결정으로 촉진된다.

사람이 영적 길을 택했을 때, 이제는 다른 전반적 동기를 가지고 있으므로 보통의 인생을 어떻게 헤치고 나아갈 것인지에 대한 의문이 솟아난다. 결과적으로 대개는 보통의 삶을 먼저 버릴 필요는 없고 대신 그것을 재맥락화하면 된다는 것을 알게 될 것이다. 흥미로운 것은 사람이 자신의 삶을 존중하는 정도가 그 답을 결정한다는 것이다. 삶을 귀중한 선물로 보는 이들은 사소하고 일시적인 것 때문에 삶을 낭비하고 싶어 하지 않는데, 그것은 육체의 소멸이 불가피하고 확실하기 때문이다. 삶의 쾌락에 집착하는 것을 거부하면서도 그것을 선물로 받아들일 수가 있다. 과거에, 특히 고딕 종교주의 시기에는 독실한 신앙심을 속죄, 죄책감, 가난, 자루옷, 재와 동등하게 여겼다. 보다 효과적인 형태의 절연은 세상에 대한 가치의 투사 및 세상에 대한 과대평가를 포기하는 것이다. 세속적인 성공은 여전히 일어날 테지만 자부심 대신 감사로 그것을 받아들이게 된다. 그리고 겸손함은 자기중심적인 지각을 투사시키지 않고 세상에서 지속하는 것을 허용해 준다.

마음의 활동 및 그 끊임없는 작용들의 유혹을 거절하는 것이 가장 효과적이며 궁극적인 절연이다. 얼핏 관찰해 보아도 마음을 구성하는 것이 의견, 관점, 태도, 사전결론, 추정 그리고 대중매체가 유행시키고 갈채에 의해 미화된 우세한 사회적 위치성들의 끝없는 만화경이라는 것이 보인다. 그래서 내적 과정은 새로운 정보를 획득하는 것이라기보다는 일차적으로 환상에서 에너지를 빼놓는 과정의 하나이다. 앎은 사적인 획득이라기보다는 사실상 압도적으로 드러남이다. 참나는 이미 실상 Reality을 알고 있으며, 실상 Reality에 대해 더 이상 배울 필요가 없다.

'신성한 무지'는 겸손함의 지혜를 가리키는 고전적 용어이다. 마음은 그 자체로는 현상과 본질을 식별하지 못하고, 그래서 헌신자는 생각에 귀를 닫고 대신 오랜 역사에 걸쳐 위대한 스승들이 드러내 주고 참나의 현존 Presence으로 재차 긍정된 것으로서 내면적 지혜의 인식에 초점을 맞추는 법을 배운다. 위대한 스승들은 수세기의 시간적 간격에 더해 지리적으로도 떨어져 있지만 서로 일치한다. 공식적 종교는 언제나 그 창시자의 가르침의 진실보다 낮은 수준으로 측정된다. 그러므로 대부분의 영적 제자들은 각자의 내면에서 진실의 본질에 대한 확인을 구하는데, 이는 모든 종교가 동등하게 진실이라는 추정인 '혼합주의'와는 다르다.* 모든 고전적 종교에는 큰 오류들이 있기 때문에, 혼합주의(비록 매력적으로 보이기는 하지만) 또한 기존의 모든 종교의 오류 및 번역상의 차이를 포함할 것이다.

    진실을 발견하기 위해 마음을 이용하는 것의 문제는, 마음이 종종 나무와 숲을 구별하지 못하고 오히려 의문스럽고 부적절한 것들과 외적인 관심거리에 집중한다는 것이다. 예를 들면 붓다는 '정말로' 보리수 아래에 앉아 있었을까? 혹은 예수는 잃어버린 세월**을 어디에서 보냈을까? 홍해는 실제로 갈라졌을까? 인류를 구원할 결정적이고 영원한 진실이 어느 동굴엔가 묻혀 있을까? 세계는 2068년에 종말을 맞을 것인가? 지금이 '말세'인가? UFO의 사자들이 우릴 구하러 여기에 와 있을까? 에고는 가설적인 수수께끼를 가지고 노는 걸 대단히 좋아하고 그래서 그릇된 추구를 통해 그러한 것의 매력을 연장한다. 만약에 가설적 수수께끼들이 정말로 큰 가치가 있다면, 예수, 붓다, 크리슈나 혹은 역사상의 위대한 현인들이 그에 관해 언급했을 것이다.

---

*   혼합주의: 이질적인 철학, 종교적 교의, 의례 등을 절충하거나 통합하려는 주의나 운동이다.
** 12세부터 29세까지의 행적이 알려지지 않은 기간을 말한다.

특정한 내용의 오류는 원초적이고 침해받지 않은 영적 원리들과의 정렬을 통해 우회될 수 있으며, 이는 신이 화를 내는지 여부 혹은 수염을 기르고 모자를 쓰는지 여부가 조금이라도 중요한지에 관한 가설들을 피하게 해 줄 것이다. 에고는 결국 종교적 논쟁이 아닌 참나의 진실Truth에 의해 소거된다. 종교 의식의 내용은 의도에 비해서는 부차적인 중요성을 갖는데, 왜냐하면 의도는 환경 및 무관한 세부와 독립적으로 존재하기 때문이다.

연구, 집중, 주의는 초점을 좁히고 내용과 세부를 강조하는 경향이 있는 반면, 관상은 전반적 장과 정렬되고 의의, 의미, 가치의 맥락화와 정렬된다. 에고는 세부와 선형적인 꼬리표 붙이기를 대단히 좋아한다. 에고는, "그거 끔찍하지 않니?"와 같은 태도를 좋아하고, "어째서?"와 같은 끊임없는 질문거리를 가지고 있다. 그러므로 갈등은 에고에 속하고, 조화는 영에 속한다. 사적인 에고/자기는 자가증식의 도구로 창안된 드라마와 문제들이 떨어지는 법이 없다. 에고는 흥분에서 배제될 때 자기 방어에서 '지루함'을 조작해 내지만, 그래도 옆에 놀아 주는 사람이 아무도 없는 세 살배기처럼 징징거리며 무대 중앙에서 계속 버티고 있다. 에고의 게임을 드러내기 위해서는 그저 지루할 때 '나는 왜 지루한가?'라고 묻기만 하면 된다. 이것은 자기탐구로 이끌고, '경험자'로 지칭되는 것의 역할을 드러내 준다.

영적 기법으로서의 자기탐구

이것은 "나는 누구인가?"라고 질문할 것을 권고했던 라마나 마하르시가 선호한 가르침이었다. 이 질문의 목적은 경험자에서 앎 Awareness의 근원 Source 그 자체로 직접 주의를 돌리고, 그래서 자기에서 참나에로 인도하는 것이었다. 하지만 맥락에서 뽑혀 나온 "나는 누구인가?"라는 유명한 인용문은 맥락의 직관보다는 대개 정체의 내용이나 정의定義에 대한 탐구로 인도할 수 있다. "나는 무엇인가?"라고 묻는 것이 더욱 이로울 수 있다. '무엇'이란 비개인적이며 보편적인 에너지와 정렬되는 반면, '누구'란 개인 및 선형과 정렬된다.

세속적 삶의 속도

내적인 영적 수행에 대한 헌신적 몰두는 과정 초기에는 대개 큰 방해가 되지 않으나, 나중에는 직업과 인간관계의 변화가 필요해질 수도 있다. 적응을 통해 보통의 삶은 선형적 처리 및 목표들의 외재화에 대한 흥미가 사라지는 일정한 지점까지 계속될 수 있게 된다.

영적 수행은 결국 압도적 우선순위를 갖게 되는데 이는 종종 큰 변화로 귀착된다. 영적 충동은 추진력을 얻어서 '근본적 단계'라고 할 수 있을 만한 것에서 압도적 초점이 되는 일이 잦다. 충동처럼 보이지만, 사실상 그것은 이제 노력에 에너지를 불어넣는 참나의 끌어당김의 귀결이다. 과거가 사람을 몰아가는 것이 아니라, 미래가 자석처럼 끌어당긴다. 참나는 중력과 같이 작용하여, 사람이 그 중심에 가까워질수록 한층 더 힘이 강해지게 된다. 참나는 또한 자기력磁氣力과 비슷하여 사람이 목표에 다가갈수록 그 효과가 증가된다. 신성Divinity에 대한 열정은 결국 세속에 대한 관심을 시들게 하는데 그것은 참나에는 어떠한 필요도, 바람도, 욕망도 없기 때문이며 심지어 육체 자체에 대한 필요와 욕망도 없다.

보다 앞선 단계에서는 세상을 떠나는 것이 일반적인 현상이다. 우선 에고는 그때쯤이면 '할 일이 아무 것도 없어서' 은퇴한 상태이다. 이후의 활동 능력은 불확실하며, 잔존한 카르마적 성향을 반영한다. 600 이상의 매우 발전된 수준에서는 육체성을 떠나는 선택지가 출현하는데, 그 수준에 도달한 이들 대다수가 그렇게 한다. 그래서 통계적으로 매 시기에, 매우 앞선 현인들이 지상에는 단 몇 명밖에 없는데 그것은 이들이 인간 삶의, 진화상의 본래 목적을 초월했기 때문이다. 깨달은 현인이 세상으로 돌아와 상호작용하는 일은 더욱 드문데, 이것은 '페르소나'라고 할 수 있는 의식의 한 측면의 활성화를 요구한다. 이는 본질적으로 그리고 기능적으로 의사소통의 한 성질일 뿐이다. 의사소통하는 '자기'는 없으며, 의사소통은 그 자체의 자립적 실상이다. 그래서 의사소통에는 아무런 '목적'이 없으며 그저 그 자체의 본질의 한 성질로서 발산될 뿐이다. '개성'은 관찰자가 투사시킨 것이지 스승의 성질이 아니다.

| 토론

영적 노력의 핵심에 대한 묘사와 분석은 신비화 및 모호한 신앙심으로 가려지는 일이 많았던 영적 과정을 명료하게 해 줍니다.

진정한 헌신자는 명료함과 정확함을 반깁니다. 순진한 구도자는 독실한 신앙과 신비화에 매혹되는 일이 많습니다. 예배 의식과 장식이 황홀한 매력을 가질 수가 있는데, 이것에 의해 영성은 신비스럽고 마술적이며, 심지어는 연극적인 매혹으로 낭만화되지요. 어떤 의식은 무아경이나 변성의식 상태로 이끕니다. 인상받기 쉬운 구도자는 싯디와 같은, 사실상 무관한 특이 현상들에 매료됩니다. 이와 대조적으로 영적 노력의 진짜 핵심은 흔하고 평범해 보입니다.

에고가 오랜 세월 동안 발전하며 삶을 지배해 왔고 또 계속해서 인간 삶을 지배하고 있다고 할 때, 그토록 강력한 성향이 실제로 초월될 수 있습니까?

에고는 삶이나 존재의 실상이나 근원이 아니기 때문에 해소될 수 있습니다. 에고는 원초적이지만 본질적으로 통치권자는 아닙니다. 에고는 오직 그 환상적 성질이 인지될 때까지만 지배적입니다. 에너지를 잃어버릴 때까지, 에고는 지각을 편집합니다. 에고가 실상의 실제적 바탕이 아니라 덧없는 현상에 불과하다는 것을 인정하는 것만으로 이미 에고의 영향력은 감소하기 시작합니다.

라마나 마하르시의 '자기탐구법'에 대해 좀 더 자세히 해설해 주십시오.

자기탐구법은 "나는 누구인가?"로 표현됩니다. '누구'라는 용어는 선형적 정의나 심지어 개인적 정체의 재맥락화조차 암시합니다. 기본적으로 이 질문은 바른 것입니다. 제대로만 이해된다면 그것은 사적인 자기와의 동일시에서 보편적 참나로 인도해 주기 때문이지요. '나' 감각에 실상의 그 주관적 성질을 부여하는 것은 현존Presence으로서 방사되는 실상Reality의 근원Source인 진정한 참나의 광휘입니다. 추구를 명확히 하기 위해서는, 정체 그 자체의 주관적이고 경험적인 감각과 일치하는 본유적 성질을 찾는 것이 도움이 됩니다. 주관성이라는 성질의 근원을 찾는 것은 보다 큰 결실을 맺을 수 있는데, 그 근원은 '누구'가 아니라 유정한 생명체의 본유적 성질입니다.

진실을 찾는 것은 '누구'보다 '무엇'에 초점을 맞추는 일입니까?

그렇습니다. 그것은 찾는 '누구'는 없고 그저 본유적 성질 자체뿐이라는 발견으로 인도해 줄 것입니다. 진짜 참나는 거짓 자기를 불러내어 조사할 수 있게 해 주는데, 이는 결국 에고 구조 그 자체의 해체로 이어집니다. 처음에 구도자는 진짜 참나를 찾고 있는 사적인 자기가 있다고 추정합니다. 실제로 구도자를 그곳으로 끌어당기고 있는 것은 진짜 참나입니다.

깨달음Enlightenment의 추구는 보통의 생활방식에 큰 충격을 줄 수 있는 매우 중대한 결정으로 보입니다.

그런 얘기를 처음 들으면 걱정스럽거나 불안하게 느껴질 수도 있습니다. 적절한 때가 되면, 재맥락화의 귀결로서 그리고 가치의 변동으로서 해결이 일어납니다. 600 이하의 측정 수준에서는 에고에 의해 파괴적으로 지각될 수도 있는 것이, 600이나 그 이상에서는 그와 같이 경험되지 않지요. 그때는 세속적 삶의 포기가 자연스러우며 구원으로 반겨지게 되지요.

참나가 이행을 관리합니다. 적응이나 표면상의 희생에 대한 대부분의 질문은, 장벽이 제거되면서 강도가 증가하는 결정의 힘 자체를 고려하지 않습니다. 헌신은 두려움, 의심, 망설임을 녹여 주고 불확실성을 명료하게 해 줍니다. 의도 또한 더욱 강해지는데 이는 신에 대한 믿음이 커지는 것과 마찬가지지요. 그 다음에 자신을 신에게 완전히 넘기겠다는 내적 결정이 일어납니다.

진화의 길은 앞으로 나아갈수록 저절로 탄탄해지고 저절로 확고해집니다. 지금 미래를 예상하는 '나'는 나중에 매우 다른 조건들에 적응해야 할 '나'와 같지 않습니다. 동일시는 사적인 자기의 내용에서 초월적 참나의 맥락의 장으로 이동합니다. 자기에게는 표면상으로 불가능해 보이는 것이 참나에게는 쉽고 간단합니다.

모든 의심과 의문은 에고의 지각 및 투사된 가치에서 일어납니다.

그것은 사실입니다. 그러므로 가설적 미래에 대한 모든 예상과 투사는 환상인데 왜냐하면 출현하는 참나는 점차로 지배적이 되고, 세속적 집착이나 투사된 가치에서 자유롭기 때문입니다. 참나는 근심해야 할 '필요'가 없고 자율적이며 그 자체로 충분합니다. 참나에는 희생될 필요가 있는 '욕구'가 없고 그래서 필요한 것은 아무 것도 없습니다. 나비는 더 이상 고치를 필요로 하지 않습니다.

그것 참 다행이군요.

신성은 무한한 사랑 Infinite Love 입니다. 신성의 현존 Presence 안에서는, 육체적 존재를 포기하는 것조차 '문제'라거나 저항을 유발하지도 않습니다. 그것이 신성한 섭리 Divine Providence에 봉사하는 것이라면, 육체는 자신의 카르마적 운명과 서약을 실현하기 위해 계속 걸어 다닙니다. 한편 그냥 쓰러져서 숨을 거둔다 해도 그 또한 좋습니다. 에고가 녹아 없어질 때, 에고의 모든 두려움과 추정 또한 그렇게 됩니다. 내적 실상 Inner Reality에는 고려나 의심이 침범할 여지가 없습니다. 참나는 확실성 Certainty입니다.

깨달음 Enlightenment이라는 목표에 대한 봉헌에도 불구하고, 마음은 꺼리고, 저항하고, 혹은 게으르기까지 해서 필요한 과정을 겪어 내지 못하는 듯합니다. 이걸 어떻게 극복할 수 있을까요?

저항은 에고의 내재적 성질로서 예상되고 받아들여져야 합니다. 에고 기능의 일부는 실행과 신뢰성을 제고하기 위한 안정화입니다. 에고는 통제력이나 균형을 상실한 느낌을 좋아하지 않고, 그래서 질문받거나 조사받는 일에 저항합니다. 이러한 것은 에고의 통치권에 대한 잠재적 위협으로 지각되지요.

에고는 자신의 위치성과 추정, 가정들에 대해 기득권을 가지고 있습니다. 그래서 변화에 대해 이중적인 태도를 취하지요. 한편으로 변화는 자극적이고 흥미롭지만, 다른 한편으로는 달갑지 않은 도전으로 원망스럽게 보일 수 있습니다. 그래서 에고는 현상을 유지하려는 경향이 있지요. 현상 유지가 계속해서 불만족스럽다고 해도 말입니다. 예를 들면 다른 결과를 희망하면서도 똑같은 저항을 반복하는 것입니다.

무력증은 보통 에고의 특징입니까?

*타마스*는 활동과 노력의 에너지 *라자스*로 극복되는 저항의 구나(에너지)입니다. *라자스*는 실제로 *사트바*, 즉 평화와 고요의 상태에 도달하려는 동기부여와 봉헌에 대한 응답입니다. *타마스*는 자기탐구가 예상될 때 두려움이나 죄책감의 저항에 의해 강화되지요.

저변에 깔려 있는 죄책감이나 수치심에 대한 두려움을 어떻게 극복할 수 있을까요?

모든 내적 조사를 하는 동안에(타인에 대한 지각에서는 물론이고), 에고/마음은 진화과정에 있으며 그 진화상의 구조로 말미암아 본유적으로 무구하다는 사실을 염두에 둘 필요가 있습니다. 에고/마음은 현상과 본질을 구별하지 못합니다. 그러므로 자기와 타인에 대한 연민은 큰 변형과 영적 성장을 위해 필수적입니다.

본능적 동기들의 지배는 죄책감이나 비난보다는 단순한 수용으로 감소됩니다. 즉 에고는 '당연히' 이기적이고, 탐욕스럽고, 허영심이 강하고, 화를 잘 내는 것입니다. 그런 것은 예상되는 것들입니다. 하지만 이제 그러한 태도는 더 이상 도움이 되거나 생산적으로 보일 수 없습니다. 모든 생명에 대한 연민에는 자기자신 또한 포함됩니다. 습관이 된 낡은 지각 및 사고방식은 더 이상 가치를 부여받지 못할 때, 혹은 생존이나 성공에 필수적으로 보이지 않을 때 약화됩니다. 많은 강력한 습관적 동기부여가 그저 재맥락화의 귀결로서 쇠퇴합니다.

사람은 자신의 내면을 들여다볼 때 일어나는 '안 좋은 기분'에 대한 불안을 어떻게 극복할까요?

모든 '안 좋은 기분'은 마음의 그릇되고 불완전한 습관이라고 판단하십시오. 자기와 타인을 존중하고 그 다음에는 죄책감이나 두려움을 바꿔 놓으세요. 에고는 에고 위치들의 내맡김이나 '상실'을 보상하고도 남는 영의 선물에 대해 알지 못합니다. 이러한 선물은 자존감의 강화 및 전반적 불안 수준의 감소와 같은, 미묘한 것일 경우가 많습니다.

구체적인 예를 들어 주실 수 있을까요?

에고는 성공이 욕망과 야심 외에 자부심 가득한 경쟁, 질러가기, 타인을 이용하는 것 등의 결과라고 생각합니다. 에고는 성실하고, 정직하고, 온전하고, 헌신적인 사람들이 사회에서 높이 평가받고 충분히 보상받는다는 사실을 알지 못하지요. 이러한 보상은 초대에 의한 것이며 단순히 열성적 획득인 것만은 아닙니다. 탁월함은 그 자체가 보상이 되며 외적인 것에 의존하지 않는 충족을 가져다주지요. 자주 간과되는 보상은 내면의 힘, 용기, 인내심의 강화이며 이는 결국 더욱 확고한 내적 안정감과 자신감으로 귀착됩니다.

하지만 일상생활에서 유혹은 널려 있습니다. 그러한 유혹에 대해 거부하거나 저항하지 말아야 합니까?

유혹, 매혹, 바람직성, 유인은 모두 현상 및 추정들과 관련되는 투사입니다. 이러한 것은 이득에 대한 프로그램된 환상과 결부되어 있지요. 투사된 가치들을 충족시키는 것이 환상의 세계를 구성합니다. 행복 그 자체는 그 어떤 외적 요소들보다는 전반적 의식 수준과 직접 관련됩니다. 외적 요소들은 취약해서 사람들은 걱정스럽게 이것을 방어해야 합니다. 이에 반해 내적 가치는 저절로 강화되며 혼란이나 환경의 영향을 받지 않습니다. 큰 재난에서 살아남은 사람들의 공통된 각성이 바로 이것입니다.

영적 수행은 때로 상실에 대한 예상을 포함하고 있는 듯합니다.

상실이란 에고의 지각 및 투사된 가치에 바탕을 둔 추정입니다. 일반적으로 에고가 잃는다는 것은 환상이며, 오히려 참나에게는 이익이 됩니다. 모든 에고 위치들은 취약성을 나타내지요. 에고 위치들을 내맡기는 것은 더욱 큰 내적 안정감과 삶의 즐거움으로 귀착됩니다. 결국 사람은 마치 '방탄'이 된 것 같고 외부 환경에서 독립한 것 같은 느낌을 갖게 됩니다. 육체의 생존 자체도 결국에는 무관한 것이 되는데 그것은 육체의 덧없음이 수용되기 때문입니다.

하지만 생존 자체는 에고의 동기와 메커니즘들로 인한 것이 아닌가요?

그것 또한 환상입니다. 생존은 자기가 아닌 참나의 귀결입니다. 생존은 오직 참나로 인한 것이며, 에고는 지상의 시간으로 정해진 기간 동안 봉사합니다. 에고/마음이 침묵할 때, 삶은 자율적으로 계속되며, 역설적으로 노력이 노력할 필요가 없는 것으로 조차 보입니다. 일체는 조건이 허락할 때, 잠재성이 현실로 출현한 결과로서 생겨납니다. 의도는 그러한 조건입니다. 의지가 신에게 내맡겨질 때, 결국에는 의도조차 잦아들지요.

14 깨달음: 참나의 현존

DISCOVERY OF THE PRESENCE OF GOD

서론

위치성은 추정으로 경험되는 에고의 문제적 이원성으로 귀착된다. 이는 에고의 투사를 낳으며, 이것이 실상으로 잘못 믿어진다. 이러한 것이 집단적으로 데카르트의 레스 인테르나(코기탄스)의 환상을 구성하는데, 이는 그러한 환상이 감정과 정신작용의 산물임을 의미한다. 영적 수행의 목적은 이 일차적 장벽을 제거하는 것인데 이는 창조Creation로서 드러난 실상Reality으로서의 레스 엑스테르나/엑스텐사(본질), 즉 지각되거나 겉으로 나타난 것이 아닌 있는 그대로의 세계(본질)를 발견하기 위한 것이다. 환상(레스 코기탄스)에서 실상Reality으로의 이행은 내용이 아닌 맥락, 그러므로 패러다임의 변화를 요구한다. 실상Reality의 각성Realization은 내용이 아닌 경험적 맥락과의 동일시로의 이동의 귀결이며, 그러므로 이는 패러다임의 큰 전환이다.

실재Real의 출현은 지각의 한계 및 그 장애를 제거한 귀결인 자연적 광채Effulgence이다. 한계의 초월은 의도의 결과이자 개인적 의지를 그 환상적 이득 및 대가들과 함께 신성한 의지Divine Will에 종속시킨 결과이다.

깨달음Enlightenment이라 불려 온 것의 상태 혹은 조건이 찬양되는 반면, 그 정확한 본성에 대해서는 비유적으로 언급되었을 뿐이었고, 그래서 그것은 또한 '신화화'되는 경향이 있었다. 그래서 '지고', '궁극' 혹은 '절대'와 같은 용어들은 상상으로 정교해진 미화와 공상을 끌어당기는 경향이 있다. 깨달음Enlightenment의 상태는 덧씌워진 것이 아니며 어떤 성질의 덧붙임에 의존하지도 않는다. 주체가 그 상태이다. 이와 비슷하게, 그러한 조건 혹은 상태가 하나의 '주장'은 아닌데, 왜냐하면 거기에는 사적인 주장하는 자가 없기 때문이다.

말로 표현되는 것은 단순히 그 상태에 관해 보고하는 사실들에 관한 진술인데, 이것은 다시 한 번 그 근원Source의 실상Reality에 대한 확인일 뿐이다. 그래서 깨달음Enlightenment의 상태는 또한 성취가 아니며 달성을 의미하지도 않는다. 과장 가능성을 훨씬 넘어서 있는 그 상태를 미화하여 얻어지는 것은 아무것도 없다. 그 상태의 휘황한 본성에도 불구하고, 묘사는 본질적으로 신성의 실상Reality of Divinity을 재확인하는 의사소통의 목적에 기여한다.

진행하는 단계들

에고/자기의 경험자에서 참나의 현존Presence으로의 이행은 매우 중대하다. 이전의 경험으로 인해 마음은 그런 상태가 실제로는 마음 자체의 연장이거나 혹은 일종의 '다름'이라서 새롭고 낯설 것이라고 기대한다. 그러한 기대는 어느 쪽이든 옳지 않다.

의식 수준들이 초월되면서, 경험함의 성질은 앞서(『의식 수준의 초월』 참조) 묘사한 것과 같은 방식으로 변화한다. 세계와 주관적 자기는 점차로 더욱 온건해지고, 연민과 사랑에 넘치게 된다. 500대 후반에서, 쿤달리니 에너지의 흐름은 관찰과 주관적 경험을 내적 기쁨의 수준들까지 변형시키기 시작했고, 세상은 한층 더 아름답고 경이롭게 보인다. 전부의 완벽함이 빛을 발한다. 이것은 기쁨만이 아니라 결국에는 세속적 기능을 불가능하게 만드는 형언할 수 없는 황홀경으로 이끈다. 그러한 경이로운 상태조차 신에게 내맡겨질 때, 그것은 그 경이 속의 황홀경을 넘어서기조차 하는 충만한 멎어 있음, 침묵, 평화로 대체된다.

고유한 아름다움 안에서, 모든 창조Creation의 성스러움이 형상 너머에서는 물론이고 형상 안에서부터 방사된다. 형상 없는 신성의 본질Essence of Divinity이 형상 그 자체를 통해 빛을 발한다. 점차적으로, 선형은 비선형적 하나임Oneness으로 대체된다. 신성의 전부임Allness of Divinity이 창조Creation와 신성Divinity에 고유한 것으로서의 어마어마한 사랑Love의 힘에 의해 강력하게 확인된다. 사랑의 현존Presence of Love이 충만하며 사람의 내재적 참나로서 경험된다. 참나는 선형성을 하나임Oneness 안으로 용해시키는데, 이 하나임Oneness은 말할 수 없이 부드러운 동시에 역설적으로 무한히 강하다.

이미 설명한 바와 같이, 헌신자가 부정의 길을 따르고 있었다면, 다음에 출현할 수 있는 것은 궁극적 실상Ultimate Reality으로서 공Void의 드높은 환상이다. 부정의 길은 무한한 하나임Oneness과 비선형적 완벽함을 나타내며, 전부를 포함하고, 무한하고, 시간이나 장소를 넘어서 있다. (공의 환상은 이전에 언급한 바와 마찬가지로, 측정 수준 850에서 일어난다.)

공Void은 인지되는데 거기에 사랑Love이 없을 경우에는 거부되어야 한다. 이 시점에서부터 사람은 부정이 아닌 긍정에 의해서만 나아가는데, 이 나아감은 신의 안내를 구하는 간절한 기도와 간구의 도움을 받는다. (신성한 사랑Divine Love을 인간의 사랑으로 보통 지각되는 것의 감정성/집착과 혼동하지 말아야 한다.)

각 단계의 성질과 맥락이 신에게 내맡겨질 때, 마찬가지로 내맡겨져야 하는 최후의 대면이 일어나는데, 그것은 만만치 않으며 대결적이다. 헌신자는 충분히 준비되어 있을 필요가 있는데, 왜냐하면 '최후의 문'으로 칭할 수 있는 것에서의 실패는 단지 한 생이 아니라 그 이상 지속될 수도 있는 매우 심한 낙담으로 귀결될 수 있기 때문이다. 그러므로 진지한 제자들은 맨 마지막 문에서 생명 그 자체 혹은 적어도 진화의 개시 이래로 생명의 핵심 자체로 여겨져 온 것을 기꺼이 내맡기려는 자발성과 대면하게 되리라는 것을 미리 잘 알 필요가 있다. 이 최후의 문을 통과하는 일은 매우 드문데, 그 한 가지 이유는 준비 부족, 확신의 부족, 그리고 최후의 강도 높은 의심이다. 그러므로 다음 절은 오직 깊이 몰두한, 매우 진지한 제자를 위해 제공된다.

최후의 문

최후의 문이 다가오는 동안, 전 맥락은 물들어 있지 않고, 순수하고, 형상이 없으며, 비선형적이다. 여기에 '타자'는 없고 돌아갈 곳도 없다. 마음은 침묵하고 있고 비개념적이기 때문에 더 이상 그 어떤 개인적 성질이나 위치성도 없고, 이용할 수 있는 생각도 없다. 심상이나 기억도 없다. 의식만이 앎 그 자체로서, 저 의식 앎의 대상이나 내용 없이 홀로 남는다. 그것은 어떠한 주체도 객체도 없이, 그 자체로서 그냥 있을 뿐이다. 그것은 아는 앎 그 자체이며, 남아 있는 아는 '실체'는 없다.

이 시점에서 앎은 생명의 성질 그 자체와 동일시된다. 남아 있는 전부는 그저 '생명'일 뿐이다. 생명의 순수한 핵심에 대한 이 감각은 이전의 제한, 형용사, 동사, 혹은 명사들을 잃어버렸다. 그러한 것은 오래 전에 내맡겨졌다. 남아 있는 전부는 존재의 핵심으로서 생명의 순수한 성질 그 자체뿐이다. 그 다음에 점차적인 두려움이 일어나는데, 이것은 공포에 가까운 것으로 가중된다. 이 또한 문 앞에서 내맡겨져야 한다. 이렇듯 영원히 무와 비존재가 되는 절대적 죽음이나 소멸에 대한 두려움이 솟아난다. 이 시점에서 신에게 내맡겨져야 하는 것이 자기의 생명이고, 그리고 경험자로서 그리고 생명의 표면적 근원이자 기층基層으로서 계속해서 존재하고자 하는(최후의 환상) 자기의 동기motive라는 것은 명백하다.

이것은 매우 강한 환상인데 그것과 맞서기 위해서는 용기, 믿음, 확신, 그리고 깊은 헌신("오 주여, 나는 주께 생명 그 자체를 맡기나이다.")이 필요하다.

 마음은 침묵하고 있으므로 마음과 상의하는 것은 불가능하다. 그 대신 시간 속 어딘가 깨달은 스승 Enlightened Teacher의 인식 Knowingness에서 흡수되었던 오라 내 진동 주파수의 결과로서 나타나는 어떤 인식 Knowingness이 일어난다. 그 인식 Knowingness은 "모든 두려움은 환상이다."라는 것이다. 이것을 절대적으로 확실하게 알아야만 한다. 공포는 무시하라. 왜냐하면 그것은 사실 '최후의 시험'이라고 칭할 수 있는 것이니, 생명 그 자체를 내맡겨라. 사람이 정말로 죽어가고 있다는 것이 확인되는데 왜냐하면 그것이 내적 경험이기 때문이다. 이것이 일어날 수 있는 유일무이한 죽음이며, 이는 전에 한 번도 내맡겨진 적이 없기 때문에 일어난다. 육체의 죽음은 상대적으로 아무 것도 아니다. 육체의 죽음은 갑작스럽게 육체를 떠나고, 생명은 계속되어 또 다른 화현으로 재출현하는 것이다. 그래서 이 대면은 맞닥뜨려지고 내맡겨져야만 하는 최초이자 유일한 때다. 사람이 놓을 때 짧은 공포의 순간이 있고, 그 다음에 문이 활짝 열리며 일체의 묘사를 넘어선 무한한 장려함 Infinite Splendor과 영광 Glory이 드러난다.

드러남

 마음은 침묵을 지키고, 창조 Creation가 이제 드러남 Revelation으로 나타날 때 엄청난 경외심이 있다. 그것은 마술에 걸린 듯 무지갯

빛으로 빛나며, 명명백백한 신성$_{Divinity}$의 개화와 더불어 진동한다. 전부가 강렬한 총천연색$_{Technicolor}$으로 전기가 흐르는 것처럼 빛을 발한다. 전부가 의식하고 있고, 의식하고 있음을 의식하고 있으며, 존재하는 다른 모든 것의 의식의 앎을 의식하고 있다. 전부는 그것의 가장 사소한 세부에서 창조$_{Creation}$로서의 신의 현존$_{Presence\ of\ God}$에 대한 의식적 앎의 귀결로서 본유적으로 경배할 만하다. 전부는 존재$_{Existence}$ 자체로서의 그 광휘에 의해 증명되는 것처럼, 거룩하고$_{Holy}$ 신성$_{Sacred}$하다. 그러므로 일체가 신성하고 거룩하게 보이며, '크고 작은' 모든 것이 다함께 신성하다. 그리하여, "오, 주여, 모든 영광이 당신께 있습니다!"

질감 자체도 두드러지며, 빛나는 성질과 더불어 어떤 살아 있음으로 변형된 듯이 보인다. 전부가 살아 있고 그 고유한 본질$_{Essence}$은 본유적인, 경배할 만한 성질로서의 인지를 포함하는 제출로서 빛을 발한다. 전부가 그 본질$_{Essence}$, 완벽함, 그리고 그 개화한 광휘로 말미암아 동등하다. 신의 영광$_{Glory}$은 이해 능력을 까마득히 넘어서 있으며, 대신에 이해되고 있는 것은 바로 사람이지만 정말로 이해할 것은 아무것도 없다는, 맥락의 참나동일성[*]이 있다. 이 지점에서 묘사는 언어의 이원성으로 인해 중단해야만 한다. 저 최후의 문의 초월은 생명 자체의 핵심이자 근원으로 보이는 것의 내맡김을 요구했다. 존재하는 전부가 신성$_{Divinity}$의 표현으로서의 창조$_{Creation}$이며, 의식의 장은 존재하는 전부에 스며 있다는 발견에

---

[*] Self-identity, '자기동일성'이라는 의미를 함께 갖는다. 즉 내가 곧 참나라는 것

대한 압도적 놀라움이 있다. 이렇듯 신성 Divinity은 저 실상 Reality의 앎에는 물론이고 존재하는 전부에 내재되어 있다. 존재하는 전부는 그 근원 Source의 신성 Divinity을 반영한다. 역설적으로 생명을 내맡김으로써 사람은 생명 Life을 발견한다.

물질적 육체의 현존조차도 너무 주변적이어서 눈에 뜨이지 않는다. 하지만 그것은 나중에 일종의 놀라움으로 재발견된다. 육체는 저절로, 자연발생적이고 자율적으로 기능을 계속한다. 육체의 행위를 결정하거나 판단하는 '자기'나 작인作因은 없다. 육체는 맥락의 장과의 상호작용의 귀결로서 자율적으로 작동한다. 육체의 지속은 관심사가 아니며, 육체는 무엇을 해야 할 것인지를 저절로 '아는' 것처럼 보인다.

창조의 하나임 Oneness of Creation의 변형시키는 성질은 '경험자'가 사라진 결과이다. 이전의 에고 작용들의 귀결로서 모든 경험을 자동적으로 편집하는 1만분의 1초의 지체는 없다. 그러므로 전부 All의 변형된 외관 및 그에 대한 해석들은 제거되었고, 그래서 사람은 이제 그 편집된 번역이 아닌 창조 Creation의 펼쳐짐의 본질과 동일하다. 사람은 더 이상 삶의 '녹화 화면'이 아닌 생명 Life 자체의 존재의 핵심을 경험한다. 비유하자면 그것은 대편성 관현악단의 연주를 직접 듣는 것과 녹음 연주를 듣는 것의 차이와도 같다.

적응

이행은 상상되고, 묘사되고 혹은 심지어 예상될 수 있는 것보다 훨씬 중대하다. 하지만 제공된 정보는 매우 중대한 이 최후의 시기를 통과하는 성공적 이행을 가능하게 해 준다. 처음에는 이따금씩 '신 충격'으로 일컬어지는 패러다임 쇼크가 있다. 마음이 영원히 침묵을 지키는 그런 큰 차원에 대한 깊은 경외심이 있다. 의욕하는 사적인 자기도, 그 추정적인 내적 작인성作因性도 더 이상은 존재하지 않고, '나' 감각은 이제 시간, 차원 혹은 선형적 묘사를 넘어서 존재Existence 전부를 포함한다. '나의 것'이란 느낌은 더 이상 없고, 소유나 통제의 성질들을 갖는 느낌도 없다. 전부가 참나로 존재하며* 참나를 실현시킨다**. 육체의 활동은 자율적이며 전체적 장과의 관계의 귀결이다. 육체는 전과 마찬가지로 달려오는 차를 피하지만, 저절로 그렇게 한다는 것이 목격된다. 그와 같은 정신작용이 없어도 정보는 여전히 이용 가능한데, 그것은 아무리 사소해 보이는 것이라도 모든 사건을 비개인적으로 기록하는 의식의 장 그 자체의 독특한 성질 때문이다. 아는 자Knower와 아는 대상Known은 의식/앎의 귀결로서 동일한 실상Reality들이다. 이원적 사고는 하나의 운영체제로서 사라진다. 그 자리에서는, 의미가 바로 본질Essence이고 본질의 실상Reality of Essence이 바로 그 의미임이 놀라울 정도로 명백하다. 그래서 명백한 얘기로 들리든 혹은 터무니없는 얘기로 들리든, 의자가 그것의 의미다.

중대한 변형이 있은 뒤, 과거의 삶의 모든 성질들에 재적응하고 심지어는 육체의 소재所在 자체에 대한 감각 및 육체와 다른 대상

---

* Self-existent, '스스로 존재하는'이라는 의미를 함께 갖는다.
** Self-fulfilling, '스스로를 실현시킨다.'라는 의미를 함께 갖는다.

들과의 관계에 대한 감각에 재적응하는 시기가 뒤따른다. 사람들은 육체를 나라고 하고 내가 육체라고 생각한다. 참나는 침묵하고, 눈에 보이지 않으며, 그와 같은* 실제의 이름이 없다.

재적응 및 재조정의 시기는 꽤 길 수도 있는데 실제로 여러 해가 걸릴 수 있다. 이 시기 동안에, 사람이 세상과 상호작용하는 페르소나/성격 매개체로 부를 수 있는 자율적인 기능상의 성질이 출현한다. 삶은 저절로 계속되는데 그것은 존재Existence가 생명Life이기 때문이다. 잠재성은 진화의 귀결로서의 현실로 출현한다. 이로부터 깨닫게 되는 '사람'은 없다는 것이 명백하다. 오히려 사람은 사라지고 저 비선형적 실상Reality이 대신 들어선다. 그러므로 그 상태가 성취, 달성, 획득이 아니고, 변형조차 아니라는 것은 명백하다. 그것은 사실상 교체이다.

실현: 잠재성의 현실화

제자들은 참나의 각성이나 이른바 깨달음Enlightenment을 목표로 설정하는 것이 그 희귀함을 고려해 볼 때 얼마나 현실적인지 혹은 실용적인지를 묻는다. 역사상에서 그것은 정말로 지극히 드물었다. 하지만 지난 세기 동안 의식의 전체적 진화의 진행으로 인해, 몰두하는 제자가 깨달음Enlightenment에 도달할 가능성은 1,000퍼센트 이상 증가했다. 각각의 의식의 발전이 그 전과 비교하면 이미 깨달은 상태다. 측정 수준 200 이하에서 200 이상으로 가는 것

---
* '참나' 등과 같은 것을 말한다.

은 이미 일차적인 매우 중대한 걸음이다. 그 다음의 중대한 이행은 감정성의 지배에서 이성 및 지성의 능력으로 이동하는 것이고, 그 다음에는 499 수준에서 이성과 지성을 초월하여 실상Reality이 선형적이거나 묘사적記述的인 것이 아니라 주관적임을 각성하는 것이다. 500에서 사랑Love이 출현하며 새로운 패러다임의 지배를 선언한다. 의식 수준 540은 무조건적인 사랑Unconditional Love의 출현을 알리는데, 이는 기쁨과 황홀경을 거쳐 계속 나아간다. 고전적으로 깨달음Enlightenment은 600 수준으로 측정되며 추정적인 실상으로서의 선형성이 사라짐과 더불어 그 다음에 1,000까지 상승한다.

한계와의 동일시는 그치고 과정은 그 다음에 한계 지워진 맥락화를 초월하는 일의 하나가 되는데, 이는 의식의 성질이나 수준들의 출현(이것에 의해 나타나지 않은 것이 나타난 것Manifest이 된다.)과 관련된다. 이렇듯 가장 앞선 의식 수준은 정밀한 선형적 묘사나 정의를 넘어선 비선형적 맥락과 패러다임들의 확장 및 지배와 관련을 갖는다.

| 토론 |

깨달음Enlightenment 자체에 대한 최종적 장애는 다소 무시무시하게 혹은 적어도 어렵게 보입니다.

장애는 에고 자체에 대해서는 그렇게 보이지만 참나의 내적 진실Truth과 인식Knowingness에 대해서는 그렇지 않습니다. 에고의 최종적 핵심이 생명과 존재의 환상적 근원으로서 그 표면상의 통치권을 포기하지 못한다는 것은 진실입니다. 힘의 강도는 신성의 진실 Truth of Divinity과 하나인 참나의 힘에 의해 제공됩니다. 이러한 인식은 절대 Absolute와의 동일성 Identity의 귀결로서 방사되지요. 신성은 사람 자신의 존재를 포함하는 전 존재 Existence의 근원 Source입니다. 두려움은 참나 속으로 용해되는 에고/자기에서 일어납니다. 그래서 두려움의 근원 자체가 소거되고 초월됩니다.

여정의 끝에서 발견되는 두려움은 이전에 직면했던 그 어떤 두려움과도 다릅니다. 그것의 성질은 제한적이거나 산발적이기보다는 실존적이며 비선형적이지요. 경험적으로 그 두려움은 정말이지 무척 강했지만, 극복되었던 이전의 두려움보다 정말로 강도가 더 센 것은 아니었습니다. 이 두려움에 공포 비슷한 독특한 성질을 부여한 것은 존재 및 생명 자체의 근원과 동등한 것으로서의 그 동일시였지요.

에고는 생명의 생존을 통제와 동등하게 여깁니다. 통제의 최종적 내맡김에서, 저변에 깔린 원초적 두려움이 솟아나지요. 생명은 그 근원 Source의 신성 Divinity의 귀결이며, 이것은 에고의 핵심과의 궁극적 대결입니다.

가르침이 없다면, 영적인 길은 불가능하지는 않다고 하더라도 보다 어려울 것입니다. 깨달음은 매우 드물었습니다.

인류의 의식 수준은 점차로 상승하고 있는데, 이것은 집단적으로 영적 진화를, 그리고 의식의 성질과 본성 자체에 관한 보다 앞선 정보의 이용 가능성을 뒷받침해 줍니다. 매우 앞선 상태들에 대한 역사적 문헌에서는 종종 그러한 상태 자체에 대해 묘사했지만, 그에 이르기 위해 필요한 점점 높아지는 단계들의 세부를 제시해 주지는 않았습니다.

영적 과정 자체가 기간이 길었을 것 같습니다.

이 생에서 그 과정에 걸린 기간은 38년이었습니다. 그것은 세 살 적에 놀람과 더불어 극적으로 시작되었는데 그에 대해서는 다른 곳에서 묘사한 적이 있지요. 제출은 공/비존재 대 궁극적 실상 Ultimate Reality으로서 전부임 Allness의 대결이었습니다. 그래서 무한한 사랑 Infinite Love으로서 신성의 각성 Realization of Divinity으로 복귀하는 길이 재발견되고 또 초월되어야 했지요. 절묘한 쿤달리니 에너지의 강력한 유입은, 그 길이 신이 주신 것임을 입증해 주었습니다. 그것은 원래 이 생에서 청소년 초기에 경험되었습니다.

그것은 '임사' 체험이었습니까?

아닙니다. 그렇지 않습니다. 외진 곳에서 눈보라를 만나 피난처를 구하긴 했지만 신체적으로는 튼튼하고 건강했습니다. 그때 구했던 것은 단지 편안히 쉴 곳이었지요. 그 다음에 초월적이고, 영속적이고, 원초적이며, 전부를 포함하는 주관적 상태가 저절로 일어났습니다. 무한한 사랑 Infinite Love으로서 참나의 광휘 Radiance가 사적인 자기의 모든 두려움이나 한계를 녹여 버렸습니다. 지속기간은 시간을 넘어섰고, 심지어는 "모든 우주 이전이자 모든 우주가 사라지고 난 뒤"였습니다. 참나는 소재, 기간 혹은 동일시를 포함하는 사적인 자기의 모든 한계를 대체했습니다. 이어서 죽음에 대한 모든 두려움이 사라졌습니다.

몇 년 뒤 선생님께서 한동안 무신론자가 되셨다는 것이 야릇한 역설로 느껴집니다.

그것 또한 예상치 못한 드러남의 귀결이었습니다. 그것은 신념 체계로서의 신에 대한 신념의 종언을 나타냈지요. 그것은 전 인간 존재를 관통하는 전 인류의 고통 전부의 갑작스러운 드러남의 결과였습니다. 그것은 감당하기 힘든 대면이었지요.

그 전까지는 신앙심이 우세했지만, 그러한 드러남에 대한 충격과 경악 속에서, 그 모든 고통을 허락할 수 있었던, 혹은 그 원인이 될 수 있었던 신에 대한 신념을 지탱하는 것은 불가능했습니다. 그 당시에는 신이 모든 것의 원인이자 창조주라는 신념이 일반적이고 지배적이었지요. 그때 목격되고 있었던 것은 고통이었습니다. 그 고통은 에고가 신을 받아들이지 않은 결과이며 그로 인해 인류는 구세주를 필요로 합니다.

신에 대한 종교적 신념이 무너졌음에도 불구하고, 진실Truth 그 자체의 핵심과 근원에 닿으려는 충동은 지속되었습니다. 그것은 4년간 심도 깊은 고전적 임상 정신분석을 하는 동안에 내면의 탐구로 인도했고, 그 뒤로 에고의 뿌리 자체를 파헤치는 데 초점을 맞춘 심층 분석이 3년간 더 이어졌습니다. 그 다음에 내면의 탐구는 계속되어 에고의 맨 밑바닥, 지옥Hell의 낮은 수준들에 이르렀는데, 경험적으로 볼 때 이 또한 시간의 한계를 넘어 존재합니다. 신을 향한 부름이 응답받았던 것은 영원한 영적 어둠의 나락에서였는데, 에고의 끈질긴 지배에 균열을 일으키기 위해서는 극단적인 고통과 절망이 필요했던 것입니다. 이어서 망각의 시간이 왔고, 그다음에 신성Divinity과 신의 영광Glory의 빛남이 그 모든 휘황한 아름다움Beauty과 완벽함Perfection 속에서 알려지고Known 드러났습니다Revealed. 창조는 창조Creation로서의 나타난 신God Manifest으로서 빛을 발했습니다.

그것은 의식Consciousness의 잠재력의 펼쳐짐 그 자체에 대해 종말이나 종지부 같았습니까?

그 이전에 어려운 고비는 물론 진보들이 있었습니다. 이제는 개인적 카르마의 한계를 넘어섰다는 인식Knowingness이 동반된, 매우 발전된 의식 상태가 있었지요. 대단히 확장된 실상Reality의 맥락에서 귀결된 조건으로 묘사되는 것이 가장 좋을 비선형적 상태가 출현했습니다. 침묵 속에서, 묻지도 않았는데 무언의 메시지가 들려오고 인지되었습니다. 그것은 다음과 같았지요. "이제 당신은 모든 카르마적 책임이나 책무, 심지어는 사적인 사랑의 한계조차 넘어섰으니, 타인에 대한 모든 힘은 당신 것이다. 그 힘을 소유하라, 가져라, 사용하라. 왜냐하면 거기에는 어떠한 과보도 없기 때문이다."

이 드높은 문을 통과한 사람은 그 수가 극히 적었고, 그래서 누가 유혹에 넘어갔고 누가 힘 자체를 위한 힘과 이득을 거부했는지를 알 수 있습니다. 나는 예수가 위대한 화신Avatar들 및 깨달은Enlightened 현인들과 마찬가지로 유혹을 거부하고 문을 통과했다는 걸 알았습니다. 그것은 '루시퍼의 유혹'으로 불리지만, 유혹의 근원으로서 현존하는 실체는 없었습니다. 그것은 무언의 유혹으로 제출되었지요. "타인에 대한 모든 힘은 당신의 것이다. 그 힘을 주장하라."

모든 힘 Power의 근원 Source은 궁극적 실상 Ultimate Reality이므로 그러한 유혹은 거짓 약속이라는 높은 인식 Higher Knowingness에 따라 유혹은 거부되었습니다. 참나는 본래 힘 Power인데 그 힘 Power을 획득한 것이라고 주장할 필요는 없습니다. 이득으로서의 힘 자체를 위한 힘은 매력을 갖지 못했습니다. 솔직히 말해서 그것은 짐이 되었을 것입니다. 그것을 거부하자, 연달아 최후의 문이 활짝 열렸고, 에고의 죽음과 더불어 신의 영광 Glory이 빛을 발하며 전부가 침묵에 들었습니다.

그래서 유혹은 영적 여정의 거의 마지막까지 지속되고 재출현합니까?

결과적으로 그랬습니다. 나중에 예수 그리스도와 붓다가 비슷하게 대결적인 유혹들에 대해 묘사했던 일이 떠올랐습니다.

육체적 계통은 어땠습니까?

큰 발전이 있을 때마다 오라나 에테르체에 국한된 일시적인 내적 고통이 촉발되는 듯했습니다. 붓다와 예수 그리스도가 공히 그에 대해 묘사했던 것을 떠올리자 그것은 보다 견딜 만해졌지요. 예수는 겟세마네 동산에서 '피땀'을 흘렸습니다. 붓다는 악마들의 포위 공격을 받았고 마치 뼈가 부러진 것 같은 느낌을 받았지요.

이는 800 이상의 의식 수준에서부터 일어나고 높은 문들을 통과할 때 재발되었습니다. 그 이유는 800 이상의 의식 수준부터는 인류의 집단 무의식에서 유래하는 부정적 영역들이 도전받고 초월되기 때문입니다. 사람은 도전받는 위치성들이 사적인 카르마에 속해 있는 것이 아니라는 것을 압니다. 즉 개인의 카르마가 아니라 인류의 전체적인 카르마적 유산 자체의 반영으로서의 개인인 것입니다.

이러한 종류의 정보는 정말이지 지극히 희귀합니다. '보통의' 구도자가 그것에 대해 알아야 할 필요가 있을까요?

물론 그렇습니다. 왜냐하면 오늘날의 초보자나 중간 정도의 구도자가 내일의 깨달은 현인이기 때문입니다. 남들이 이런 장벽을 넘었다는 것은 다음 번에 그것을 돌파하는 것을 한층 쉽게 만들어 줍니다. 이런 걸 '로저 배니스터 효과'라고 부르지요. 모든 돌파는 다음 주자가 그게 가능하다는 것을 '아는'데 이용할 수 있는 진동하는 궤적을 남깁니다. 큰 장벽을 돌파하기 위해서는 그것이 힘과 진실 Truth 의 꺾일 줄 모르는 위력에 기반하고 있기 때문에 가능하다는 내적 인식 Knowingness 이 필요합니다.

깨달음 Enlightenment 을 구하는 이들은 모든 유용한 확인된 진실, 지식, 그리고 이용 가능한 격려를 받을 자격이 있습니다. 영적 노력은 사전 경고 없이 예기치 못한 큰 도약을 가져올 수 있지요. 그런 정보를 사전에 알아 두는 것은 크나큰 지혜입니다.

DISCOVERY OF THE PRESENCE OF GOD

15

의식의 점진적 상태들

서론

이제까지의 설명은 언어로 옮기기가 다소 까다로운 정보에 명확함을 부여하기 위한 것이었다. 하지만 정보는, 다양한 수준에서 일어나는 주관적이며 진화하는 의식 단계들에 대한 묘사를 통해 어느 정도의 친숙함을 제공해 줌으로써 위안을 준다. 또한 도중에 일어나는 표면적 장애들이 정상이며, 사실상 그러한 것이 본유적으로 사적인 것이 아니라 특정한 의식 수준이 갖는 특징의 귀결이라는 얘기를 들으면 안심이 되기도 한다.

잠재력의 진화적 출현은 전반적으로 보상과 확인이 되는 이행으로서 일어난다. 하지만 불쾌한 과도기 또한 있으며 그러한 것 또한 예상해야 한다. 소원하고, 몰개인화되고, 아니면 '나 같지 않은' 느낌이 드는 시기들이 있을 수 있다. 또한 혼란스럽거나 '멍'하거나 혹은 와해된 것 같은 느낌이 드는 시기들도 있을 수 있다. 이러한 것은 맥락과 그 경험적 친숙함의 변동에서 비롯되는 적응 과정 및 주관성의 습관적 감각으로 인한 것이다. '현실감' 혹은 자기 정체의 감각이 점차로 확장되며 "나는 누구다."에 관한 이전의 신념체계를 변화시키는데, "나는 누구다."는 "나는 *무엇이다*."로 변형된다. 그러므로 가치, 목표, 그리고 시간과 노력의 우선순위에서 점진적 변화가 있을 수 있다. 이러한 과도기는 일시적이며 기도와 영적 수행, 그리고 특히 관상적 생활방식의 도움으로 이행은 용이해진다.

자기는 때로 혼란이나 부조화를 느낄 수도 있는 반면, 참나는 항상 '내'가 정확히 어디 있는지를 아는데, 왜냐하면 실상은 항상 신의 섭리 Providence 안에 있기 때문이다. 이따금씩 헌신자는 길을 잃은 것처럼 느낄 수도 있지만, 길을 잃는다는 것은 가능하지 않다. 문제는 그러한 상태 자체가 아니라 통제의 상실 및 익숙함의 상실에 대한 두려움이다.

의식의 무한한 장은 전부를 포함하며 가능한 모든 경험적 범위나 상태들과 조화를 이룬다. 장은 본유적으로 조화로운 균형 속에 있고 이로써 모든 이행하는 상태를 포함한다. 전체적 장은 스스로를 교정한다고 묘사할 수 있고, 그 결과 그것은 보상적 방식으로 그 자체를 재정렬시킨다. 모든 변동은 한시적이고 일시적이다. 비유해서 말하자면, 날씨는 변하지만 성층권의 대기 균형은 영향을 받지 않는다.

주관적으로, 진보하기 위해 필요한 전부는 인내심, 기도, 과정에 대한 믿음, 그리고 저항의 내맡김이다. 혼란은 날씨 변화와 같은 것이며 인내심과 더불어, 그리고 또한 다음 단계로의 진입과 더불어 개는 일시적 조건이다. 다음 단계에서 혼란스러운 조건은 초월된다. 신성한 조화는 알맞은 때에 평형을 회복시킨다. 전부가 실제로 신성한 질서 Divine Order 속에 있다. 신에게 "잃는다."는 것은 더 이상 가능하지 않은데, 그것은 테니스 공이 일시적으로 튀어올랐다고 해서 중력이 공을 잃어버리는 일은 없는 것과 마찬가지다.

이행이나 변화는 창조 Creation 의 실현된 표현인 진화의 펼쳐짐의 귀결이다. 과정은 내적이자 외적이며, 모든 순간은 새로운 것의 출현을 나타낸다. 삶은 의식 진화의 움직이는 첨단에서 영위되고 있으며, 그래서 모든 경험함은 덧없고 일시적이다.

형상의 매력 초월하기

의식의 진화는 다양한 방식을 취할 수 있다. 그것은 느릴 수도 갑작스러울 수도 있으며 혹은 정연한 방식으로 진행하다가 갑작스럽게 도약할 수도 있다. 중대한 이행은 개념적 사고를 버릴 때, 그리고 '경험함'에 대한 흥미나 에고/자기의 경험자 '가장자리' 및 그 처리 기능들과의 동일시가 더불어 포기될 때 일어난다. 선형적 개념들과 이미지 너머에는 처리를 요구하는 것이 아무 것도 없다. 그래서 마음/자기는 침묵하게 되고, 대신 비선형적 맥락이 우세해진다. 그것은 다음과 같이 요약할 수 있다. 에고/마음은 *생각한다*, 장(의식)은 *안다*, 그리고 참나는 *있다*.

자기의 '경험자' 측면을 알게 되는 것은 사실상 어렵지 않은데, 경험자는 생각, 기억, 이미지, 감각, 감정들과 같은 데이터의 본성이나 성질들과는 무관하게 쉼 없이 입력을 처리한다. 수행과 더불어, 사람은 처리되고 있거나 경험되고 있는 '것'에 실제로 휩쓸리는 일 없이 과정으로서 저 의식의 성질에 초점을 맞추고 있을 수 있다. 이 경험적 가장자리는 매초 주의 깊게 처리한다. 그것은 듣는 자/느끼는 자/예상하는 자/기억하는 자/인지하는 자/다중처리장치와 같다. '경험자'는 처리되고 있는 데이터의 본성에서 독립하여 존재하는 의식 앎의 지각적 가장자리edge이다.

사람이 '나' 혹은 '자신'으로서 동일시하는 것이 바로 이 성질이다. 자기는 그것이 정체라고 주장하지만, 관찰해 보면 이 기능은 자율적이고 비개인적임이 인지될 것이다. 경험자는 '누구'가 아니라 '그것'이다. 그것은 자율적 기능성이며 다기능의 처리―탐사 능력에 비견할 만하다. 에고/자기는 저 '경험자' 성질 위에서 번창하며 실제로 그것에 중독된다.

주의와 의지로써, 경험자의 유혹적 매력은 거부될 수 있다. 경험자의 오락에 굴복하는 것은 습관일 뿐이다. 자기가 동일시하게 되는 것은 '내'가 아닌 행위일 뿐이다. 마음은 정보의 끊임없는 선형적 입력과 '지금 일어나는 일'에 대한 주의집중 없이는 자신이 '백지'가 되고 텅 빌 것이라고 생각한다. 하지만 밤에 수면은 경험자의 쉼 없는 지껄임에서의 반가운 구원이다. 이렇듯 마음은 오직 세 가지 가능성이 있다고 생각한다. ① 경험함, ② 수면(망각) 혹은 아마도, ③ 꿈꾸는 수면. 하지만 보통의 마음에는 비교적 알려져 있지 않은 네 번째 상태는 앎 그 자체의 하나이며, 내용과 경험, 혹 심지어는 참여, 분석, 혹은 기록과는 무관하게 존재한다. 저변에 있는 성질은 노력이 필요 없고, 평화로우며, 관상적 생활방식과 양립할 수 있다. 그것은 고전적으로 사마디로 불리는 상태로 이끌어 준다.

의식/앎의 장과의 정렬

목표, 근면함, 규율의 내적 고정과 더불어, 데이터를 처리하는 경험자 기능의 매력을 관심, 중요성, 혹 심지어는 동일시의 초점으로 삼는 것은 거부될 수 있다. 감정에 물든 경험자 밑에는 앎 Awareness의 미묘한 침묵이 있다. 선형적 내용이나 형상의 제한이 결여된 까닭에, 그것은 텅 빈 스크린이나 연못의 반영하는 표면과 같다. 그것은 선험적 조건이어서 그것 없이는 경험자가 경험하고 있는 것에 대한 인식은 물론, 목격자/관찰자가 지각하고 있는 것에 대한 인식도 없을 것이다.

이 기본적이고 미묘한 상태가 기본 상수이다. 그것은 그 안에 다른 모든 현상과 조건들이 포함되어 있는 전체적 공간이나 장과 유사하다. 침묵하는 미묘한 장은 참나의 성질이다. 의식의 이 장, 상태, 혹은 조건은 전부를 포함하지만 내용과의 동일시가 결여되어 있다. 앎은 그 자체를 안다. 따라서 그것은 기본적이며 항존하는 성질이다.

이 의식의 '네번째 상태'에 대해 라마나 마하르시는 산스크리트 용어, *투리야*로 설명했다. 이 상태에서, 모든 것은 의미와 존재가 하나이며 동일자인 실상으로 말미암아 동등하게 보인다. 즉 어떤 것이 의미하는 바는 그것으로 *있음*에 의해 실현되며, 그것으로 *있음*은 정확히 그것이 의미하는 바의 실현이다. 존재가 그 의미다. (이 앎은 750의 의식 수준에서 일어난다.)

이 상태는 또한 침묵하는 기층으로 식별될 수 있는데 거기서 생각들이 저절로 출현한다. 그것은 장 혹은 모체인 선험적 조건으로 탐지될 수 있고, 생각의 출현보다 찰나를 앞서 있다. 그것의 '자리'는 날치가 뛰어오르기 직전의 대양의 자리와 유사하다. 모든 생각은 저절로 일어나며 그것이 완전히 형태를 갖추기까지는 인지되지 않는다.

생각이 일어날 때 생각은 에너지의 희미한 꿈틀거림과 같으며, 불분명한 형상에서 보다 상세하고 확인 가능한 완성태로 급속히 이동한다. 그 과정은 매우 빠르다. 침묵하는 장 자체를 식별하는 데는 예리한 주의와 통찰력이 요구된다. 방법은 생각의 특이성에 대한 관심을 거부하고 그것을 인지하거나 읽어 내려는 노력을 중단하는 것이다. 의지로써 의도하지 않는다면 생각은 끊임없는 지껄임과도 같으며, 생각을 재미있는 것으로 혹은 관심을 가질 만한 것으로 애지중지하는 것은 에고의 허영일 뿐이다.

의식의 흐름과 사고 내용의 유혹적인 매력을 우회하고 초월하기 위해 그러한 것의 중요성에 대해 겸손해지는 것은 가치의 투사 없이는 99퍼센트의 생각들이 전적으로 지루하고 진부하다는 것을 신속하게 드러내 준다. 생각이 마술에서 풀려나면 관심의 철회에 따라 그 매력은 줄어든다. 또 다른 환상은 생각에 주의하는 것이 생존을 위해 필요하다는 것인데, 오히려 실상에서 생존은 참나에 의존한다. 예리한 주의집중과 함께 생각이 출현하고 형성되는 과정에서 점점 더 빨리 그것이 포기될 수 있다는 것이 명백해진다. 지속적인 집중 및 그것이 갖는 오락적 가치의 포기와 더불어, 인지될 수 있는 형상으로서의 생각은 서서히 사라져서 생각하려는 일시적 충동에 불과한 것으로 잦아든다. 이러한 충동을 만족시키는 것은 거부될 수 있다. 이렇게 함으로써 사람은 오직 생각하고자 하는 욕망의 귀결로서 생각하고, 생각과 이미지들은 오직 가상적 가치를 가질 뿐이라는 사실이 놀랍도록 명백해지게 된다. 본질적으로 생각과 이미지들이 정말로 눈부시게 경이롭지는 않다. 사람이 정말로 사고의 근원이라는 이 발견은 사람이 마음의 피해자가 아니라, 의도와 욕망으로 말미암은 현상들의 작자作者라는 사실을 드러내 준다. 자유는 한없는 겸손함의 귀결이며, 이는 사람이 생각하는 유일한 이유가 어떤 경험적 이익이나 보상을 끌어 내기 위해 원하기 때문이라는 것을 드러내 준다.

　에고/마음은 자신이 생각하지 않는다면 ① 지루해지고, ② 존재하기를 그칠 것이라고 염려한다. 지루함의 문제는 단순히 그러한 지루함이 '흥미로운' 생각들을 통해 즐거움을 얻고 있지 않은 데 대한 불만족일 뿐이라는 것을 봄으로써 상대적으로 쉽게 초월할 수 있다. 사고를 초월하기 위해서는 사실 사고가 솟아나는 기층을 찾는 일에 관심을 재집중시켜야만 한다. 사람은 생각이 지루해지는 것을 선택할 수 있는데, 잘 살펴보면 생각은 일차적으로 익숙한 개념, 이미지, 관념들의 반복적인, 끊임없는 재가공일 뿐이라는 게 명확해질 것이다.

참나는 선택할 수 있고 개념을 필요로 하지 않고도 책임질 수 있다. 사고의 선형성은 관념, 이미지, 기억, 상상을 비롯한 많은 것들의 퍼레이드로서, 그 이상의 선형성으로 인도할 뿐이라는 사실을 관찰하는 것 또한 쉽다. 의식 앞의 침묵하는 발생장 자체에 대해 알기 위해서, 호기심을 생각의 형상과 내용에서 이동시킬 수 있다. 침묵은 참나에 속하고, 생각은 자기에 속한다. 참나는 관심에너지의 투입에 의한 격려를 필요로 하지 않는다. 그 침묵하는 상태는 관상과 명상으로 공히 직관될 수 있다. 사람은 그저 너무 게을러서 구태여 생각하지 않는다는 태도를 취할 수 있다.

영적 수행

에고/마음은 신기한 것에 매혹되고 따라서 미친 듯이 흥미로운 형상과 감각을 구한다. 이것은 거부될 수 있으며, 항상 현존하여 그저 주목하기만 하면 되는 침묵하는 무형의 기층에 대한 관심으로 대체될 수 있다. 이 침묵하는 무형의 기층은 그것 없이는 소리를 식별할 수 없는 침묵의 배경에 비할 만하다.

현상적 세계는 거대한 로르샤흐 카드와 같아서, 그 형태는 사람이 원하는 대로 그 어떤 것이든 '의미'하게 된다. 소리를 분간할 수 있는 것은 오직 그것이 침묵의 배경에 포개지기 때문이며, 이렇듯 형상은 오직 그것이 무형의 공간 속에 포개지기 때문에 인지될 수 있다. 이와 비슷하게, 마음의 내용은 오직 그 무형의 침묵하는 배경막으로 인해 확인 가능하다. 경험자는 그래서 침묵하는 무형의 배경막에 초점을 맞추는 방향을 취할 수 있다. 기층은 그 침묵으로 인해 본래 평화로운 느낌을 갖는다. 사람은 침묵과 평화를 선택하고, 인정하고, 거기에 가치를 부여할 수 있으며, 경험자 기능의 항상 신경을 곤두세우고 있는 끊임없는 긴장에서의 구원으로 그러한 것을 반길 수 있다.

평화가 만족을 모르는 에고의 오락보다 더욱 큰 가치를 가질 때, 평화가 항상 현존하며 접근 가능하다는 사실이 발견될 것이다. 인구의 99.7퍼센트는 그러한 선택지가 있다는 것조차 모르고 있다. 이렇듯 접근 가능한 미지의 자유가 있다. 사람은 세계에 대한 에고 투입과 세계에 대한 생각들을 단순히 거부하는 것(즉 세계를 신에게 내맡기는 것)을 택할 수 있다.

절연

전통적으로, 많은 진지한 영적 헌신자는 세상과의 연을 끊고 감각 입력이 적으며 특정한 활동을 요구하지 않는 환경으로 후퇴함으로써 세상에서 물러난다. 어떤 제자들에게 그것은 매우 도움이 되는데, 여러 다른 시기에, 예컨대 공식적 피정(안거)이 제공하는 것과 같이 단기간만이라도 그것이 필요할 때도 있다.

앞에서 언급한 것처럼, 진정한 절연이란 내적인 것이며 결정의 귀결이자 의지에 따른 행위다. 실용적 수준에서, 실제의 물리적 물러남과 절연은 하나의 선언이자 사회적 역할의 변동이다. 내적 절연 또한 세상에서의 물러남으로 귀착될 수 있지만 동일한 이유들 때문은 아니다.

500대 후반 이상의 측정 수준에서, 세상에의 참여는 문제를 일으킨다. 생활방식의 큰 변화가 선호되는 것은 물론 그것이 필수적일 수도 있다. 시골의 단순성과 평화로움은 환경의 아름다움과 함께 사람의 내적 상태와 더욱 조화를 이루게 된다. 500대 후반의 일부 헌신자들은 그럭저럭 가르치거나 글을 쓰는 일을 계속해 나간다. 600대와 700대의 수준에서 모든 참여는 중단될 수 있고, 통계적으로 이러한 수준에 도달한 많은 이들이 육체를 떠나는 선택지를 택한다. 하지만 일부는 카르마적 경향의 실현을 위해서 남는다. 높은 수준에서 사적인 의지는 신에게 내맡겨졌으므로 기능은 신성한 명령Divine Ordinance의 귀결이다. '동기부여', '의도' 혹은 '목표'는 더 이상 존재하지 않는다. 행위들은 자율적이고, 자연발생적이며, 참나로서의 현존Presence의 귀결이다.

전체적인 침묵하는 맥락의 장에 대한 얇은 세부에서 '큰 그림'으로 관심을 옮기는 일에 비할 만한 관상적 생활방식에 의해 촉진된다. 그것은 내역으로 들어가는 일 없이 분위기의 전체적 성질들을 '포착'하며 따라서 세부에 대해 생각하거나 분석하기보다는 일반성을 직관한다. 에고/마음의 저항은 자신이 뭔가를 '놓칠'지도 모른다고 걱정하는 것인데, 그것은 에고/마음이 세계의 매력이자 유혹인 형상의 내용의 세부를 처리하는데 중독되어 있기 때문이다. "세계와 절연한다."는 것은 세계에서 에너지를 거두고, 세부에 대한 주의를 요구하는 활동을 줄임으로써 자기의 놀이보다는 참나 속에 거하는 것을 의미한다.

세계에 대한 관심을 철회한 결과로서 세계는 포기될 수 있다.

많은 헌신자들은 신문이나 TV를 통해 뉴스를 쫓는 일을 멈춘다. 흥미로운 것이 세계였던 적은 결코 없었으며, 흥미로운 것은 에고에 의한 가치의 투사 및 자신의 감각의 세부였다는 점이 신속하게 밝혀진다. 뇌는 경험자의 감각 기관이고, 사람은 그것에 물리적 죽음이 예정되어 있다는 것을 각성한다. 그러므로 자기보다는 참나가 중요하다는 것이 죽음의 불가피성을 받아들임으로써 각성된다. 세계에 대한 헌신에서 신과 영 Spirit에 대한 헌신으로 이동하는 것이 필요할 뿐이다.

태어나는 바로 그 순간에 사람의 수명은 이미 결정되어 있다. (의식 연구에서 반복적으로 확인된 것) 그래서 헌신자는 에고/마음 경험자가 투사한 세계의 가치보다는 신에게 자신의 생명을 내맡기는 사람이다.

세계를 포기하는 것은 영적 추구의 초기 단계에선 과격하게 보일 수도 있지만, 나중에는 아주 자연스럽게 일어나고 안도하는 마음으로 이를 반기게 된다. 앞선 단계에서, 세계에서의 일부 기능은 돌아올 수도 있지만 세계에서 '얻어야' 할 것이 더 이상 없기 때문에 그것은 다른 본성을 갖는다. 세계는 일차적으로 진화/창조의 현장이고 그 속에서는 전부가 그 존재로 말미암아 동등한 가치를 갖는다.

| **토론** |

선생님께서는 에고 및 에고의 환상들에서 에너지를 빼놓을 것을 강조하셨습니다. 그러면 자기와 육체와의 동일시는 어떻게 합니까?

많은 전통적 영적 수행과 가르침들이 자주 육체에서 시작하고 또 육체를 강조하는 게 사실입니다. 차크라계의 에너지를 통제하려고 시도하는 것은 물론이고요. 하지만 그러한 것의 의미와 중요성, 가치는 에고에 의한 정신적/감정적 과정의 귀결이지요. 우선 에고/자기의 해체를 강조하는 것이 더욱 큰 실용적 가치를 갖는 듯합니다.

육체 자체는 실제로 경험되지 않습니다. 대신 육체의 *감각*들만이 경험되지요. 예를 들면 사람은 팔의 소재, 위치, 편안함 등을 경험하지만 팔 그 자체를 경험하지는 않습니다. 만약 감각이 신경의 절단으로 방해받는다면 이것은 쉽게 확인됩니다.

그러므로 육체에 대한 앎은 그저 합성된 감각일 뿐이며, 이것으로 뇌의 체성 감각 영역은 입력을 기록하고 뉴런 기능으로 신체 이미지를 복제합니다. 임상에서 가끔 보이는 '환상지' 현상은 신경적 이상이며, 여기서 뇌는 절단으로 인해 상실되어 존재하지 않는 팔 다리의 가짜 이미지를 습관적으로 만들어 냅니다. 이것은 환각으로 분류됩니다.

수면 중에 감각 입력은 중단되고 육체는 의식적 주관적 앎에서 빠져나갑니다. 이렇듯 육체에 대한 경험은 조건적입니다.

육체에 대한 집착은 감각에 대한 집착이며 '나의 것'이라는 덧씌워진 개념에 대한 집착입니다. '나의 것'이며 '나'에 의해 통제되는 것은 따라서 틀림없이 '나다'라는 것이지요. 육체와의 동일시는 에고의 위치성들의 귀결입니다. 자기와 육체와의 동일시에서 분리되기 위해서는, 육체를 '나'라기보다는 '그것'으로 볼 필요가 있을 뿐입니다. 육체를 '나'로 간주할 때도, 사람이 전체 기능의 약 99퍼센트(생화학, 소화, 심혈관, 신경, 대사 기능 등)에 대해서는 실제적인 통제력을 갖지 못하는 것이 분명합니다. 이렇듯 육체의 통제조차도 육체의 가장 거친 기능들에 한합니다.

이제 사고로 팔다리를 잃어버렸다고 상상해 봅시다. 사람은 여전히 육체를 '나'로 부릅니다. 이는 팔다리, 얼굴의 특징, 혹은 감각 상실(예 헬렌 켈러)과 같은 보다 신체적인 특성을 잃어버린 경우에도 계속됩니다. 이렇듯 '나'로서의 '육체'는 정신화입니다.『도노반의 뇌』라는 소설에서는 오직 뇌만 살아남아 인공적 수단으로 생명이 유지됩니다. 그 '뇌'는 전적으로 타인을 통제하고 생존하려는 욕구와 같은 에고 위치들과 더불어 가차 없이 지속되지요. 한편 귀먹고, 눈멀고, 말 못했던 헬렌 켈러는 500대 후반으로 측정되었습니다. 심한 안면 기형으로 인해 '엘리펀트 맨'으로 불리웠던 조셉 메릭은 높은 성인의 수준(590)으로 측정되었고요.

우리가 '누구'라는 감각은 일차적으로 육체, 성격, 그리고 정신화 및 그에 동반되는 감정적 투입과의 동일시입니다. 사람은 육체나 감각의 얼마나 많은 부분이 실제로 상실되어도 자기가 '나' 감각을 보유할 수 있는지를 알아보기 위해, 내적·정신적 이미지화 과정을 해 볼 수 있습니다. 경험적인 '나'는 육체를 갖긴 하지만 그것이 육체는 아니라는 것이 분명해집니다.

육체와 자기의 동일시에서 분리되기 위한 고전적 접근방식은 쾌락과 만족을 지향하는 육체성에의 감각적 의존에서 분리되는 것입니다. 이러한 것은 욕망 및 외적인 획득으로서의 쾌락 추구와 관련되어 있음이 분명합니다. 금욕주의는 행복, 쾌락, 만족의 근원이 외부에 있다는 환상의 지배를 약화시키는데, 왜냐하면 그러한 것의 자리가 외부에 있다고 해도, 쾌락과 만족의 감각은 내적 기능이기 때문입니다. 육체는 기능적인 실용적 기계장치이며, 쾌락은 육체적 기능의 귀결이 아닌 욕구 충족 그 자체입니다. 비슷한 만족감이 최면상태에서 얻어질 수 있는데 이때 육체 자체는 보상으로 주어지지 않으며 오직 그 이미지가 암시될 뿐입니다. 그러므로 육체는 하나의 기계장치이지 근원이 아닙니다.

에고 및 에고의 경험자 기능에 직접 초점을 맞춘 영적 수행과 더불어, 자기의 중요성 및 육체와의 동일시는 자동적으로 저절로 감소됩니다. 신체 이미지에서 의미, 의의, 가치를 거두어들일 때 신체 이미지 감각은 쇠퇴하고 실제로 필요할 때만(예 수면과 배설, 수분 섭취 등을 위해) 다시 일어납니다. 지복(Bliss, 600으로 측정)의 상태에서, 혹은 심지어 500대 후반의 의식 수준에서 육체의 표면적 요구는 감소합니다. 사람은 황홀경 속에서 몇 시간이고 지칠 줄 모르고 춤출 수 있으며 사마디 Samadhi/지복 Bliss 상태에서 며칠이고 음식물 없이 지낼 수 있습니다. 보다 높은 상태에서는 육체를 돌보는 일이 등한시될 수 있는데, 육체가 더 이상 자기로 가정되지 않을 때는 그 중요성이 사라지기 때문입니다.

세상과의 분리는 육체와의 분리와도 상관이 있습니까?

지각이 세상과 육체에 가치를 부여한다는 점에서 그 둘은 손에 손을 잡고 갑니다. 개인들이 유체이탈을 체험할 때, '나' 감각 또한 공중으로 떠오르지요. 사람은 그 다음에 무관심하게 육체를 내려다봅니다. 육체는 사람의 현실 감각에 대해 거의 이질적으로 지각됩니다. 육체로의 복귀는 겨우 마지못해 이루어지거나, 혹은 갑작스럽게 충돌하는 느낌과 함께 저절로 일어납니다. 사람이 육체 '안'에 있지 않을 때 육체와 동일시하거나 육체에 가치를 부여하는 일은 사실상 가능하지 않습니다. 훈련을 통해 변성 의식 상태로 들어가 육체를 떠나는 법을 배운 사람들은, 일정한 명령에 따라 육체로 돌아오는 법을 배워야 하는 일이 종종 있습니다.

'유체이탈'은 '임사' 체험과 비슷한 점이 있습니까?

그 둘은 아주 다릅니다. 주관적으로 임사 체험은 신성한 사랑 Divine Love의 현존의 힘으로 인해 변형을 일으킵니다. 사람의 측정된 의식 수준은 임사 체험으로 상승하며, 특징적으로 죽음에 대한 두려움이 사라집니다. 역설적으로 유체이탈 체험은 의식 수준의 변화를 가져다주지 않습니다. 이것이 암시하는 바는, 자기가 비물질적이라는 앎이 일정한 수준에서는 이미 알려져 있지만 보통의 삶에서 그것은 잊혀졌다는 것이지요.

우리가 의식 연구기법을 이용하여 질문을 던질 때, 우리가 육체가 아닌 영이라는 지식은 이미 알려져 있지만 환생의 결과로서 잊혀졌을 뿐이라는 답이 진실로 측정됩니다. 이렇듯 자기 감각은 육체에서 독립해 있으며, 육체성보다는 국소화된 정체임의 감각과 결부되어 있습니다.

'유체이탈'을 하거나 혹은 그런 상태로 상당한 거리를 여행하기조차 하는 것은 재미있긴 하지만, 그런 경험이 의식 수준의 상승 그 자체에 의미 있는 장기적 이로움을 주지는 못하는 듯합니다. 수술 중에 그리고 심한 사고 뒤에도 그런 일이 비교적 자주 있는 편입니다. (외과 의사들은 잘 압니다.) 간호사와 의사들은 잠이 든 채 의식이 없는 줄 알았던 환자가 직접 '들은' 의료진의 대화를 나중에 고스란히 전할 때 비로소 사실을 알게 됩니다. (이들은 후회하는 일이 많습니다.)

의식 연구는 도움이 되는 많은 정보를 드러내 주었습니다. 그것은 이해를 명료하게 해 주고 영적 진화 과정을 재맥락화해 줍니다. 또한 영적 실상 및 그에 대한 점진적 경험을 확인해 주지요. 하지만 기본 원리들은 똑같지 않습니까?

영적 노력의 본질적, 기초적 원리는 여전히 헌신, 겸손, 불요불굴, 기꺼이 내맡기려는 자발성, 그리고 신에 대한 믿음과 신뢰와 같은 유서 깊은 것들입니다. 이러한 것들은 봉헌과 기도로, 그리고 영적 의지 Spiritual Will의 행위로서 신의 은총 Grace을 간구하고 기원함으로써 강화됩니다. 에고와 의식 수준들에 대한 결정적인 정보는 변형을 촉진하지만, 확인은 묘사된 기본적 영적 원리들을 적용하는 데서 비롯됩니다. 이러한 것은 의도에 의해 힘을 얻으며 이는 정렬 및 통합으로 귀착되는데 이로써 기본적 원리들이 작동하게 되지요. 헌신은 의지로써 동의한 귀결입니다. 신에게 자신을 완전히 전적으로 내맡기는 것은 도중의 어느 지점에서든 과정을 넘게 해 줄 수 있습니다.

어떤 진술이 한 평생의 영적 경험과 봉헌을 요약해 줄 수 있을까요?
오, 주여, 모든 영광이 당신께 있습니다!

DISCOVERY OF THE PRESENCE OF GOD

/ 3부 / 부록

부록 A

각 장의 진실 수준 측정

주해

자료를 인쇄물 형태로 언어화하는 것은 측정 수준을 원래보다 15점 저하시킨다.

1부	**영적 과정**	**900**
개관		900
1장	헌신적 비이원성	935
2장	내면의 길	945
3장	지향	900
4장	영적 수행	865
5장	설명	885
6장	'경험자'	855
7장	면도날의 끝	860
8장	전부임 대 무	945
2부	**토론**	**905**
9장	대담	855
10장	영성과 세계	850
11장	여러 스승과 가르침들	855

12장	헌신자	855
13장	에고/자기와의 동일시의 초월	865
14장	깨달음: 참나의 현존	955
15장	의식의 점진적 상태들	985

『내 안의 참나를 만나다』 책 전체   **955**

부록 B

의식 지도

신에 대한 관점	자기에 대한 관점	수준	로그	감정	과정
참나	있음	깨달음	700 ~1,000	형언할 수 없는	순수 의식
전존재	완벽한	평화	600	지복	빛비춤
하나	완전한	기쁨	540	평온	변모
사랑하는	온건한	사랑	500	경외	드러남
현명한	의미 있는	이성	400	이해	추상
너그러운	조화로운	수용	350	용서	초월
영감을 주는	희망적인	자발성	310	낙관주의	의도
할 수 있게 해 주는	만족스러운	중립	250	신뢰	풀려남
허락하는	실행할 수 있는	용기	200	긍정	힘의 부여
무관심한	요구가 많은	자부심	175	경멸	팽창
복수심을 품은	적대하는	분노	150	미움	공격
부정하는	실망스러운	욕망	125	갈망	노예화

벌하는	겁나는	두려움	100	불안	위축
냉담한	비극적인	슬픔	75	후회	낙담
선고하는	희망 없는	무감정, 증오	50	절망	포기
보복하는	악	죄책감	30	비난	파괴
멸시하는	가증스러운	수치심	20	치욕	제거

부록 C

의식 수준 측정법

일반적 정보

의식의 에너지 장은 차원이 무한하다. 특정 수준들은 인간 의식과 관련을 갖는데, 이것은 '1'에서 '1,000'까지로 측정되었다. (부록 B: '의식 지도'를 참고할 것) 이러한 에너지 장들이 인간 의식을 반영하고 지배한다.

우주에 있는 모든 것은 특정한 주파수나 미세한 에너지 장을 방출하는데, 이는 의식의 장에 영구히 남는다. 이렇게 해서 과거에 살았던 모든 사람이나 존재에 대한 모든 것이 영구히 기록되어 현재나 미래의 어느 때건 되불러올 수 있는데 여기에는 일체의 사건, 생각, 행위, 감정, 혹은 태도가 다 포함된다.

기법

운동역학 반응(근육 테스트)은 특정 자극에 대해 '그렇다'거나 '그렇지 않다'로 나오는 단순한 반응이다. 피험자가 옆으로 팔을 쭉 뻗고 시험자는 손가락 두 개를 이용하여 피험자의 손목을 가볍게 내리누른다. 대개 피험자는 다른 손으로 시험하고자 하는 물체를 태양신경총 앞에 쥐고 있는다. 시험자는 피험자에게 "힘 주세요."라고 말하는데, 시험하려는 물체가 피험자에게 이롭다면 팔은 강해질 것이다. 만약 그것이 이롭지 않거나 역효과를 낸다면, 팔은 당장 약해질 것이다. 반응은 대단히 신속하게 짧은 시간 동안 일어난다.

정확한 반응을 얻어 내기 위해서는 시험자와 피험자 자신은 물론 의도가 200 이상으로 측정되어야 한다는 점에 주목하는 것이 중요하다.

테스트 팀의 의식 수준이 높을수록 그 결과는 보다 정확하다. 가장 좋은 태도는 서두에 "지고의 선의 이름으로, ＿＿＿은 진실로 측정됩니다. 100 이상. 200 이상." 등의 말로 진술을 시작하는, 객관적이고 거리를 두는 태도다. '지고의 선'으로의 맥락화는 정확성을 높여 주는데 왜냐하면 그것은 이기적이고 사적인 관심과 동기를 초월하기 때문이다.

오랜 세월 동안, 운동역학 테스트는 신체의 경락이나 면역계의 국소적 반응으로 여겨졌다. 하지만 나중의 연구를 통해, 그러한 반응이 신체의 국소적 반응이 아니라, 어떤 물체나 진술의 에너지에 대한 의식 자체의 일반적 반응이라는 사실이 드러났다. 참되고, 이롭고, 혹은 생명을 옹호하는 것은 긍정적 반응을 일으키는데, 이러한 반응은 살아 있는 모든 사람 속에 현존하는 비개인적 의식의 장에서 유래한다. 이 긍정적 반응은 신체의 근육이 강해지는 현상으로 드러난다. 흔히 지표 근육으로 가장 많이 쓰이는 것은 삼각근이다. 하지만 척추지압요법사와 같은 치료사들이 자주 쓰는 다리의 비복근을 비롯한 신체의 모든 근육을 이용할 수 있다.

질문(서술문의 형태로)하기 전에, '허락'을 받을 필요가 있다. 즉 "나는 지금 마음속에 있는 것에 대해 질문해도 좋다는 허락을 받았습니다."(그렇다/아니다) 혹은 "이 측정은 지고의 선에 봉사합니다."

진술이 거짓이거나 물체가 해롭다면, 근육은 "힘 주세요."라는 명령에 대해 신속히 약해지게 된다. 이는 그 자극이 부정적이고, 진실이 아니고, 반생명적이거나, 혹은 답이 '아니오'임을 나타낸다. 반응은 빠르고 지속 시간은 매우 짧다. 그 다음에 신체는 신속히 회복되어 정상적인 근육 강도로 돌아간다.

테스트를 하는 방법에는 세 가지가 있다. 연구에서 이용되며 또한 가장 일반적으로 쓰이는 방법에는 시험자와 피험자, 두 사람이 필요하다. 가능하면 조용한 환경이 좋고, 배경음악이 없어야 한다. 피험자는 눈을 감는다. *시험자는 서술문의 형태로 '질문'해야 한다.* 그래야 운동역학 반응에 의해서 그 문장에 대해 '예'나 '아니오'의 대답이 나올 수 있다. 예를 들면 "이것은 건강한 말입니까?"라고 묻는 것은 부정확한 형태가 될 것이다. 그 대신 "이 말은 건강합니다."라든가 혹은 "이 말은 병들었습니다."와 같은 진술로 고쳐 말해야 할 것이다.

진술한 뒤에, 시험자는 바닥과 평행하게 팔을 뻗고 있는 피험자에게 "힘 주세요."라고 말한다. 그런 다음 두 손가락으로 약간 힘을 주어 재빨리 손목을 누른다. 피험자의 팔은 계속 강한 상태를 유지하거나('그렇다'를 의미), 아니면 약해지게('아니다'를 의미) 될 것이다. 반응은 짧고 즉각적이다.

두 번째 방법은 '오링'법인데, 이것은 혼자서 할 수 있다. 한 손의 엄지와 중지를 붙여 단단하게 'O' 자 모양의 고리를 만들고, 다른 손의 검지를 구부려서 이 고리를 떼어 내는 것이다. "그렇

다."와 "아니다." 반응 사이에는 눈에 띌 정도의 강도 차이가 있다. (Rose, 2001)

세 번째 방법이 가장 간단하지만, 다른 방법들과 마찬가지로 일정한 연습이 필요하다. 이것은 그저 큰 사전이나 벽돌 두어 장과 같은 무거운 물체를 허리 높이 정도의 테이블에서 들어 올리는 것이다. 어떤 이미지나 혹은 측정할 진실한 진술을 마음속에 떠올린 다음 물체를 들어올린다. 그 다음, 비교를 위해, 거짓으로 알려진 것을 마음속에 떠올린다. 마음속에 진실을 떠올리고 있을 때는 드는 일이 수월하고, 사안이 거짓(진실이 아닌)일 때는 물체를 드는데 더욱 큰 노력이 필요함에 주목하라. 그 결과는 다른 두 가지 방법을 이용하여 확인할 수 있다.

특정한 수준들의 측정

긍정과 부정, 진실과 거짓 혹은 건설적인 것과 파괴적인 것 사이의 임계점은 200 수준으로 측정된다. (도표 참고) 200 이상 혹은 진실인 것은 모두 피험자를 강하게 만든다. 200 이하 혹은 거짓인 모든 것에 대해 팔은 약해진다.

이미지나 진술, 역사적 사건 혹은 인물을 포함하는 과거와 현재의 그 어떤 것에 대해서도 테스트가 가능하다. 그것을 꼭 말로 표현할 필요는 없다.

수치 측정

㈜ "라마나 마하르시의 가르침은 700 이상으로 측정됩니다." (예/아니오).

혹은 "히틀러는 200 이상으로 측정되었습니다."(예/아니오) "그가 20대였을 때"(예/아니오) "30대"(예/아니오) "40대"(예/아니오) "사망 당시"(예/아니오).

적용

운동역학 테스트는 미래를 예언하는 일에는 쓰일 수 없다. 그 밖에는 어떤 질문이라도 가능하다. 의식에는 시간이나 공간상의 제약이 없다. 하지만 허락은 거부될 수도 있다. 현재나 과거의 모든 사건들에 대해 질문할 수 있다. 그 답은 비개인적이며 시험자나 피험자의 신념체계에 영향을 받지 않는다. 예를 들면 원형질은 유해한 자극에 대해서는 움츠러들고 살에서는 피가 난다. 이는 그 같은 시험 재료의 성질이고 개체와는 무관한 것이다. 의식은 사실상 오직 진실만을 아는데 왜냐하면 오직 진실만이 실제의 존재를 갖기 때문이다. 의식이 거짓에 반응하지 않는 것은 거짓은 실상 Reality 에서 존재를 갖지 않기 때문이다. 의식은 또한 어떤 주식을 사야 하는지 등과 같은 온전치 못하거나 이기적인 질문들에 대해서는 정확하게 반응하지 않을 것이다.

정확히 말하면 운동역학적 반응은 '있음' 반응이거나 아니면 단순히 '없음' 반응일 뿐이다. 전기 스위치처럼 우리가 전기가 "들어왔다."고 말하고, "꺼졌다."는 용어를 쓸 때에는 그저 전기가 거기 있지 않다는 것을 의미할 뿐이다. 실상에서 '꺼져 있음'과 같은 것은 존재하지 않는다. 이것은 미묘한 진술이지만 의식의 본성을 이해하는 데 있어 대단히 중요하다. 의식은 오직 진실Truth 만을 인지할 수 있다. 의식은 거짓에 대해서는 그저 반응하지 못할 뿐이다. 이와 비슷하게 거울은 오직 반사할 물체가 있어야 상을 반사한다. 거울 앞에 어떤 물체도 존재하지 않는다면 거기에 반사되는 상은 없다.

수준 측정

측정 수준들은 특정한 기준 단계와 관련된다. 부록 B의 도표와 같은 수치를 얻으려면, 그 도표에 대해 언급하거나 혹은 "1에서 1,000까지 인간의 의식 척도상에서, 600은 깨달음Enlightenment을 나타내는데, 이 _____은 _____(수치) 이상으로 측정됩니다."와 같은 진술을 해야만 한다. 아니면 다음과 같이 말한다. "200이 진실의 수준이고 500이 사랑의 수준인 의식 척도상에서, 이 진술은 _____(특정한 수치를 말한다) 이상으로 측정됩니다."

일반적 정보

사람들은 일반적으로 진실과 거짓을 식별하고 싶어 한다. 그러므로 진술을 아주 자세히 해야 한다. 어떤 일자리가 '좋다'는 식의 일반적 용어 사용은 피해야 한다. 어떤 식으로 '좋다'는 건가? 급여 수준이? 근무 조건이? 승진 기회가? 상사의 공정성이?

숙련

테스트에 익숙해지면서 점차적으로 전문적으로 된다. '맞는' 질문들이 튀어나오기 시작하는데 이는 거의 불가사의할 정도로 정확해지기도 한다. 같은 시험자와 피험자가 일정 기간 함께 작업한다면, 둘 중 한 사람 혹은 두 사람 모두에게 놀라운 정확성과 특정 질문을 족집게처럼 집어 낼 수 있는 능력이 생기게 된다. 피험자가 질문에 대해 전혀 알지 못하는 상황에서도 그렇다. 예를 들면 어떤 물건을 잃어버린 시험자가 말하기 시작한다. "난 그걸 사무실에 놓아두고 왔습니다."(아니오.) "나는 그걸 차에 놓아두고 왔습니다."(아니오.) 불현듯 피험자는 물건을 거의 '보다'시피하고 이렇게 말한다. "'화장실 문 안쪽'에 있는지 물어 보세요." 시험자는 말한다. "그 물건은 화장실 문 안쪽에 걸려 있습니다."(예. 실제로 있었던 이 사례에서, 피험자는 시험자가 차에 기름을 넣으러 주유소에 들렀다는 것과 웃옷을 주유소 화장실에 놓아두고 왔다는 사실을 알지 못했다.)

사전 허락을 받는다면, 시간과 공간상으로 어디에 있는 그 무엇에 대해서든 어떠한 정보라도 얻어 낼 수 있다. (때로 허락을 얻지 못하는 일이 있는데, 이는 아마도 카르마적이거나 혹은 기타 알 수 없는 이유 때문일 것이다.) 교차 확인을 통해 정확성은 쉽게 확인할 수 있다. 이 기법을 익힌 사람은 세상의 모든 컴퓨터와 도서관에 보유할 수 있는 것보다 더 많은 정보를 즉석에서 이용할 수 있다. 그러므로 그 가능성은 명백히 무한하고, 그 전망은 놀라울 정도다.

제한

인구의 약 10퍼센트는 아직 알 수 없는 이유로 운동 역학 테스트 기법을 이용할 수 없다. 테스트는 피험자들 자신이 200 이상으로 측정되고 테스트의 이용 의도가 온전하며 또한 200 이상으로 측정될 때에만 정확하다. 요구되는 것은 주관적 견해보다는 거리를 둔 객관성 및 진실과의 정렬이다. 그래서 '어떤 점을 증명'하려고 시도하는 것은 정확성을 부정한다. 때로는 결혼한 부부들 역시 아직 밝혀지지 않은 이유로 인해 서로를 피험자로 이용할 수 없기 때문에 테스트 파트너로 제3자를 찾아야 할 수도 있다.

적절한 피험자는 사랑하는 대상이나 사람을 마음속에 떠올리면 팔이 강해지고, 부정적인 것(두려움, 증오, 죄책감 등)을 마음속에 떠올리면 팔이 약해지는 사람이다. (예) 윈스턴 처칠은 사람을 강하게 하고 빈 라덴은 약하게 만든다.)

때로 적절한 피험자가 모순된 반응을 일으킬 때가 있다. 이런 상태는 대개 존 다이아몬드 박사가 발견한 '흉선치기'를 함으로써 해소할 수 있다. (주먹을 쥐고 흉골 상부를 세 번 치고 웃는데, 주먹으로 칠 때마다 '하하하'라고 말하며 사랑하는 사람이나 대상을 마음속에 그린다.)

그러면 일시적 불균형은 해소될 것이다. 일시적 불균형은 최근에 부정적인 사람들과 함께 있었던 것, 그리고 헤비메탈 음악을 듣고, 폭력적인 TV 프로그램을 시청하고, 폭력적인 비디오 게임을 하는 것에 의해 야기될 수 있다. 부정적 음악 에너지는 음악을 끈 뒤에도 30분까지 인체의 에너지 체계에 해로운 영향을 미친다.

TV 광고나 배경 음악 또한 부정적 에너지의 일반적 근원이다.

앞서 살펴본 것처럼, 진실과 거짓을 구분하고 진실의 수준을 측정하는 운동 역학적 방법은 엄격한 필요조건을 가지고 있다. 여러 제한들로 인해, 앞서 펴낸 책들에서 편리한 참조를 위해 측정 수준을 제공했는데, 『진실 대 거짓』에서는 이를 폭넓게 제공한다.

설명

운동 역학 테스트는 개인적 견해나 신념에서 독립해 있으며, 원형질처럼 그 반응이 비개인적인 의식의 장의 비개인적 반응이다. 질문을 입 밖에 내든 말 없이 마음속에 품고 있든 테스트 반응이 동일하다는 것은 관찰해 보면 알 수 있다. 그래서 피험자는 질문에 영향을 받지 않는데, 피험자는 질문이 무엇인지도 모르기 때문이다. 이 사실을 증명하려면, 다음과 같은 연습을 한다.

시험자는 피험자가 모르는 어떤 이미지를 마음속에 떠올린 다음 이렇게 말한다. "내가 마음속에 품고 있는 이미지는 긍정적입니다." (혹은 "진실입니다." 혹은 "200 이상으로 측정됩니다." 등) 그런 다음 피험자는 지시에 따라 손목을 누르는 힘에 저항한다. 시험자가 마음속에 긍정적인 이미지를 떠올리면(예 링컨, 예수, 마더 테레사 등), 피험자의 팔 근육은 강해질 것이다. 시험자가 거짓 진술을 하거나 부정적인 이미지(예 빈 라덴, 히틀러 등)를 떠올리면 팔은 약해질 것이다. 피험자는 시험자가 무엇을 생각하고 있는지 모르므로, 시험 결과는 개인적 신념에 영향을 받지 않는다.

올바른 운동역학 기법

갈릴레오의 관심이 천문학에 있었지 망원경을 만드는 일에 있지 않았던 것처럼, 고등영성연구소Institute for Advanced Spiritual Research는 특별히 운동역학이 아닌 의식Consciousness의 연구에 헌신하고 있다. DVD『의식혁명』에서는 기본적 방법을 시연한다. 운동역학에 대한 보다 상세한 정보는 인터넷에서 '운동역학 kinesiology'을 검색하여 찾을 수 있다. 응용운동역학 대학College of Applied Kinesiology (www.icak.com) 및 다른 교육 기관들에서는 수많은 참고 자료를 제공한다.

자격 상실

회의론(160)과 냉소주의는 200 이하로 측정되는데 왜냐하면 이들은 부정적 예단을 반영하기 때문이다. 이와 대조적으로, 진실한 탐구는 지적 허영이 결여된 열린 마음과 정직함을 요구한다. 행동 운동역학의 부정적 연구들은 모두, 연구자들 자신과 마찬가지로 200 이하로 측정된다. (대개 160)

유명한 교수들조차 200 이하로 측정될 수 있고 또 그렇게 측정된다는 것이 보통 사람에게는 놀랍게 보일지도 모른다. 이렇듯 부정적 연구는 부정적 선입견의 귀결이다. 일례로 DNA의 이중나선 구조의 발견으로 이끈 프랜시스 크릭의 연구 설계는 440으로 측정되었다. 의식이 뉴런 활동의 산물일 뿐임을 증명하려는 그의 마지막 연구 설계는 불과 135로 측정되었다.

사람들 자신이나 혹은 그릇된 연구 설계에 의해 200 이하로 측정되는(모두가 대략 160으로 측정된다.) 연구자들의 실패는 그들이 반증하겠다고 주장하는 바로 그 방법론의 진실성을 확인해 준다. 그들은 '반드시' 부정적 결과를 얻어 내야만 하며, 또 부정적 결과를 얻어 내는데, 이는 역설적으로 편향되지 않은 온전성과 비온전성 간의 차이를 탐지하기 위한 테스트의 정확성을 증명해 준다.

모든 새로운 발견은 판 자체를 뒤엎을 수 있고, 그래서 현 상태의 지배적 신념체계에 위협으로 비칠 수 있다. 영적 실상Reality을 확인하는 엄밀한 의식의 과학이 출현했다는 것은 물론 저항을 촉발하게 되는데, 왜냐하면 그것은 사실상 본래부터 추정적이고 완고한 에고 자체의 자기애적 핵심의 지배권에 대한 정면 대결이기 때문이다.

200 이하의 의식 수준에서는 사실을 인지할 수는 있지만 '진실'이라는 용어가 의미하는 바를 아직 정확히 이해하지는 못하는 낮은 마음Lower Mind의 지배에 의해 이해가 제한되며(낮은 마음은 레스 인테르나와 레스 엑스테르나를 혼동한다.) 진실에는 거짓과는 다른 생리적 효과가 동반된다. 게다가 목소리 분석, 신체 언어 연구, 뇌의 유두상 반응 뇌파 변화, 호흡과 혈압의 오르내림, 갈바니 피부 반응, 다우징, 심지어 신체에서 오라가 방사되는 거리를 측정하는 후나 기법의 이용이 증명하듯이 진실은 직관적으로 이해된다. 어떤 사람들은 펜듈럼과 같은 정지된 물체를 이용하는(진실일 때는 앞으로 움직이고 거짓일 때는 뒤로 움직인다.) 매우 단순한 기법을 사용한다.

보다 발전된 맥락화에서 지배적인 원리는, 빛이 어둠으로 반증될 수 없는 것처럼 진실 Truth이 거짓으로 반증될 수는 없다는 것이다. 비선형은 선형의 한계에 종속되지 않는다. 진실은 논리와는 다른 패러다임이고 그래서 '증명 가능'하지 않은데, 증명 가능한 것은 오직 400대로 측정된다. 의식 연구 운동역학은 선형과 비선형적 차원들의 접점인 600 수준에서 작용한다.

불일치

시간의 경과에 따라, 혹은 조사자들에 따라 다양한 이유로 다른 측정치가 나올 수 있다.

1. 시간이 경과하는 동안에 상황, 사람들, 정치, 정책, 태도가 변한다.
2. 사람들은 뭔가를 마음속에 떠올릴 때 다른 감각 양식들, 즉 시각, 촉각, 청각, 감정 등을 이용하는 경향이 있다. 그러므로 '나의 어머니'는 어머니의 모습, 느낌, 말 등에 대한 것일 수 있다. 또한 헨리 포드에 대해서는 아버지로서, 기업가로서, 미국에 미친 영향에 관해, 그의 반유대주의 등에 관해 측정될 수 있다.

사람은 맥락을 명시하고 우세한 양식을 고수할 수 있다. 동일한 기법을 이용하는 동일한 팀은 내적으로 일관된 결과를 얻을 것이다. 연습과 함께 전문성이 계발된다. 하지만 과학적이며 거리를 둔 태도를 갖지 못해 객관적일 수 없는 사람들이 있고, 그래서 이들에게 운동역학적 방식은 정확하지 않을 것이다. 진실에 대한 봉헌과 의도가 개인적 견해 및 그것이 '옳다'는 걸 입증하려는 시도보다 우선되어야 한다.

부록 D

참고 문헌

Adler, J., V. Juarez, et al. (and editorial staff). 2005. "Spirituality in America." Special Report. *Newsweek*, August-September, 46-66.

Anderson, S., and P. Ray. 2000. *The Cultural Creatives: How 50 Million People Are Changing the World*. New York: Harmony books.

Armandariz, Y. 2005. "Dalai Lama's Message: Compassion for Others." *Arizona Republic*, 16 September. (Address to Garvin School of International Management on individual responsibility.)

Bailey, A. 1950. *Glamour: A World Problem*. New York: Lucis Press.

Benoit, H. [1955] 1990. *Zen and the Psychology of Transformation: The Supreme Doctrine*. Rochester, Vt.: Inner Traditions - Bear & Company

Bletaer, J. G. 1986 *Donning International Encyclopedic Psychic Dictionary*. Virginia Beach, Va.: Donning Publishing Co.

Bristow, D., et al. 2005. "Blinking suppresses the neural response to unchanging retinal stimulation." University College London, Institute of Neurology, as published in *Current Biology* 15, 1296-1300, 26 July.

Click, C., and C. Koch. 1992. "The Problem of Consciousness." *Scientific American*, 267, September, 152-159.

Descarter, R. 1952. In *Great Books of the Western World*, vol. 31. Chicago: Encyclopedia Britannica.

Diamond, J. 1979. *Behavioral Kinesiology*. New York: Harper & Rowe. -. 1979. *Your Body Doesn't Lie*. New York: Warner Books.

Few, B. 2005. "What We Know and What We Don't Know about Consciousness Science." *Journal of Consciousness Studies* 12:7, July, 74-87.

Gladwell, M. 2002. *The Tipping Point: How Little Things Can Make a Big Difference*. Boston: Back Bay Books. Arkana.

Godman, D., ed. 1985. *Be As You Are: The Teachings of Ramana Maharshi*. Boston: Arkana.

Goodheart, G. 1976. *Applied Kinesiology*: 12th ed. Detroit: Goodheart. (Out of print)

James, W. [1902] 1987. *The Varieties of Religious Experience: A Study in Human Nature*. Reprint. Cambridge, Mass.: Harvard University Press.

Jung, C. J. 1979. *Collected Works*. Princeton, N. J.: Princeton University Press.

Keller, H. and R. Shattuck, Ed. 2004. *The World I Live in / Helen Keller*. New York: New York Review Books Classics.

Hayakawa, S. 1971. *Our Language and Our World; Selections from Etc.: A Review of General Semantics*, 1953-1958. New York: Harper Collins.

Henderson, R. 2005. Sermon, May 1. Science of Mind Center, Prescott, Arizona.

Lamsa, G. 1957. *Holy Bible from Ancient Eastern Manuscripts*. Philadelphia: A. J. Holmes Co.

Lewis, J., Ed. 2001. *Odd Gods: New Religions and the Cult Controversy*. Amherst, NY: Prometheus Books.

Mackay, C. [1841] 2003. *Extraordinary Popular Delusions ? the Madness of Crowds*. Hampshire, U. K.: Harriman House.

Maharaj, N. [1973] 1999. *I Am That: Talks with Sri Nisargadatta Maharaj*. (4th Rev. ed.) Bombay: Chetana Private, Ltd.

Maharshi, R. [1972] 2004. *The Spiritual Teaching of Ramana Maharshi*. Boulder, Col.: Shambhala

Maslow, A. 1971. *The Father Reaches of Human Nature*. New York: Viking Press.

Monroe, R. 1992. *Journeys Out of the Body*. (Rev.) New York: Main Street Books.

Partridge, C., Ed. 2003. *UFO Religions*. London: Routledge. (Unarius, Aetherius Society, Heaven's Gate, Scientology, Unification Church, Family of God, etc.)

Po, Huang, 1958. *The Zen Teaching of Huang po: On Transmission of Mind*. (J. Blofield, trans.) New York: Glove Press.

Powell, R, 1999. *Discovering the Realm Beyond Appearance: Pointers to the Inexpressible*. San Diego: Blue Dove Press.

Rose. G. 2001. *When You Reach the End of Your Rope……. Let Go*. Los Angeles: Awareness Press. ("O-ring" kinesiologocal test method.)

Ruell, D. 1989. *Chaotic Evolution and Strange Attractors: The Statistical Analysis of Time Series for Deterministic Nonlinear Systems*. New York: Cambridge University Press.

—. 1980. "Strange Attractors." *Mathematical Intelligence* 2, 126-137. (Nonlinear dynamics, attractor fields.)

Sadlier, S. 2000. *Looking for God: A Seeker's Guide to Religious and Spiritual Groups of the World*. New York: Berkeley Publishing Group, Penguin Putnam.

Simpson, L. 1999. *The Book of Chakra Healing*. New York: Sterling Publishing

Suzuki, D.T. 1991. *The Zen Doctrine of No-Mind: The Significance of the Sutra of Hui-Neng*. Boston: Weiser Books.

Thompson, J., and H. B. Stewart. 2002. (2nd ed.) *Nonlinear Dynamics and Chaos*. New York: John Wiley & Sons.

Tolson, J. 2005. "Divided We Stand." *US News & World Report*, 42-48. 8 August. (God and country.)

Walsh, M. 1991. *Butler's Lives of the Saints: Concise Edition, Revised and Updated*. San Francisco: Harper San Francisco.

Watts, A. [1957] 1999. *The Way of Zen*. New York: Vintage.

—. [1955] 1972. *The Way of Liberation in Zen Buddhism*. Society for Comparative Philosophy, Alan Watts Journal; 2nd ed.

저자에 대하여

전기적이고 자전적인 기록

호킨스 박사는 영적으로 진화한 상태, 의식 연구, 그리고 참나로서의 신의 현존 Presence 에 대한 각성 Realization 이라는 주제에 관한 국제적으로 유명한 영적 스승, 저술가, 강사다.

매우 발전된 영적 앎의 상태가 과학자이자 의사였던 한 개인에게 일어났으며, 그가 나중에 그 흔치 않은 현상을 명료하고 이해 가능한 방식으로 말하고 설명할 수 있었다는 점에서 녹화된 강연과 저작들은 널리 독특함을 인정받고 있다.

마음의 정상적 에고 상태에서 현존 Presence 에 의한 에고의 제거로의 이행은 3부작 『의식혁명』(1995, 마더 테레사에게 상찬받기조차 했던), 『나의 눈』(2001), 그리고 『호모 스피리투스』(2003)에서 묘사되었는데, 이 책들은 세계의 주요 언어로 속속 번역되고 있다. 『진실 대 거짓: 차이를 구별하는 법』(2005)과 『의식 수준을 넘어서』(2006)에서는 에고의 표현들과 에고의 고유한 한계 및 그 한계를 초월하는 방법에 대한 탐구를 계속하고 있다.

3부작에 앞서 의식의 본성 Nature of Consciousness 에 대한 연구가 선행되었고, 이는 과학과 영성이라는 상호 이질적으로 보이는 영역들을 관련시킨 박사학위 논문 「인간 의식의 수준들에 대한 양질 분석 및 측정」(1995)으로 출간되었다. 과학과 영성의 상호 관련은 인간 역사상 최초로 진실과 거짓을 식별하는 방법을 제시한 한 기법의 대발견으로 성취되었다.

초기 작업의 중요성은 「뇌/마음 회보 Brain/ Mind Bulletin」에서 대단히 우호적이고 광범위한 평가를 통해, 나중에는 '과학과 의식에 관한 국제회의' 등에서의 발표를 통해 인정받았다. 옥스퍼드 포럼을 포함하는 국내외의 다양한 단체, 영적 회의, 교회 모임, 수녀와 수도사들을 상대로 수많은 발표가 있었다. 극동에서 호킨스 박사는 '깨달음에 이르는 길의 스승'(태령선각도사)으로 인정받는다.

숱한 영적 진실이 설명의 부족으로 인해 오랜 세월 동안 오해받아 온 것을 관찰해 온 호킨스 박사는, 매달 세미나를 열어 책의 형식으로 설명하기에는 너무 긴 자세한 설명들을 제공하고 있다. 녹화 기록을 이용할 수 있으며, 여기에는 좀 더 상세한 설명이 딸린 질의응답이 포함되어 있다.

이번 생의 작업의 전체적 목적은 인간 경험을 의식 진화의 관점에서 재맥락화하고, 마음과 영 양자에 대한 이해를 생명과 존재 Existence의 기층이자 지속적 근원인 내재적 신성 Divinity의 표현들로서 통합하는 것이다. 이러한 봉헌을 나타내는 것이 그의 저서 서두와 말미를 장식하는 "오, 주님 모든 영광이 당신께 있나이다! Gloria in Excelsis Deo!"라는 진술이다.

전기적 개요

호킨스 박사는 1952년부터 정신과 의사로 일해 왔으며 미국 정신과 학회 및 다른 많은 전문 단체의 평생 회원이다. 맥닐/레어 뉴스 아워, 바바라 월터스 쇼, 투데이 쇼, 과학 다큐멘터리를 비롯한 많은 전국 TV 방송 프로그램에 출연했다.

호킨스 박사는 수많은 과학적 영적 간행물, 책, 비디오, 강연 시리즈를 펴냈다. 노벨상 수상자 라이너스 폴링과 공동으로 기념비적 저서『분자교정 정신의학 Orthomolecular Psychiatry』을 펴내기도 했다. 연구자이자 교사로서 호킨스 박사의 다양한 배경은 「Who's Who in America」 및 「Who's Who in the World」의 전기 항목에 실려 있다. 여러 해 동안 감리교 및 가톨릭 관구, 수도원, 수도회, 선원에서 상담역을 했다.

호킨스 박사는 웨스트민스터 사원, 아르헨티나의 대학들, 노트르담과 미시건, 포담 및 하버드 대학, 그리고 옥스퍼드 포럼에서 널리 강연했다. 그리고 샌프란시스코의 캘리포니아 의대에서 연례 랜즈버그 강연을 했다. 또한 외교 문제에 관한 외국정부들의 고문이며, 세계 평화를 크게 위협한 해묵은 갈등을 해소하는 데 일조했다.

인류에 대한 기여를 인정받아, 1995년 호킨스 박사는 1077년에 설립된 예루살렘 성 요한 기사단의 기사가 되었다.

자전적 기록

이 책에서 보고된 진실은 모든 진실과 마찬가지로, 과학적으로 도출되고 객관적으로 조직되었지만, 맨 먼저 개인적으로 경험되었습니다. 어린 나이에 시작된 앎 awareness 의 강렬한 상태는 일평생의 귀결로 처음에는 영감을 불러일으켰고 그 다음에는 마침내 이 일련의 저작들의 형태를 취한 주관적 각성 과정에 방향을 제시했습니다.

세 살 때, 갑작스럽고 강렬한 존재의식, "나는 있다.I Am."의 의미에 대한 비언어적이지만 완전한 이해가 일어났는데, 곧이어 '나'는 전혀 존재하지 않을 수도 있었다는 공포스러운 각성이 뒤따랐습니다. 이것은 망각에서 의식적 앎으로의 순간적 깨어남이었고, 바로 그 순간, 사적인 자기가 태어났으며 '있다Is'와 '있지 않다Is Not'의 이원성이 주관적 앎 속으로 들어왔습니다.

어린 시절과 사춘기를 통틀어, 존재의 모순과 자기의 실상에 대한 의문이 끊임없는 관심사였습니다. 때로 사적인 자기가 더욱 크고 비개인적인 나로 빠져들기 시작하면 존재하지 않음에 대한 최초의 두려움—무에 대한 기본적 두려움—이 다시 치밀어 오르곤 했습니다.

1939년, 위스콘신의 농촌에서 자전거로 하루 30킬로미터를 돌며 신문 배달을 했던 나는, 어두운 겨울 밤 집에서 몇 마일 떨어진 곳에서 영하 30도의 눈보라를 만났습니다. 자전거가 얼음판 위에서 넘어지며 맹렬한 바람에 바구니 속의 신문은 얼음으로 뒤덮인 눈 내리는 들판으로 산산이 날아가 버렸습니다. 좌절감과 피로로 눈물이 흘러내렸고 옷은 뻣뻣하게 얼어붙었습니다. 바람을 피하기 위해, 나는 높이 쌓인 눈더미의 얼어붙은 표면을 깨고 굴을 판 다음, 그 속으로 기어들었습니다. 곧 오한이 멎고 기분 좋은 온기가 느껴지더니, 그 다음에는 어떤 말로도 형용할 수 없는 평화로운 상태가 찾아들었습니다. 거기에는 넘쳐 흐르는 빛이, 그리고 시작도 끝도 없고 나 자신의 본질과도 구별되지 않는 무한한 사랑의 현존이 함께 했습니다. 육체와 주변 환경은 앎이 오로지 지금뿐인 이 밝아진 상태와 융합되면서 가뭇없이 사라져 버렸습니다. 마음은 점차 침묵에 들었습니다. 생각은 완전히 그쳤습니다. 무한한 현존Presence이 모든 시간 혹은 묘사를 넘어 존재하는, 혹은 존재할 수 있는 전부였습니다.

그 영원성 뒤에, 불현듯 누군가 내 무릎을 흔드는 게 느껴졌습니다. 뒤이어 아버지의 걱정스러운 얼굴이 나타났습니다. 육체와 그에 따른 모든 것으로 되돌아가는 게 영 내키지 않았지만, 아버지의 사랑과 고통 때문에 영Spirit은 육체를 어루만져 다시 활동하게 만들었습니다. 죽음을 두려워하는 아버지를 보고 연민이 일었지만, 동시에 죽음이라는 개념이 우스꽝스럽게 비쳤습니다.

이 주관적 경험에 대해서는 어느 누구와도 토론한 적이 없는데 왜냐하면 그것을 설명하는 데 활용할 만한 맥락context이 전혀 없었기 때문이었습니다. 성인들의 삶에서 보고된 것 이외에 다른 영적 경험에 대한 얘기를 듣는 것은 흔한 일이 아니었습니다. 그러나 이 경험 뒤에, 받아들여진 세계의 실상이 그저 임시적인 것으로 비치기 시작했습니다. 전통적 종교의 가르침들은 의미를 상실했고, 역설적으로 나는 불가지론자가 되었습니다. 전 존재를 밝혀주었던 신성의 빛Light of Divinity과 비교하면 전통적 종교의 신은 정말이지 둔한 빛을 발했습니다. 이렇게 해서 영성이 종교를 대체했습니다.

제2차 세계대전 기간에, 해군 소해정에 승선하여 위험한 임무를 수행하며 죽음과 맞닥뜨린 적이 많았지만 두려움은 없었습니다.

마치 죽음이 그 확실성을 상실한 것 같았지요. 종전이 된 다음, 마음의 복잡성에 매료되어 정신의학을 공부하고 싶었던 나는 의대에 진학했습니다. 정신분석의 과정을 밟을 때 나를 지도했던 콜럼비아 대학 교수 또한 불가지론자였습니다. 우린 둘 다 종교를 회의적인 시각으로 바라보았습니다. 정신분석은 잘 되었고, 의사로서의 이력 또한 잘 풀렸으며, 성공이 뒤따랐습니다.

하지만 나는 직업생활에 조용히 안착하지 못했습니다. 나는 어떤 치료법에도 반응하지 않는 치명적인 진행성 질환을 앓게 되었습니다. 서른여덟의 나이에, 나는 생사의 기로에 서 있었고 곧 죽게 되리라는 걸 알았습니다. 나는 육체에 대해선 상관하지 않았지만 영 Spirit은 극심한 고통과 절망 상태에 놓여 있었습니다. 최후의 순간이 다가왔을 때, 불현듯 어떤 생각이 마음을 스쳤습니다. "혹시 신이 있다면?" 그래서 나는 큰 소리로 기도했습니다. "만약 신이 계시다면, 지금 저를 도와주십시오." 그리고 어떤 신이 됐든, 신에게 내맡기고 망각 속으로 빠져들었습니다. 의식이 돌아왔을 때는 엄청난 변형이 일어나 있었고, 나는 경외심으로 말문이 막혔습니다.

전에 있었던 사람은 더 이상 존재하지 않았습니다. 사적인 자기 혹은 에고는 없었고, 있는 것은 오직 그토록 무제한의 힘을 가진 무한한 현존 Infinite Presence 뿐이었습니다. 이 현존 Presence이 '나'였던 것을 대체했고, 이제 육체와 그 움직임을 통제하는 것은 오직 현존의 무한한 의지 Infinite Will of the Presence 뿐이었습니다. 무한한 하나임 Infinite Oneness의 명료함이 세계를 환히 밝혔고, 무한한 아름다움과 완벽함 속에 드러난 모든 것으로 그 자체를 표현했습니다.

삶은 계속되었지만, 이 멎어 있음은 지속되었습니다. 개인적 의지는 없었습니다. 육체는 한없이 강하지만 형언할 수 없이 부드러운 현존의 의지Will of the Presence의 지시에 따라 제 할 일을 해 나갔습니다. 그 상태에서는 어느 것에 대해서도 생각할 필요가 전혀 없었습니다. 모든 진실은 자명했고 개념화는 필요하지도 않았거니와 가능하지도 않았습니다. 동시에 육체의 신경계는 그 회로가 감당할 수 있는 것 이상의 에너지를 나르고 있는 것처럼 극도로 과부하가 걸린 느낌이었습니다.

세상에서 효율적으로 기능하는 것은 가능하지 않았습니다. 보통의 모든 동기부여가 사라졌고, 더불어 모든 두려움과 불안이 자취를 감추었습니다. 전부가 완벽했으므로 구할 것이 없었습니다. 명성, 성공, 돈은 무의미했습니다. 친구들은 진료를 재개하라고 촉구했지만, 그렇게 하고자 하는 보통의 동기부여가 없었습니다.

이제는 성격personality들의 배후에 있는 실상을 지각할 수 있는 능력이 있었는데, 감정적 질환의 기원은 자신이 곧 성격이라는 사람들의 신념이었습니다. 그래서 저절로 그렇게 된 것처럼 진료를 재개했고, 결과적으로 그것은 엄청나게 커졌습니다.

사람들이 미국 전역에서 몰려왔습니다. 병원에는 외래 환자가 2,000명이었고, 그에 따라 50명 이상의 치료사들과 여러 직원들, 25개의 진료실과 연구실 및 뇌파실험실이 필요했습니다. 매년 신규 환자가 1,000명씩 늘어났습니다. 그 밖에 이전에 언급했던 것처럼 라디오와 TV 프로그램에도 출연했습니다. 임상적 연구는

『분자교정 정신의학 Orthomolecular Psychiatry』이라는 책에 전통적 형식으로 기록했습니다. 이 작업은 시대를 10년 앞선 것이었고 상당한 반향을 불러일으켰습니다.

　신경계의 전반적 상태가 서서히 개선되더니, 그 다음에 또 다른 현상이 시작되었습니다. 감미롭고 기분 좋은 에너지 띠가 쉴새 없이 척추를 따라 올라가 머리속으로 들어가면서 끊임없이 강렬한 쾌감을 불러일으켰습니다. 삶의 모든 것이 완벽히 조화롭게 진화하며 공시성으로 펼쳐졌습니다. 기적적인 일이 일상사가 되었습니다. 세상에서 기적이라고 부르는 현상들은 사적인 자기가 아닌 현존 Presence 에서 비롯되었습니다. 사적인 '나'에서 남은 것은 오로지 이러한 현상들에 대한 목격자뿐이었습니다. 더욱 큰 '나'가 이전의 자기나 생각들보다 더욱 철저하게 벌어지는 모든 일을 결정했습니다.

　현존하는 그러한 상태들에 대해서는 역사적으로 여러 사람이 보고한 바 있는데, 이는 붓다, 깨달은 현인들, 황벽 선사, 그리고 라마나 마하르시와 니사르가다타 마하라지와 같은 근래의 스승을 포함하는 영적 가르침에 대한 탐구로 이어졌습니다. 이렇게 해서 그와 같은 경험이 유일무이한 것이 아니라는 사실이 확인되었습니다. 이제 『바가바드 기타』가 완전히 이해되었습니다. 때로 스리 라마크리슈나와 기독교의 성인들이 전한 것과 동일한 영적 황홀경이 일어났습니다.

　세상의 모든 것, 모든 사람이 다 환했고 형언할 수 없이 아름다웠습니다. 모든 살아 있는 존재가 빛나게 Radiant 되었고, 이 광휘

Radiance를 멎어 있음과 장려함 속에서 표현했습니다. 전 인류가 사실상 내면의 사랑을 동기로 하고 있지만 그저 그것을 알지 못하게 되었을 뿐이라는 것이 명백했습니다. 대부분 자신이 정말 누구인지에 대한 앎에 눈뜨지 못한 잠자는 이들처럼 삶을 살아갑니다. 주변의 사람들은 잠든 것처럼 보였고 믿을 수 없을 만큼 아름다웠습니다. 마치 모든 사람과 사랑에 빠진 것 같았지요.

아침에 한 시간, 그리고 저녁식사 전에 다시 한 시간씩 명상하는 습관을 버릴 필요가 있었는데, 왜냐하면 그것은 활동하는 것이 불가능할 정도로 지복을 강렬하게 만들곤 했기 때문입니다. 눈더미 속의 소년에게 일어났던 것과 비슷한 경험이 되풀이되곤 했고, 그런 상태를 떠나 세상으로 복귀하는 일이 점점 더 어려워졌습니다. 모든 존재의 놀라운 아름다움이 완벽한 상태로 빛을 발했고, 세상에서 추하게 여기는 것에도 그저 영원한 아름다움이 있을 뿐이었습니다. 이 영적인 사랑이 지각 전체를 가득 채웠고, 여기와 저기, 그때와 지금 사이의 모든 경계 혹은 분리는 사라졌습니다.

내면의 침묵 속에서 보낸 세월 동안, 현존Presence의 힘은 강해졌습니다. 삶은 더 이상 사적인 것이 아니었습니다. 사적인 의지는 더 이상 존재하지 않았습니다. 사적인 '나'는 무한한 현존Infinite Presence의 도구가 되었고 그것의 의지대로 움직이고 행했습니다. 사람들은 현존Presence의 오라 속에서 색다른 평화를 느꼈습니다. 구도자들은 답을 구했지만, 데이비드˙와 같은 그런 개인은 더 이상

---

* 호킨스 박사 자신을 가리킨다.

없었으므로 그들은 사실상 나의 참나와 조금도 다르지 않은 그들 자신의 참나에서 답을 찾아내고 있었습니다. 어느 누구의 눈을 통해서든 똑같은 참나가 빛을 발했습니다.

상식으로는 이해할 수 없는 기적적인 일들이 일어났습니다. 육체가 여러 해 동안 앓아온 여러 고질병이 사라졌습니다. 시력은 저절로 정상으로 돌아왔고, 평생 써 왔던 이중 초점 안경은 더 이상 필요 없어졌습니다.

이따금씩 형언할 수 없는 지복의 에너지, 무한한 사랑Infinite Love이 갑자기 가슴에서 솟구쳐 어떤 재난 현장을 향해 방출되기 시작하곤 합니다. 한번은 고속도로를 운전해서 가고 있는데 이 형언할 수 없는 에너지가 가슴에서 흘러나오기 시작했습니다. 차가 커브를 돌자, 자동차 사고가 나 있었습니다. 전복된 차량의 바퀴들이 아직도 돌아가고 있었지요. 에너지는 맹렬한 기세로 차에 타고 있는 사람들 속으로 흘러들어갔고 그러다 저절로 멈췄습니다. 또 한번은 낯선 도시의 거리를 걷고 있을 때였습니다. 에너지가 앞쪽 블록을 향해 흘러나가기 시작했고, 나는 깡패들이 막 싸움을 벌이기 시작한 현장에 도착했습니다. 싸움꾼들이 주저앉아서 웃음을 터뜨렸고, 그러자 다시 한 번, 에너지는 그쳤습니다.

그럴 수 있을 것 같지 않은 상황에서 아무런 예고 없이 지각의 심원한 변화들이 일어나곤 합니다. 롱아일랜드 로스먼 식당에서 혼자 식사하고 있는데, 현존이 갑자기 강렬해지면서 보통의 지각에서는 분리된 것으로 나타났던 모든 것, 모든 사람이 영원한 보편성과 하나임oneness 안으로 녹아들었습니다. 아무런 움직임이 없는 침묵Silence 속에서, 어떤 '사건'도 '일'도 없으며, 태어나고 죽는 분리된 '나'라는 환상이 그러한 것처럼, 과거, 현재, 미래는 그저 지각의 가공물이므로 실제로는 아무 일도 '생기지' 않는다는 것이 명백해졌습니다. 한정된 거짓 자기가 그것의 진정한 기원인 보편적 참나 속으로 녹아들면서, 온갖 고통에서 벗어나 절대적 평화와 안도의 상태로 귀향한 것 같은 형언할 수 없는 느낌이 있었습니다. 모든 고통의 기원은 오직 개별성의 환상일 뿐입니다. 사람이 우주이고, 완전무결하며, 있는 전부All That Is 와 하나이고, 끝없이 영원하다는 것을 각성할 때, 더 이상의 고통은 가능하지 않습니다.

세계 각국에서 환자들이 왔는데, 그중 일부는 가망 없는 이들 중에서도 가장 가망 없는 이들이었습니다. 몸을 뒤트는 괴기한 형상의 환자들이 젖은 시트에 싸인 채 먼 곳의 병원에서 이송되어 왔습니다. 그들은 진행된 정신분열증과 치유 불가능한 중증 정신질환의 치료에 희망을 걸고 있었습니다. 그중 일부는 긴장증* 환자였는데, 많은 이들이 수년간 무언증을 나타내고 있었습니다. 그러나 어느 환자든 불구가 된 겉모습 뒤에는 사랑과 아름다움의 빛나는 본질이 숨어 있었습니다. 아마도 그것은 보통 사람들의 눈에는 너무도 희미해서 그들은 이 세상에서 전혀 사랑받지 못하게 되었던 것입니다.

어느 날 말문을 닫은 긴장증 환자가 구속복에 묶인 채 병원으로

---

* 정신분열증의 일종. 환자는 극심한 운동능력의 상실이나 혹은 지속적인 활동의 항진상태를 경험한다. 때로는 몇 시간씩 강직된 자세를 취한 채 외부의 어떤 자극에도 반응하지 않는다.

실려 왔습니다. 그녀는 또한 중증 신경질환을 앓고 있었고 똑바로 일어서지 못했습니다. 바닥에서 꿈틀거리던 환자는 경련을 일으키더니 두 눈이 뒤로 돌아갔습니다. 머리가 헝클어진 채로, 그녀는 옷을 모두 찢으며, 목쉰 소리를 토해 냈습니다. 그녀의 가족은 대단히 부유했습니다. 그래서 여러 해 동안 그녀는 세계 곳곳의 수많은 의사와 유명한 전문가를 찾아다니고 있었지요. 온갖 치료법을 동원했지만, 의료진은 번번이 그녀를 가망 없는 환자로 보고 포기했습니다.

짧은, 비언어적인 의문이 솟구쳤습니다. "신이여, 이 여성이 어떤 일을 겪기를 원하십니까?" 그러자 그녀는 그저 사랑받을 필요가 있으며, 오직 그뿐이라는 각성이 일어났습니다. 그녀의 내적 자기self가 두 눈을 통해 빛을 발했고 참나는 사랑의 본질과 연결되었습니다. 바로 그 순간, 그녀는 자신이 정말 누구인지를 스스로 인지함으로써 치유되었습니다. 마음 혹은 몸이 겪고 있는 일은 더 이상 그녀에게 중요하지 않았습니다.

본질적으로 이와 같은 일이 무수히 많은 환자들에게 일어났습니다. 일부는 세상의 눈으로 볼 때 회복되었고 일부는 그렇지 않았지만, 임상적 회복이 뒤따르는지 여부는 더 이상 그들에게 중요한 것이 아니었습니다. 극심한 내면의 고통은 끝났습니다. 환자들이 사랑받고 있음을 느끼며 내면이 평화로워질 때, 고통은 그쳤습니다. 이러한 현상은 오직 현존의 연민Compassion of the Presence이 환자 개개인의 실상을 재맥락화하여 그들이 세상과 그 외관을 초월한 수준에서 치유를 경험했다는 얘기로만 설명될 수 있습니다.

참나의 내적 평화는 시간과 정체를 초월하여 우리를 둘러싸고 있었습니다.

온갖 고통과 괴로움이 신이 아닌 오직 에고에서 일어난다는 것은 명확했습니다. 이 진실은 침묵 속에서 환자들의 마음으로 전해졌습니다. 여러 해 동안 말문을 닫고 있던 또 다른 긴장증 환자에게도 이 같은 정신적 차단 상태가 있었습니다. 참나가 마음을 통해 그에게 말했습니다. "당신은 에고가 자신에게 한 일에 대해 신을 비난하고 있습니다." 환자는 바닥에서 벌떡 일어나 말하기 시작했고, 현장을 목격한 간호사는 경악을 금치 못했습니다.

일은 점차 과중한 것이 되었고 결국은 감당하기 어려울 정도가 되었습니다. 병원에서는 환자들을 수용하기 위해 병동을 하나 더 늘렸지만, 환자들은 줄지어 병상이 나기를 기다리고 있었습니다. 인간고에 맞서는 일이 한 번에 겨우 한 사람씩 가능하다는 사실에 엄청난 좌절이 느껴졌습니다. 그것은 바닷물을 퍼내는 일과 같았습니다. 영적 고뇌와 인간고의 끝없는 흐름이라는 공통적인 질환의 원인에 대해 말하는 다른 방법이 있을 것만 같았습니다.

이는 운동역학의 연구로 이어졌는데, 그것은 놀라운 발견을 드러냈습니다. 운동역학은 두 우주(물질적 세계 및 마음과 영의 세계) 사이의 '웜홀'이었고, 차원들 간의 접점이었습니다. 근원을 벗어난 채 잠자는 이들로 가득한 세계에서, 그것은 모두를 잠에서 깨워 더 높은 실상과의 잃어버린 연결고리를 볼 수 있게 해 주는 도구였습니다. 이것은 상상할 수 있는 온갖 물질, 생각, 개념에 대한 테스트로 이끌었습니다. 제자들과 연구 조수들이 그 일을 도와주었습니다. 그러다가 중요한 발견이 이루어졌습니다. 모든 피험자들이 형광등, 살충제, 인공감미료와 같은 부정적 자극에 약한 반응을 보인 반면, 앎의 수준을 상승시킨 영적 훈련을 거친 제자들은 보통 사람처럼 약해지지 않았습니다. 그들의 의식 속에서 뭔가 중요하고 결정적인 것이 바뀌었습니다. 그런 일이 일어나는 것은 명백히, 그들이 세상에 좌우되는 것이 아니라 오직 자신의 마음이 믿는 바에 의해서만 영향 받는다는 사실을 깨달았을 때였습니다. 어쩌면 그것은 깨달음을 향한 진보 과정 바로 그 자체가 질병을 포함하는 존재의 부침浮沈에 저항하는 인간 능력을 높여 준다는 사실을 보여 주는 것일 수도 있습니다.

참나는 세상사에 관해 상상하는 것만으로도 그것을 변화시킬 수 있는 능력을 가지고 있었습니다. 사랑이 사랑 아닌 것을 대체할 때마다 그것은 세상을 변화시켰습니다. 이 사랑의 힘을 특정한 지점에 집중하면 문명의 전 체계가 현저히 바뀔 수 있습니다. 이런 일이 생길 때마다, 역사는 새로운 길로 접어들었습니다.

이제는 이러한 중대한 통찰을 세상에 전할 수 있을 뿐 아니라 반박의 여지없이 확실하게 증명할 수 있을 것처럼 보였습니다. 인간 삶의 커다란 비극은 정신이 항상 너무도 쉽게 속아 넘어간다는 데 있었던 것 같았습니다. 불화와 반목은 진실과 거짓을 구분할 수 없는 인류의 무능함의 불가피한 귀결이었습니다. 하지만 이 기본적 딜레마에 대한 답이 여기 있었지요. 그것은 의식의 본성 자체를 재맥락화하고 다른 방법으로는 그저 추론할 수 있을 뿐인 것을 설명할 수 있게 만드는 방법이었습니다.

보다 중요한 어떤 것을 위해 뉴욕에서의 삶을, 도시의 아파트와 롱아일랜드의 집을 버리고 떠날 때가 왔습니다. 나 자신을 도구로서 완성하는 것이 필요했습니다. 이를 위해서는 세상과 그 속의 모든 것을 떠나는 것이 필요했고, 대신 작은 마을에서 은둔 생활을 하며 그 후 7년간을 명상과 연구에 바쳤습니다.

구하지 않았는데도 압도적인 지복 상태가 되돌아왔고, 결국에는 신성한 현존 Divine Presence 속에 있으면서 여전히 세상에서 활동하는 법을 배울 필요가 생겼습니다. 마음은 세상 돌아가는 형편에 어두워져 있었습니다. 연구와 저술을 위해서는 영적 수행을 일체 중단하고 형상의 세계에 집중할 필요가 있었습니다. 신문과 텔레비전은 누가 누구인지에 관한 이야기, 주요 사건들, 그리고 현재의 사회적 대화의 본성을 이해하는 데 도움이 되었습니다.

신비주의자의 영역인 예외적이고 주관적인 진실의 경험은 집단의식에 영적 에너지를 보냄으로써 전 인류에게 영향을 미칩니다. 하지만 인류의 대다수는 그것을 이해하지 못하기 때문에 그것은 구도자 이외의 사람들에게는 제한된 의미를 갖습니다. 이는 평범해지고자 하는 노력으로 이어졌는데, 왜냐하면 평범하다는 것은 그 자체가 신성 Divinity의 한 표현이기 때문입니다. 진짜 자기에 관한 진실은 일상생활의 도를 통해 찾을 수 있습니다. 필요한 것은 오직 관심과 친절로 살아가는 일 뿐입니다. 나머지는 적당한 시기에 저절로 드러납니다. 평범함과 신은 다르지 않습니다.

그래서 멀찍이 돌아온 영의 여행 끝에, 가능한 많은 동료 존재들이 현존 Presence에 대한 이해에 적어도 조금이라도 더 가까이 갈

수 있게 해 주는 가장 중요한 일로 복귀했습니다.

현존Presence은 침묵하며 평화로운 상태를 전달합니다. 그것은 그 안에 그리고 그것에 의해 전부가 있으며, 전부가 그 존재와 경험을 갖는 공간입니다. 현존Presence은 무한히 부드럽지만 바위와 같습니다. 현존Presence과 더불어 모든 두려움은 사라집니다. 영적 기쁨이 설명하기 힘든 황홀경의 고요한 수준에서 일어납니다. 시간의 경험은 그칩니다. 거기에는 어떤 걱정이나 후회, 고통이나 기대도 없습니다. 기쁨의 근원은 끝이 없고 항상 존재합니다. 시작도 끝도 없으며, 상실이나 슬픔, 욕망도 없습니다. 아무 할 일이 없습니다. 모든 것이 이미 완벽하고 완전무결합니다.

시간이 멎을 때, 모든 문제는 사라집니다. 문제란 지각의 한 지점이 빚어 낸 가공물일 뿐입니다. 현존Presence이 압도적일 때, 몸이나 마음과의 동일시는 더 이상 일어나지 않습니다. 마음이 점차로 침묵할 때 "나는 있다.I Am."는 생각 또한 사라지고, 순수한 앎Pure Awareness이 빛을 발하여 모든 세계와 모든 우주와 시간을 초월하여, 그러므로 시작도 끝이 없이, 사람이 무엇이고, 무엇이었으며, 항상 무엇일 것인지를 환하게 밝혀 줍니다.

사람들은 "어떻게 이러한 앎의 상태에 도달하는가?"를 궁금해 하지만, 그 단계를 따르는 이는 드뭅니다. 왜냐하면 그것이 아주 단순하기 때문입니다. 먼저 그러한 상태에 이르고자 하는 욕구가 강렬했습니다. 그 다음에는 어떤 예외도 두지 않고, 일관되고 차별 없는 용서와 부드러움으로 행동하는 연습을 시작했습니다. 자기

자신과 자신의 생각을 포함하는 일체에 대해 연민을 가져야 합니다. 그 다음에는 기꺼이 욕망을 정지시키고 매순간 개인적 의지를 내맡기고자 하는 마음이 들었습니다. 모든 생각, 감정, 욕망 혹은 행위를 신에게 내맡기자, 마음은 점점 더 침묵에 들었습니다. 처음엔 마음에서 온갖 이야기와 논평들이 떨어져 나갔고, 그 다음에는 개념과 의견들이 떨어져 나갔습니다. 이러한 생각들을 소유하려는 욕구를 놓아 버리자, 생각은 더 이상 그런 정교함에 이르지 못하고 겨우 반쯤 형성되었을 때 조각나기 시작합니다. 마침내 생각이 되기도 전에 사고 과정 자체 뒤에 숨어 있는 에너지를 내맡기는 것이 가능해졌습니다.

명상 상태에서 단 한 순간의 흐트러짐도 허용하지 않고 지속적이고 확고부동하게 초점을 고정시키는 일이 일상 활동을 하는 동안에도 계속되었습니다. 처음에 그것은 매우 어렵게 보였으나 시간이 흐를수록 습관적이고 자동적인 것으로 되면서 힘이 점점 덜 들더니, 마침내는 노력할 필요가 전혀 없어졌습니다. 그 과정은 마치 로켓이 지구를 떠나는 것과 같습니다. 처음에는 엄청난 힘이 필요하지만, 로켓이 지구의 중력장을 벗어나면서 힘은 점점 덜 들고, 결국에는 자체의 관성으로 우주 공간을 나아갑니다.

갑자기 아무런 예고도 없이, 앎에서 어떤 전환이 일어나며 현존Presence이 전적으로 지배하게 되었는데, 그것은 너무도 명료했고 모든 것을 두루 감싸고 있었습니다. 자기가 죽을 때 불안의 순간이 잠시 있었고, 그 다음에는 현존Presence의 절대성이 경외심을 불러일으켰습니다. 이 돌연한 비약은 대단히 극적이었고 이전의 그 어느 것보다 더 강렬했습니다. 일상적 경험에는 그에 비견할 만한 것이 없었습니다. 그 격렬한 충격을 완화해 준 것은 현존 Presence과 더불어 있는 사랑이었습니다. 그 사랑의 지지와 보호가 없으면, 사람은 소멸할 것입니다.

에고가 무無가 되는 것을 두려워하며 자기 존재에 매달릴 때 공포의 순간이 뒤따랐습니다. 하지만 에고가 죽자 무가 되는 대신 그 자리에는 일체임 Everythingness, 전부 All로서의 참나가 들어섰습니다. 그 속에서는 일체가 다 알려져 있고 자기 본질의 완벽한 표현으로 명백했습니다. 비국소성과 더불어 사람이 항상 존재해 왔고, 혹은 존재할 수 있는 전부라는 앎이 왔습니다. 사람은 모든 정체와 성별을 넘어서, 심지어는 인간성 자체를 넘어서 전체적이며 완전무결합니다. 다시는 고통과 죽음을 두려워 할 필요가 없습니다.

이 시점에서 육체에 벌어지는 일은 비물질적입니다. 영적 앎의 일정 수준에서 육체의 질환은 치유되거나 저절로 사라집니다. 하지만 절대적 상태에서는 그러한 고려는 무관합니다. 육체는 예정된 경로를 밟을 것이고 그러다가 자기가 온 곳으로 되돌아갈 것입니다. 그것은 하등 중요하지 않은 문제입니다. 사람은 그에 영향 받지 않습니다. 육체는 '나'라기보다는 '그것'으로, 방안의 가구처럼 다른 대상으로 나타납니다. 사람들이 육체가 개별적인 '당신'인 것처럼 여전히 그것에 말을 거는 모습이 우스워 보일 수도 있지만, 자각하지 못한 이들에게 이러한 앎의 상태를 설명할 길은 없습니다. 그냥 자기 일을 계속해 나가고 섭리 Providence가 사회적

적응을 맡도록 버려두는 것이 최선입니다. 하지만 사람이 지복에 이를 때, 그렇듯 강렬한 황홀경을 감추는 것은 지극히 어려운 일입니다. 세상은 경탄하고, 사람들이 동반하는 오라 속에 있기 위해 멀리서 널리 찾아올 수 있습니다. 구도자, 영적 호기심이 있는 사람들, 그리고 기적을 구하는 중병자들이 이끌릴 수 있습니다. 사람은 그들에게 자석이자 기쁨의 근원이 될 수 있습니다. 일반적으로 이 지점에서는 이 상태를 타인과 공유하고 그것을 모두를 위해 이용하고자 하는 욕구가 있습니다.

 이 조건에 동반되는 황홀경은 절대로 안정적이지 않습니다. 거기에는 또한 큰 고통의 순간들도 있습니다. 가장 격렬한 고통은 그 상태가 요동하다가 명확한 이유 없이 갑자기 그쳐 버릴 때입니다. 이러한 때는 깊은 절망의 시기와 사람이 현존Presence으로부터 버림받았다는 두려움을 가져옵니다. 이러한 추락은 길을 힘겹게 만들며, 이러한 반전을 극복하기 위해서는 강한 의지가 요구됩니다. 사람이 이 수준을 뛰어넘어야 한다는 것이 마침내 자명해지는데 그렇지 않으면 견디기 힘든 '은총에서의 추락'으로 끊임없이 고통을 겪습니다. 그 다음에는 이원성을 초월하는 힘겨운 관문에 들어서면서 황홀경의 영광을 포기해야만 합니다. 이는 사람이 모든 대립들과 그러한 대립들의 상반되는 잡아당김을 넘어설 때까지 입니다. 그런데 황홀경으로 고조된 기쁨의 황금 사슬을 버리는 것은 에고의 쇠사슬을 즐거이 포기하는 것과는 전혀 다릅니다. 그것은 마치 신을 포기하는 것처럼 느껴지며 새로운 수준의 두려움이 솟구치는데, 이는 전에 한 번도 예상하지 못한 것입니다. 이것이 절대 고독에 대한 최후의 공포입니다.

　에고에게 비존재의 두려움은 무시무시했고, 그것이 다가오는 듯하면 에고는 되풀이해서 뒷걸음질 쳤습니다. 고통과 영혼의 어두운 밤의 목적이 그제서야 명확해졌습니다. 그러한 것은 너무도 견디기가 힘들어서, 격렬한 고통이 그것을 넘어서는 데 필요한 극한의 노력을 다하도록 사람을 몰아댑니다. 천국과 지옥을 번갈아 오가는 것이 견딜 수 없어질 때, 존재 자체에 대한 욕망은 내맡겨져야 합니다. 이렇게 할 때에야 사람은 마침내 전부임 Allness 대 무의 이원성을 넘어서고, 존재 혹은 비존재를 넘어설 수 있습니다. 이 내적 수행의 정점이 가장 어려운 국면이며 궁극적 분수령입니다. 사람은 여기서 초월하는 존재의 환상은 돌이킬 수 없다는 것을 똑똑히 압니다. 이 단계에서 되돌아오는 것은 불가능하고, 그래서 이 돌이킬 수 없음의 유령이 이 마지막 장벽을 가장 무시무시한 선택으로 보이게 만듭니다.

　하지만 사실, 이 최종적인 자기의 종말에서, 존재 대 비존재라는 유일하게 남아 있는 이원성―정체 그 자체―의 해소는 보편적 신성 Universal Divinity 속에서 녹아 버리고 선택할 만한 개별적 의식은 남아 있지 않습니다. 그 다음 마지막 걸음은 신께서 옮겨 놓으십니다.

― 데이비드 호킨스 David. R. Hawkins

옮긴이 | 백영미

서울대학교 간호학과를 졸업했으며, 현재 전문 번역가로 활동하고 있다. 옮긴 책으로는 『호모 스피리투스』, 『마더 데레사의 단순한 길』, 『티베트의 영혼 카일라스』, 『감각의 박물학』, 『죽음 너머의 세계는 존재하는가』 등이 있다. 데이비드 호킨스 박사의 저작을 차례로 읽고, '더 이상 세상을 향해 화낼 일이 없어지는' 체험을 하면서부터 박사의 저작물을 번역하고 출판하는 일에 헌신하고 있다. 미국 세도나에 거주하는 호킨스 박사와 감동적인 만남을 갖기도 했다.

내 안의 참나를 만나다

1판 1쇄 펴냄 2008년 10월 9일
1판 13쇄 펴냄 2022년 12월 30일

지은이 | 데이비드 호킨스
옮긴이 | 백영미
발행인 | 박근섭
펴낸곳 | 판미동

출판등록 | 2009. 10. 8 (제2009-000273호)
주소 | 06027 서울 강남구 도산대로 1길 62 강남출판문화센터 5층
전화 | 영업부 515-2000 편집부 3446-8774 팩시밀리 515-2007
홈페이지 | panmidong.minumsa.com

도서 파본 등의 이유로 반송이 필요할 경우에는 구매처에서 교환하시고
출판사 교환이 필요할 경우에는 아래 주소로 반송 사유를 적어 도서와 함께 보내주세요.
06027 서울 강남구 도산대로 1길 62 강남출판문화센터 6층 민음인 마케팅부

한국어판 © ㈜민음인, 2008. Printed in Seoul, Korea
ISBN 978-89-6017-060-5   03840

판미동은 민음사 출판 그룹의 브랜드입니다.